Esophageal Cancer: Diagnosis and Treatment

Francisco Schlottmann / Daniela Molena / Marco G. Patti

食 管 癌
诊断与治疗

主 编	〔阿根廷〕弗朗西斯科·施洛特曼
	〔美〕丹妮拉·莫利纳
	〔美〕马克·G.帕蒂
主 审	陈克能　朱成楚
主 译	陈保富　王春国
副主译	沈建飞　赵晋波　赵泽锐

天津出版传媒集团
天津科技翻译出版有限公司

著作权合同登记号：图字：02-2020-295

图书在版编目（CIP）数据

食管癌：诊断与治疗 / （阿根廷）弗朗西斯科·施洛特曼，（美）丹妮拉·莫利纳，（美）马克·G.帕蒂主编；陈保富，王春国主译. —天津：天津科技翻译出版有限公司，2023.1

书名原文：Esophageal Cancer：Diagnosis and Treatment

ISBN 978-7-5433-4228-6

Ⅰ.①食… Ⅱ.①弗… ②丹… ③马… ④陈… ⑤王… Ⅲ.①食管癌–诊疗 Ⅳ.①R735.1

中国版本图书馆 CIP 数据核字（2022）第 057623 号

Esophageal Cancer: Diagnosis and Treatment

edited by Francisco Schlottmann, Daniela Molena and Marco G. Patti

Copyright © Springer International Publishing AG, part of Springer Nature, 2018

This edition has been translated and published under licence from Springer Nature Switzerland AG.

授权单位：Springer Nature Switzerland AG.
出　　版：天津科技翻译出版有限公司
出 版 人：刘子媛
地　　址：天津市南开区白堤路 244 号
邮政编码：300192
电　　话：022-87894896
传　　真：022-87893237
网　　址：www.tsttpc.com
印　　刷：天津海顺印业包装有限公司
发　　行：全国新华书店
版本记录：787mm×1092mm　16 开本　12 印张　250 千字
　　　　　2023 年 1 月第 1 版　2023 年 1 月第 1 次印刷
　　　　　定价：118.00 元

（如发现印装问题，可与出版社调换）

译者名单

主　审　陈克能　朱成楚

主　译　陈保富　王春国

副主译　沈建飞　赵晋波　赵泽锐

译校者（按姓氏汉语拼音排序）

阿不都艾尼·吐尔洪　　　　　艾　波　　陈　栋

陈保富　陈劭赓　段晓峰　金子贤　李百玮

李博闻　林　钢　马德华　闵先军　强光亮

任思家　邵为朋　沈建飞　史浩明　宋养荣

田　雷　帖红涛　王春国　吴思凯　徐建峰

许　可　杨立信　姚仕华　于民浩　余向洋

袁　红　张　波　张　健　张卜瑗　张春敫

赵　霜　赵晋波　赵泽锐　郑开福　庄伟涛

主编简介

　　弗朗西斯科·施洛特曼,医学博士,公共卫生硕士。他以优异的成绩获得了阿根廷布宜诺斯艾利斯大学的医学学位, 随后在布宜诺斯艾利斯的阿勒曼医院完成了普通外科住院医生的实习工作。在完成外科训练后,施洛特曼又完成了纪念斯隆-凯特琳癌症中心有关食管癌研究的索达瓦奖学金项目。之后,他在美国北卡罗来纳大学做了两年的胃肠手术研究, 同时获得了北卡罗来纳大学吉林斯全球公共卫生学院的公共卫生硕士学位。施洛特曼博士目前是布宜诺斯艾利斯阿勒曼医院外科副教授,在食管、胃肠疾病领域有着丰富的临床经验和研究兴趣。

　　丹妮拉·莫利纳,医学博士。在获得意大利帕多瓦大学的医学学位后,她进入帕多瓦大学和罗切斯特大学的医学中心完成了普外科住院医师的实习工作。随后,她在多家医学中心完成了多个专业的进修学习,包括胃肠外科学(美国加州大学旧金山分校)、微创外科学(意大利帕多瓦大学)、心胸外科学(纽约长老会/威尔康奈尔医学中心、纪念斯隆-凯特琳癌症中心)。在完成临床培训后,她被任命为约翰·霍普金斯医学中心的助理教授。目前,她是纪念斯隆-凯特琳癌症中心食管癌项目的执行主任,致力于为患者提供优质、个性化的医疗服务,并将新技术和新方法引入胸部肿瘤的治疗。

　　马克·G.帕蒂,医学博士,美国北卡罗来纳大学医学教授、外科学教授。他毕业于意大利卡塔尼亚大学,并在美国加州大学旧金山分校完成了研究性奖学金项目和普外科住院医生的实习工作。其后,他在香港玛丽医院进行食管癌研究。他曾在美国加州大学旧金山分校任教 14 年,在芝加哥大学任教 8 年。2016 年,他在北卡罗来纳大学教堂山分校担任医学教授和外科学教授,并担任食管疾病和吞咽中心联席主任。他关于食管疾病的研究被许多文献引用。

编者名单

Mariano A. Menezes

Department of Surgery, Universidade Estadual de Londrina, Londrina, Brazil

Rafael O. Sato

Department of Gastrointestinal Oncology, Hospital de Cancer de Londrina, Londrina, Brazil

Francisco Schlottmann

Department of Surgery, Hospital Alemán of Buenos Aires, University of Buenos Aires, Buenos Aires, Argentina

Fernando A. M. Herbella

Department of Surgery, Federal University of Sao Paulo, Escola Paulista de Medicina, Sao Paulo, Brazil

Daniel Tong

Division of Esophageal and Upper Gastrointestinal Surgery, Department of Surgery, The University of Hong Kong, Queen Mary Hospital, Hong Kong, China

Simon Law

Division of Esophageal and Upper Gastrointestinal Surgery, Department of Surgery, The University of Hong Kong, Queen Mary Hospital, Hong Kong, China

Marco G. Patti

Department of Medicine and Surgery, University of North Carolina, Chapel Hill, NC, USA

Jonathan Cools-Lartigue

Department of Surgery, Thoracic Surgery Service, Memorial Sloan Kettering Cancer Center, New York, NY, USA

Daniela Molena

Department of Surgery, Thoracic Surgery Service, Memorial Sloan Kettering Cancer Center, New York, NY, USA

Hans Gerdes

Department of Gastroenterology, Hepatology, and Nutrition, Memorial Sloan Kettering Cancer Center, New York, NY, USA

Anna M. Lipowska

University of Chicago, Center for Endoscopic Research and Therapeutics, Chicago, IL, USA

Irving Waxman

University of Chicago, Center for Endoscopic Research and Therapeutics, Chicago, IL, USA

Megan Greally

Gastrointestinal Oncology Service, Department of Medicine, Memorial Sloan Kettering Cancer Center, New York, NY, USA

Geoffrey Y. Ku

Gastrointestinal Oncology Service, Department of Medicine, Memorial Sloan Kettering Cancer Center, New York, NY, USA

Smita Sihag

Memorial Sloan Kettering Cancer Center, New York, NY, USA

Tamar Nobel

Memorial Sloan Kettering Cancer Center, New York, NY, USA

Jacob Jackson

Department of Anesthesiology and Critical Care Medicine, Memorial Sloan Kettering Cancer Center, New York, NY, USA

Alessia Pedoto
Department of Anesthesiology and Critical Care Medicine, Memorial Sloan Kettering Cancer Center, New York, NY, USA

Nassrene Y. Elmadhun
Thoracic Surgery Service, Department of Surgery, Memorial Sloan Kettering Cancer Center, New York, NY, USA

Manjit S. Bains
Thoracic Surgery Service, Department of Surgery, Memorial Sloan Kettering Cancer Center, New York, NY, USA

Ian Wong
Division of Esophageal and Upper Gastrointestinal Surgery, Department of Surgery, The University of Hong Kong, Queen Mary Hospital, Hong Kong, China

Steven R. DeMeester
The Oregon Clinic, Portland, OR, USA

Kirsten Newhams
Esophageal and Lung Institute, Allegheny Health Network, Pittsburgh, PA, USA

Blair A. Jobe
Esophageal and Lung Institute, Allegheny Health Network, Pittsburgh, PA, USA

Simon R. Turner
University of Alberta, Edmonton, AB, Canada

Jason Long
Department of Surgery, University of North Carolina, Chapel Hill, NC, USA

Michele Valmasoni
University of Padova School of Medicine, Padova, Italy

Stefano Merigliano
Department of Surgery, University of Padova School of Medicine, Padova, Italy

Andrew R. Brownlee
The University of Chicago, Chicago, IL, USA

Mark K. Ferguson
The University of Chicago, Chicago, IL, USA

Melissa DeSouza
Division of Gastrointestinal and General Surgery, Oregon Health and Science University, Portland, OR, USA

Claire L. Donohoe
Division of Gastrointestinal and General Surgery, Oregon Health and Science University, Portland, OR, USA

James P. Dolan
Division of Gastrointestinal and General Surgery, Oregon Health and Science University, Portland, OR, USA

Thomas Runge
Department of Medicine, Division of Gastroenterology and Hepatology, University of North Carolina, Chapel Hill, NC, USA

Todd H. Baron
Department of Medicine, Division of Gastroenterology and Hepatology, University of North Carolina, Chapel Hill, NC, USA

Ari Rosenberg
Division of Hematology/Oncology, Northwestern Feinberg School of Medicine, Chicago, IL, USA

Victoria M. Villaflor
Division of Hematology/Oncology, Northwestern Feinberg School of Medicine, Chicago, IL, USA

中文版序言一

自接到建飞博士邀请我给《食管癌：诊断与治疗》写序的任务，已拖了很长时间，愧疚之心油然而生。倒不是书的内容有多么高深难懂，实则因找不到合适的情绪去褒扬一位年轻医生的这份认真，拿捏不好如何写才不辜负建飞博士的一片邀约之情。

世界范围内，2020 年食管癌的发病率居第 8 位，死亡率居第 6 位，是严重威胁人类健康的重要肿瘤。鉴于我国食管癌的发病率居高不下且病例众多，持续推进改善食管癌的诊断与治疗显得尤为必要。从人类第一例食管切除术问世至今，涉及食管癌治疗的策略、理论、知识和技术已经发生了翻天覆地的变化，尤其在当今科学技术蓬勃发展的时代，食管癌的诊断手段从简单走向综合并不断更新，治疗从单一外科迈向术前全身诱导，从术前定量分期演绎到诱导治疗后再分期，从开放手术步入微创时代，从全胃代食管术到管状胃代食管术等。本书编者来自世界著名的癌症中心，都是战斗在一线的实践者，经验丰富，他们结合临床需要，对内容精挑细选，而非逐一罗列，更抛开了多数著作力求大而全的套路，立足当今、回顾既往、引经据典、展望未来，针对近年来的临床进展，尤其是取得多数人认可的临床进展，进行专题讨论，为大家厘清了当今食管癌诊断与治疗中普遍而亟须解决的问题。本书实用性极高，适合广大食管癌相关专业人士阅读，尤其可作为临床医生的工具书。本书语言简练，行文流畅，可读性很强，将本书引入我国并精心翻译成"信，达，雅"的中文读本，可为广大食管癌相关从业者提供又一高水平的参考书籍。

本书主题切合实际，内容丰富，确实是近年来难得一见的好书。我认真阅读之后，将其郑重推荐给广大读者，尤其是青年朋友们共同学习。感谢本书译校者做出的贡献，同时，在以"快"为主旋律的当下，也号召青年才子们向建飞博士学习！在此向建飞博士的老师朱成楚教授、何建行教授致敬。

北京大学临床肿瘤学院教授，主任医师，博士生导师
中国医师协会胸外科医师分会副会长
中国抗癌协会食管癌专业委员会副主任委员，青年委员会主任委员
美国胸外科学会委员

中文版序言二

　　食管癌是一种常见的上消化道恶性肿瘤,发病率目前居全球第 8 位,死亡率居全球第 6 位。2012 年,全球约有 45.6 万食管癌新发病例和 40 万死亡病例,主要集中在东亚。对于每位胸外科医生来说,掌握食管癌相关的诊断与治疗都是至关重要的。

　　本书由施洛特曼博士、莫利纳博士以及帕蒂博士主编,所有章节都由国际知名专家撰写,其最大特点就是从胸外科医生的临床实用视角详细讲述了食管癌的方方面面,从食管的解剖开始讲述,然后具体介绍了食管癌的发病、发展、转移、分期,以及治疗方式的选择和对预后的影响;强调综合应用各种检查技术进行准确分期的重要性;详细描述了食管癌的各种综合治疗方法及其疗效,尤其推荐新辅助治疗;基于快速康复理念讲述了麻醉和围术期护理要点及手术并发症的预防和治疗。

　　本书着重讲述了食管癌的各种外科手术方式。根据食管癌的发生部位和不同分期,采取的手术方式也不同:既有二切口、三切口手术,又有经裂孔手术;既有胃代食管手术,又有结肠代食管手术等。本书描述翔实,细节清晰,图文并茂,对读者有极好的指导作用。

　　本书亮点颇多,作为食管癌领域比较权威、比较全面的参考资料,值得每一位读者细细品读,相信能够使读者在临床实践中有所获益。

主任医师,教授,硕士生导师
中华医学会胸心血管外科学分会电视胸腔镜学组委员
浙江省医学会胸心血管外科分会常委及胸腔镜学组组长

中文版前言

想要翻译一本国外著作的想法已有很久，正巧在完成一台新辅助治疗后食管癌手术后，接到沈建飞同志委托的翻译工作，与我们的想法可谓不谋而合。

食管癌已是全球范围内常见的恶性肿瘤之一，我国是食管癌高发国家。根据2015年中国恶性肿瘤流行情况估计，我国食管癌新发病例约有24.6万，死亡病例约有18.8万，粗死亡率为13.7/10万，食管癌的发病率居于全部恶性肿瘤的第6位、死亡率居于第4位。

台州医院胸外科在朱成楚院长的带领下，从20世纪90年代起就开始开展食管癌腔镜手术，食管癌学习班也已开办了20个年头。令人欣慰的是，近年来，食管癌腔镜手术在全国范围内开展得越来越多，术式改良得越来越完善。但仍有一个难题摆在眼前，一些市县级医院仍无法常规开展食管癌手术，这是目前迫切需要解决的问题。

我国的食管癌诊疗技术在区域上存在很大差异。在一些大型中心，食管癌治疗开展得很早，手术技术也很成熟，无论是二切口、三切口手术，还是微创、开放手术，都已成为常规术式。但在绝大多数中心，食管癌手术仍未能良好地开展，其影响因素有很多，但归根结底是因为没有足够的理论积累。食管癌手术医生要具备非常扎实的基础知识，因为食管是一个涉及人体三个区域的器官，不但要求外科医生掌握胸腔内的解剖结构，还要求其对腹部、颈部的解剖结构非常熟悉，只有具备充分的理论积累，并将其付诸实践，才能获得最佳手术效果。

食管癌的规范化诊疗已刻不容缓。本书内容涵盖食管癌的预防、发病机制、诊断与治疗，以及预后改善，全方位介绍了食管癌发生、发展到疾病转归的方方面面，尤其是从治疗角度，阐述了早期食管癌的内镜治疗技术、可切除食管癌的各项手术要点、局部晚期食管癌的术前/术后治疗，以及晚期食管癌的姑息治疗，适合所有内科和外科医生阅读学习。

本书由全球知名专家编写，为当代食管癌诊疗领域的权威著作，循证医学证据很强。我们组织多位具备多年食管癌诊疗经验的临床医生将本书翻译成中文版，希望能够为我国食管癌规范化诊疗的发展做出一些贡献。

序　言

　　食管癌是全球第 8 大常见的恶性肿瘤,癌症死亡率居于第 6 位。2012 年记录的死亡人数超过 40 万,且主要集中在东亚。如此严重的疾病需要引起食管癌诊断和管理领域的专家的注意。

　　施洛特曼博士、莫利纳博士及帕蒂博士对本书的概述令人印象深刻,本书内容涵盖范围很广,从食管癌的解剖、发病机制和流行病学到多学科护理,以及食管癌筛查和治疗前景。本书的编者均为食管癌领域专家,故本专著适合临床医生以及对食管癌感兴趣的人员参考阅读。

　　食管癌的流行病学引人关注。正如本书所强调的,人们可以从中了解文化、经济,以及遗传因素对食管癌发病率和组织学的广泛影响。20 世纪后半叶,西方国家的食管癌发病趋势从以鳞状细胞癌为主向以腺癌为主转变;21 世纪上半叶,东亚国家的食管癌病例以腺癌为主,说明了饮食、运动和其他习惯方面的改变是如何影响食管癌这种威胁生命的疾病的。

　　非外科医生由于不了解食管癌的外科治疗原理,通常将其比喻为"黑匣子",而全身治疗和放射治疗的实施过程和结果是很容易被描述和量化的。本书解开了食管癌外科治疗的基本原理和操作方法的奥秘,以便所有医生都能理解治疗方式的细微差异可能会使食管癌患者面临较高的并发症发生率和死亡风险,并为经过适当选择的患者提供最佳治疗。

　　许多专家特别感兴趣的是关于体积-结果关系的章节。在世界上许多地区,食管癌的区域化治疗是自发形成的,或由政府强制实施的,以提高整体的治疗标准和结果。自发的区域化效应在美国也变得越来越明显。这种区域化的总体优势尚未得到最终证明,在一些国家,由于到达专门治疗中心的行程距离增加,区域化限制了患者获得治疗的机会。

　　许多读者会对生存质量和姑息治疗相关章节感兴趣。食管癌作为一种典型的 5 年生存率约为 15% 的疾病,生存质量对许多患者来说至关重要。国际上越来越关注患者治疗后的报告结果也反映了这一点,其一直被低估且鲜有报道。

　　要讨论本书中的所有亮点,一篇简短的序言是远远不够的。本书的编辑和作者为我们提供了一个信息量大、可读性强且权威的资源库,有助于推动世界各地的食管癌治疗。本书可作为标准的参考资料,随着食管癌领域的不断发展,我期待在未来能够看到新的版本。

马克·K.弗格森

前　言

食管癌是全球第 8 大常见癌症，2012 年约有 45.6 万例新发病例，有 40 万人死于食管癌。全球约 87% 的食管癌为鳞状细胞癌，在东南亚和中亚、东非和南美洲人群中发病率最高。在所有食管癌患者中，只有 11% 是腺癌，其中在北欧和西欧、大洋洲和北美洲，腺癌的发病率较高。然而，在过去的 40 年里，西方国家食管腺癌的发病率已经增加了 6 倍以上。其发病率的增加主要归因于肥胖以及胃食管反流病患病率的上升。

本书以证据和经验为基础，实现了世界领先的食管癌治疗中心之间的合作。本书对食管癌从诊断到治疗的多学科管理进行了高水准的描述。本书所有章节的内容都由世界知名专家撰写，同时强调了多学科治疗方法在患者管理中的重要性。因此，本书预期的读者群将涵盖外科、胃肠病学以及肿瘤学领域的医生。

弗朗西斯科·施洛特曼

丹妮拉·莫利纳

马克·G.帕蒂

目　录

扫码获取

高清彩图

交流社群

推荐书单

第 1 章

食管的解剖

Mariano A. Menezes, Rafael O. Sato, Francisco Schlottmann, Fernando A. M. Herbella

引言

食管有着独特的解剖结构,它是消化系统中唯一一个无法进行消化或吸收营养物质的器官,且不具有浆膜层。从外科解剖学角度看,食管有着丰富的淋巴引流,可快速向远处转移,但缺乏解剖学单独命名的滋养动脉。食管跨越三个体腔(颈部、胸部、腹部)并被纵隔中的重要器官所围绕[1]。因此,食管切除和消化道重建是极具挑战性和高并发症风险的手术操作。

传统解剖学书籍中程序化的食管解剖描述并不适合外科医生。此外,微创手术中视野常为局限、放大的食管区域视野,这些改变迫使外科医生需要更好地理解食管的节段和局部解剖。因此,加深对食管解剖结构的认识是开展食管癌手术的外科医生应该掌握的内容。

食管的解剖

食管为一个具有四层结构的空腔器官:黏膜层、黏膜下层、固有肌层及外膜层[2]。黏膜层由鳞状上皮覆盖于固有层和黏膜肌层。黏膜下层由弹力组织和纤维组织构成,是食管壁最强韧的层面。食管肌层由内层环和外层纵向肌肉组成。其中,骨骼肌构成食管肌层的上 1/3,而平滑肌构成食管肌层的下 1/3。结缔组织构成的外膜层与周围器官结构的结缔组织相融合。不同于胃肠道其他器官,食管并不具有浆膜层。

食管上括约肌由环咽肌、咽下段狭窄部及食管壁纤维构成。而食管下括约肌则缺乏明确的解剖结构。

出于诊断分期和内镜下治疗早期食管恶性肿瘤的目的,显微镜下的食管壁被细分为更精细的层次[3,4]。据此,黏膜层可分为:①M1,上皮层(定义原位癌);②M2,黏膜固有层;③M3,黏膜肌层。黏膜下层同样被细分为:①SM1,黏膜下层上 1/3;②SM2,黏膜下层中 1/3;③SM3,黏膜下层下 1/3。SM1 以下的食管早期肿瘤适合于内镜下切除[5]。

肉眼来看,食管依据体腔的界限(如胸廓出口和膈肌)可分为颈段、胸/纵隔段及腹段三个部分。颈段食管位于中线左侧及喉、气管后方。胸段食管可进一步细分为:①从胸骨上切迹到气管分叉处的胸上段食管;②气管分叉处至食管胃结合部上 1/2 的胸中段食管;③气管分叉处至食管胃结合部下 1/2 的胸下段食管(图 1.1)。胸上段食管走行于气管和气管分叉后方,而胸中下段食管走

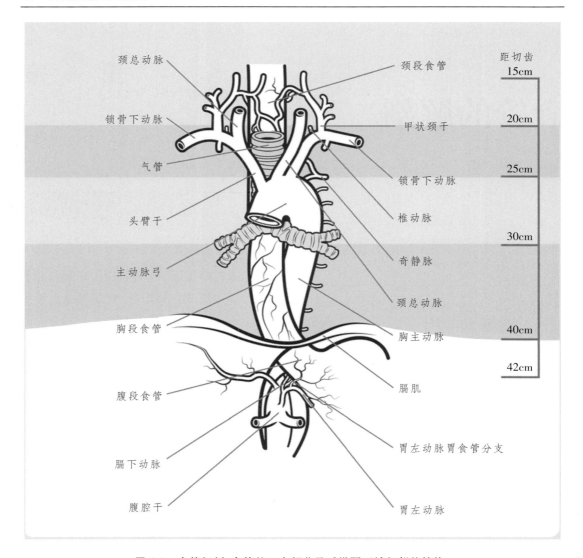

图 1.1　食管解剖：食管的三个部分及后纵隔区域相邻的结构。

行于左心房后方，并通过膈肌食管裂孔进入腹腔。当发生食管裂孔疝的时候，腹段食管可缺如。

血管结构及淋巴引流

食管的血管结构来源于邻近器官的细小分支。食管的动脉供应来源包括甲状腺下动脉、直接起源于胸主动脉的分支血管、支气管动脉、膈下动脉，以及胃左动脉。而静脉回流则可至甲状腺下静脉、半奇静脉、奇静脉及胃左静脉[6]。

解剖学书籍很少描述食管的特定淋巴引流模式。在食管的黏膜下层，存在着丰富的淋巴管道。在手术中极少见到规律分布的胸腔淋巴结。《格氏解剖学》是这样描述食管的淋巴引流的："（食管）周围的淋巴网将淋巴液引流至后纵隔腺体中"[7]。事实上，颈段及胸中上段食管的淋巴液多引流至颈部、气管旁和隆突下淋巴结，而胸下段及腹段食管淋巴液则倾向于引流至膈肌、贲门旁、胃左动脉和腹腔淋巴结。

食管的外科解剖

颈段食管

　　颈段食管可通过平行于左侧胸锁乳突肌内缘的斜向切口或者颈部领式切口入路。前者较为简单,后者可为双侧颈淋巴结清扫术提供更好的术野。采用斜向切口时,需在分离颈阔肌(位于皮下层)后,于颈深筋膜中暴露出舌骨下带状肌群(主要为胸骨甲状肌),并对其进行牵拉或分离。考虑到这些肌肉参与了咽收缩运动,而离断后可能减弱患者术后的吞咽功能,故而在术中应尽量予以保留[8]。暴露带状肌后,可在气管和颈动脉鞘间找到食管[9]。在上述过程中,颈前静脉和甲状腺下静脉有时可被意外结扎,但并不会引起不良后果。而左侧喉返神经走行于食管和气管之间的凹槽中,需要注意的是该部位也是神经容易受损的位置[10]。

　　当需要施行根治性颈淋巴结清扫术时,领式切口则为首选。双侧入路有利于清扫环状软骨下方的颈内淋巴结、锁骨上淋巴结,以及颈段食管旁淋巴结[11](图 1.2)。在行根

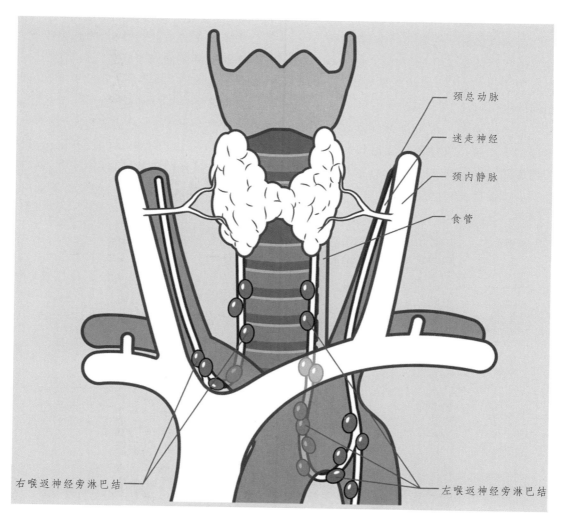

右喉返神经旁淋巴结　　　　　　　　　　　　　　　颈总动脉

迷走神经

颈内静脉

食管

左喉返神经旁淋巴结

图 1.2　食管癌根治术中颈部淋巴结清扫阶段需注意的淋巴结。

治性颈淋巴结清扫术时通常对肌肉进行保留。

胸段食管

胸段食管手术包括开胸术或胸腔镜手术。右侧入路可获得整个胸段食管的暴露，而当手术操作局限于远端食管时，左侧入路也是一种选择。采用传统开胸术时，患者取侧卧位，术者站于患者右侧。当进行肺组织牵拉后，术者可获得整个后纵隔区域的视野（图1.3）。在微创手术中，术野相对局限但可有局部放大的图像（图1.4）。一些外科医生主张采用俯卧位进行胸段食管操作，认为该方式可降低术后肺部并发症发病率，并增加清扫的淋巴结数目[12]（图1.5）。

与胸段食管紧密毗邻的结构包括：位于腹侧的气管及心包，位于右侧的奇静脉及右侧胸膜，脊椎及其背侧的胸导管，以及位于左侧的主动脉及左侧胸膜[13]。

熟悉迷走神经的解剖并在食管切除术中保留迷走神经有望降低切断该神经导致的相应并发症发病率[14]。如今，这种手术已经很少被施行，学界更倾向于选择性保留迷走神经肺丛的分支[15]。

在经裂孔食管癌切除术中，胸膜的完整保留有利于减少术后胸腔引流。胸膜病变可发生在胸中段食管游离过程中，如胸膜隐窝位于右侧肺静脉水平以下的食管和奇静脉之间时。然而，最常见的胸膜损伤出现在游离远端左侧食管过程中，该处食管与左侧胸膜解剖关系密切[10]。

鉴于奇静脉弓的离断有利于更好暴露胸上段食管，且在En bloc食管切除术中奇静脉需被整体切除，因此了解奇静脉系统的解剖很有意义[16]。另一方面，一些学者认为切除/离断奇静脉与否并不影响淋巴结清扫，故而该操作非食管癌手术所必需[17]。奇静脉系统的变异不胜其数，与静脉来源或左右侧奇静脉系统的交通有关。但事实上，这些变异的临床意义却不大，因为在食管癌切除术中可以很容易识别变异血管，且结扎这些小血管并不会对并发症造成影响[10]。

在清扫第2、4组淋巴结时，有可能损伤在其周围走行的喉返神经胸内段[18]。右喉返神经起自胸锁关节后方的右侧锁骨下动脉，

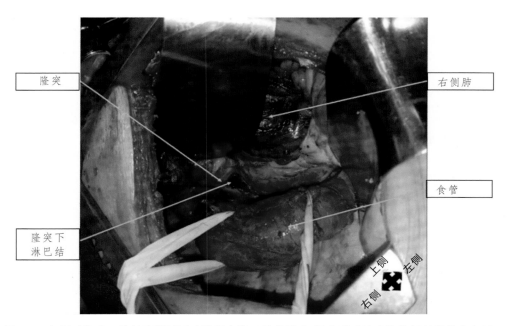

图1.3　右侧开胸术。肋间隙限制了后纵隔食管区域的暴露，因此适当地牵拉肺部显得很有必要。

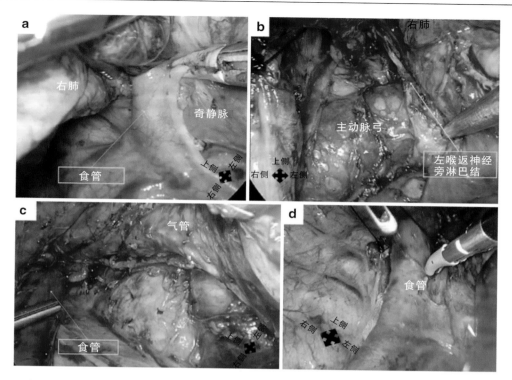

图 1.4　侧卧位下右胸胸腔镜入路视野。微创手术可提供局限、放大的视野,但移动镜头可提供整个胸腔的视野:胸上段区域可见到奇静脉弓跨越食管(a),主动脉弓区域可见到左喉返神经旁淋巴结(b)、气管(c)和食管的整体走行(d)。

喉返神经环绕该动脉并上升至颈部。左喉返神经则起自主动脉弓下缘,环绕主动脉弓并上升至颈部[19]。解剖学变异并不常见。有 10% 的患者可出现喉返神经不环绕动脉的情况,但考虑到存在这种变异的患者本身并不存

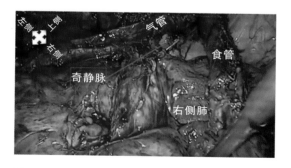

图 1.5　俯卧位下右胸胸腔镜入路视野。俯卧位手术的优势在于肺部可远离操作视野,方便气管周淋巴结的清扫。然而,该体位下喉返神经的暴露却相对困难。

在胸段的喉返神经,自然地避免了在胸腔操作期间损伤该神经[10]。

胸导管起源于腹部的乳糜池,自后纵隔靠中线右侧向上走行,此时其毗邻结构为左侧的胸主动脉和右侧的奇静脉。而后胸导管向左侧移行进入上纵隔,并沿着食管的左侧上升至胸廓入口。大多数情况下,胸导管最终汇入左侧锁骨下静脉和颈内静脉结合的静脉角[20]。胸导管的胸腔内走行存在较多变异,因而在食管癌手术中容易出现术中损伤[10]。但术中识别胸导管及胸导管的损伤十分困难,所以当考虑到可能存在胸导管损伤时,建议对主动脉、脊柱、食管及心包中包含胸导管的组织进行大块结扎[21]。因为存在双管道或网状形态的胸导管较为常见,大块结扎优于单独识别并结扎胸导管[10]。

恰当的淋巴结清扫是食管癌手术的重

要部分[22]。因此有必要对食管的淋巴引流解剖知识进行了解。可惜的是，解剖学书籍中通常提供的大体淋巴结分布图（图1.6）对外科医生来说并不实用。此外，业界对于纵隔淋巴结的分组和命名也缺乏统一的标准（表1.1），而且淋巴结的位置及数目也常不稳定[23]。

腹段食管

腹段食管走行通常较短且固定。对于熟悉腹腔镜下处理食管胃结合部良性疾病的外科医生来说，该部位并不陌生[24]。

二野或三野淋巴结清扫范围均包括了

表 1.1　日本食管疾病协会及美国癌症联合委员会对纵隔淋巴结的分类及其相关性

日本食管疾病协会	美国癌症联合委员会
102：颈深淋巴结	1：最上纵隔淋巴结
105：胸上段淋巴结	2：气管旁上淋巴结
106：胸段气管旁淋巴结	2：气管旁上淋巴结
	4：气管旁下淋巴结
107：气管分叉处淋巴结	7：隆突下淋巴结
108：胸中段食管旁淋巴结	8M/8Lo：食管旁淋巴结
109：肺门淋巴结	8M：食管旁淋巴结
110：胸下段食管旁淋巴结	8Lo：食管旁淋巴结
111：膈肌淋巴结	15：膈肌淋巴结
112：后纵隔淋巴结	9：肺韧带淋巴结

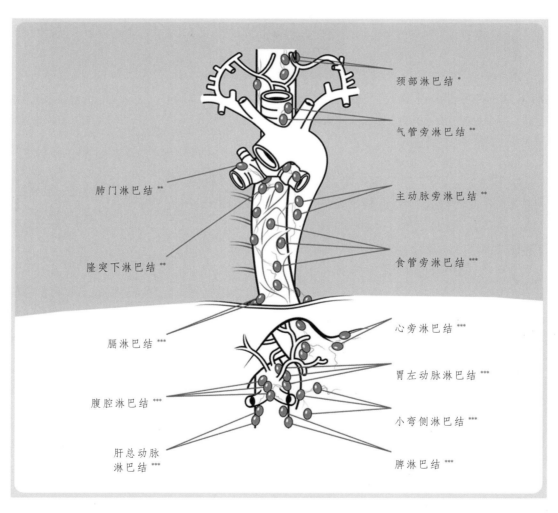

图 1.6　食管癌根治术中需要注意的淋巴结。食管丰富的淋巴网络可引流食管癌细胞至颈部*、胸部**和腹部***的食管周围淋巴结。

上腹部淋巴结[25]，且具体范围类似胃癌 D2 根治术中的淋巴结清扫范围[26]（图 1.6）。

食管重建术的解剖

食管切除术后的消化道重建通常使用胃管作为替代物。而结肠代食管重建在一定情境下也可以采用[27,28]。因此，了解这些器官的血管解剖对于保证食管重建替代物足够血供至关重要。

当采用胃管进行重建时，需对胃左动脉、冠状静脉及胃短动脉进行结扎。胃管的血供将由胃右动脉和胃网膜右动脉提供[29]（图 1.7）。

当施行结肠代食管术式时，可使用不同的结肠节段进行重建（表 1.2）。常用重建方案包括：保留左半结肠血管升支的降结肠[28,30]，

保留中结肠血管[31]，甚至结肠血管的升结肠[32]（图 1.8）。无论使用升结肠还是降结肠作为替代物，均需合并一部分的横结肠，而这个肠段的血供依赖于不同结肠段血管弓之间的交通支。通过系列肠系膜动脉造影研究，右半结肠的边缘动脉（Drummond 动脉）只存在于 30% 的患者，而左半结肠的边缘动脉则几乎存在于所有病例中[33]。因此，需要意识到升结肠作为食管替代物时，其血供并不如降结肠或胃稳定[34]。部分外科医生倾向于术前进行血管造影，以了解结肠边缘动脉的解剖和连续性[35]，但也有一些医生认为该操作并非必要[36]。

食管替代物可通过不同途径到达颈部：后纵隔、前纵隔、经胸膜（少见）及皮下（少见）。对于后纵隔（食管床）和前纵隔（胸骨后）路径所需的重建物长度存在争议[37-39]。前纵隔路径在胸廓入口水平更狭窄[40]。

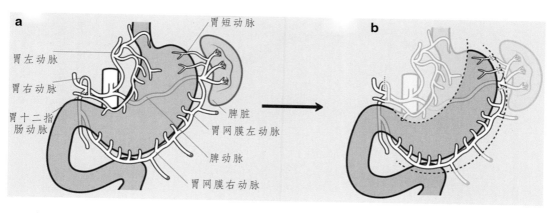

图 1.7 进行食管重建术需要注意的胃部血管解剖（a）。胃管的血供由胃网膜右动脉发出（b）。

表 1.2 利用结肠进行食管重建术中的结肠节段、血管供应及肠管蠕动方式的对应关系

动脉供应	结肠肠段	肠蠕动方式
回结肠动脉	升结肠+横结肠	逆蠕动
右结肠动脉	盲肠+升结肠	顺蠕动
中结肠动脉	升结肠+横结肠	逆蠕动
	盲肠+升结肠+横结肠	顺蠕动
左结肠动脉	升结肠+横结肠	逆蠕动
	横结肠+降结肠	顺蠕动

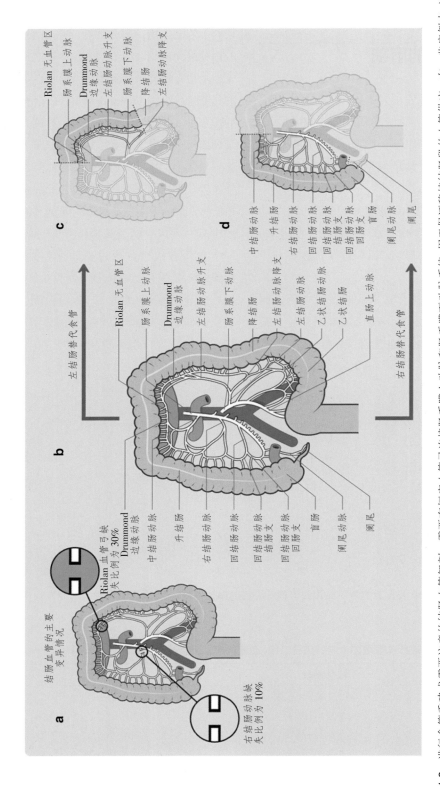

图 1.8 进行食管重建术需要注意的结肠血管解剖。需要有恒定血管弓连接肠系膜上动脉和肠系膜下动脉系统，用于保证移植结肠肠段的血管供应。在一些病例中，这些交通支可能缺失，但可以于术中代替食管的结肠肠段进行血管供应。(b~d) 显示用于代替食管管的结肠肠段的血管供应。(a)。

食管的影像学解剖

　　临床影像学的进展使得外科医生可以更好地对食管癌进行分期并制订手术方案。传统的食管钡餐检查已被新方法所取代。

超声内镜

　　超声内镜检查可显示食管壁层次及邻近结构。尽管超声内镜检查可以提供微观视野，但该技术仅限于观察食管周围有限范围的邻近组织。超声视野下的食管壁有 5 个分明的层次（图 1.9）：最内侧高回声层及与之紧邻的低回声层，主要对应黏膜层，部分对应黏膜肌层，外侧的高回声层对应黏膜下层。第四层低回声层为固有肌层，而最外层为脂肪附着的外膜层[41]。淋巴结也可以在超声内镜下观察到[42]。

计算机断层扫描

　　颈部、胸部、腹部的计算机断层扫描可获得食管的高分辨率图像并进行 3D 重建[43]（图 1.10）。计算机断层扫描检测到的淋巴结与

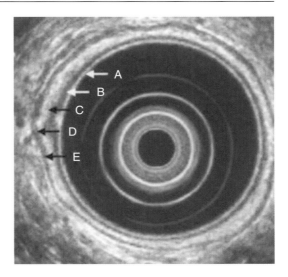

图 1.9　食管超声内镜下的 5 个层面：(A)黏膜层、(B)黏膜肌层、(C)黏膜下层、(D)固有肌层及(E)外膜层。

尸体解剖结果相对应[23,44]。

磁共振成像

　　与计算机断层扫描相比，细致的磁共振扫描方案可获得更为精细的食管解剖成像。磁共振成像可检测食管壁各个层面、胸导管、食管与主动脉前壁间的结缔组织层，以

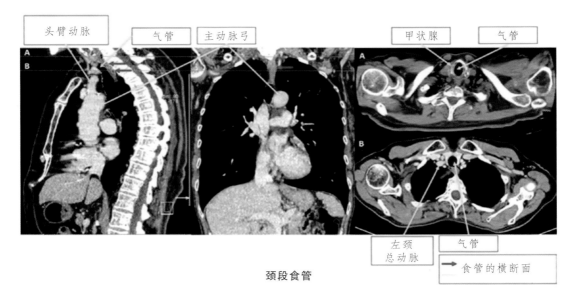

颈段食管

图 1.10　食管及邻近结构的计算机断层扫描。尽管断层扫描对纵隔内组织的分辨率不如磁共振成像，但其提供的食管及淋巴结图像已足够进行临床治疗决策。（待续）

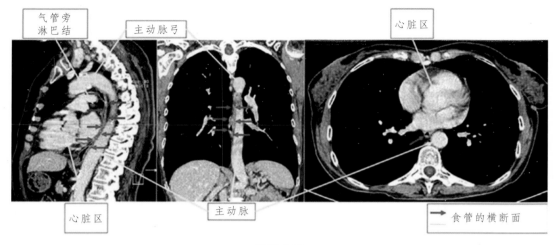

气管旁淋巴结　主动脉弓　心脏区

心脏区　主动脉　→ 食管的横断面

胸段食管

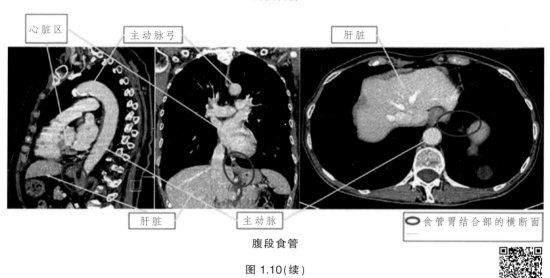

心脏区　主动脉弓　肝脏

肝脏　主动脉　⬭ 食管胃结合部的横断面

腹段食管

图 1.10（续）

及位于食管后侧且居于左右侧壁胸膜间的膜平面[45]。一些外科医生认为，这些平面和层次的影像为精细的食管癌切除术提供了可能，可更好地保护神经及更有效地清扫淋巴结[13]。

（赵泽锐 译　沈建飞 校）

参考文献

1. Oezcelik A, DeMeester SR. General anatomy of the esophagus. Thorac Surg Clin. 2011;21(2):289–97. https://doi.org/10.1016/j.thorsurg.2011.01.003.

2. Rice TW, Bronner MP. The esophageal wall. Thorac Surg Clin. 2011;21(2):299–305. https://doi.org/10.1016/j.thorsurg.2011.01.005.

3. Japan Esophageal Society. Japanese classification of esophageal cancer, 11th edition: part I. Esophagus. 2017;14(1):1–36. https://doi.org/10.1007/s10388-016-0551-7.

4. Shimamura Y, Ikeya T, Marcon N, Mosko JD. Endoscopic diagnosis and treatment of early esophageal squamous neoplasia. World J Gastrointest Endosc. 2017;9(9):438–47. https://doi.org/10.4253/wjge.v9.i9.438.

5. Rizvi QU, Balachandran A, Koay D, et al. Endoscopic management of early esophagogastric cancer. Surg Oncol Clin. 2017;26(2):179–91. https://doi.org/10.1016/j.soc.2016.10.007.

6. Patti MG, Gantert W, Way LW. Surgery of the esophagus. Anatomy and physiology. Surg Clin North Am. 1997;77(5):959–70. Review. PMID: 9347826.

7. Gray H. Lymphatic drainage of thorax. In: Williams PL, editor. Gray's anatomy. 38th ed. New York:

Churchill Livingstone; 1995. p. 1624–6.

8. Yasuda T, Yano M, Miyata H, et al. Evaluation of dysphagia and diminished airway protection after three-field esophagectomy and a remedy. World J Surg. 2013;37:416. https://doi.org/10.1007/s00268-012-1822-7.

9. Orringer MB. Transhiatal esophagectomy without thoracotomy. Oper Tech Thorac Cardiovasc Surg. 2005;10(1):63–83. https://doi.org/10.1053/j.optechstcvs.2005.03.001.

10. Takassi GF, Herbella FAM, Patti MG. Anatomic variations in the surgical anatomy of the thoracic esophagus and its surrounding structures. Arq Bras Cir Dig. 2013;26(2):101–6. https://doi.org/10.1590/S0102-67202013000200006.

11. Yajima S, Oshima Y, Shimada H. Neck dissection for thoracic esophageal squamous cell carcinoma. Int J Surg Oncol. 2012;2012:750456. https://doi.org/10.1155/2012/750456.

12. Markar SR, Wiggins T, Antonowicz S, et al. Minimally invasive esophagectomy: lateral decubitus vs. prone positioning; systematic review and pooled analysis. Surg Oncol. 2015;24(3):212–9. https://doi.org/10.1016/j.suronc.2015.06.001.

13. Weijs TJ, Ruurda JP, Luyer MDP, et al. New insights into the surgical anatomy of the esophagus. J Thorac Dis. 2017;9(Suppl 8):S675–80. https://doi.org/10.21037/jtd.2017.03.172.

14. Herbella FA, Regatieri CV, Moreno DG, et al. Vagal integrity in vagal-sparing esophagectomy: a cadaveric study. Dis Esophagus. 2006;19(5):406–9. https://doi.org/10.1111/j.1442-2050.2006.00595.x.

15. Weijs TJ, Ruurda JP, Luyer MD, et al. Preserving the pulmonary vagus nerve branches during thoracoscopic esophagectomy. Surg Endosc. 2016;30:3816–22. https://doi.org/10.1007/s00464-015-4683-y.

16. Altorki N, Skinner D. Should en bloc esophagectomy be the standard of care for esophageal carcinoma? Ann Surg. 2001;234(5):581–7.

17. Boone J, Schipper MEI, Bleys RLAW, et al. The effect of azygos vein preservation on mediastinal lymph node harvesting in thoracic esophagolymphadenectomy. Dis Esophagus. 2007;29(3):226–9. https://doi.org/10.1111/j.1442-2050.2007.00760.x.

18. Gelpke H, Grieder F, Decurtins M, Cadosch D. Recurrent laryngeal nerve monitoring during esophagectomy and mediastinal lymph node dissection. World J Surg. 2010;34:2379–82. https://doi.org/10.1007/s00268-010-0692-0.

19. Wang J, Li J, Liu G, Deslauriers J. Nerves of the mediastinum. Thorac Surg Clin. 2011;21:239–49. https://doi.org/10.1016/j.thorsurg.2011.01.006.

20. Hematti H, Mehran RJ. Anatomy of the thoracic duct. Thorac Surg Clin. 2011;21(2):229–38. (ix). https://doi.org/10.1016/j.thorsurg.2011.01.002.

21. Crucitti P, Mangiameli G, Petitti T, et al. Does prophylactic ligation of the thoracic duct reduce chylothorax rates in patients undergoing oesophagectomy? A systematic review and meta-analysis. Eur J Cardiothorac Surg. 2016;50(6):1019–24. https://doi.org/10.1093/ejcts/ezw125.

22. Tong D, Law S. Extended lymphadenectomy in esophageal cancer is crucial. World J Surg. 2013;37:1751–6. https://doi.org/10.1007/s00268-013-2068-8.

23. Herbella FA, Del Grande JC, Colleoni R, Japanese Society for Diseases of the Esophagus. Anatomical analysis of the mediastinal lymph nodes of normal Brazilian subjects according to the classification of the Japanese Society for Diseases of the Esophagus. Surg Today. 2003;33:249–53. https://doi.org/10.1007/s005950300056.

24. Bello B, Herbella FA, Allaix ME, Patti MG. Impact of minimally invasive surgery on the treatment of benign esophageal disorders. World J Gastroenterol. 2012;18(46):6764–70. https://doi.org/10.3748/wjg.v18.i46.6764.

25. Ma G-W, Situ D-R, Ma Q-L, et al. Three-field vs two-field lymph node dissection for esophageal cancer: a meta-analysis. World J Gastroenterol. 2014;20(47):18022–30. https://doi.org/10.3748/wjg.v20.i47.18022.

26. Giacopuzzi S, Bencivenga M, Cipollari C, et al. Lymphadenectomy: how to do it? Transl Gastroenterol Hepatol. 2017;2:28. https://doi.org/10.21037/tgh.2017.03.09.

27. Irino T, Tsekrekos A, Coppola A, et al. Long-term functional outcomes after replacement of the esophagus with gastric, colonic, or jejunal conduits: a systematic literature review. Dis Esophagus. 2017;30(12):1–11. https://doi.org/10.1093/dote/dox083.

28. Marks JL, Hofstetter WL. Esophageal reconstruction with alternative conduits. Surg Clin North Am. 2012;92:1287–97. https://doi.org/10.1016/j.suc.2012.07.006.

29. Liebermann-Meffert DM, Meier R, Siewert JR. Vascular anatomy of the gastric tube used for esophageal reconstruction. Ann Thorac Surg. 1992;54:1110–5.

30. Peters JH, Kronson JW, Katz M, DeMeester TR. Arterial anatomic considerations in colon interposition for esophageal replacement. Arch Surg. 1995;130(8):858–62. discussion 862–3.

31. Hamai Y, Hihara J, Emi M, Aoki Y, Okada M. Esophageal reconstruction using the terminal ileum and right colon in esophageal cancer surgery. Surg Today. 2012;42:342–50. https://doi.org/10.1007/s00595-011-0103-7.

32. Fürst H, Hartl WH, Löhe F, Schildberg FW. Colon interposition for esophageal replacement: an alternative technique based on the use of the right colon. Ann Surg. 2000;231(2):173–8.

33. Ventemiglia R, Khalil KG, Frazier OH, Mountain CF. The role of preoperative mesenteric arteriography in colon interposition. J Thorac Cardiovasc Surg. 1977;74:98–104.

34. Rice TW. Right colon interposition for esophageal replacement. Oper Tech Thorac Cardiovasc Surg. 1999;4(3):210–21. https://doi.org/10.1016/S1522-2942(07)70118-6.

35. Predescu D, Popa B, Gheorghe M, et al. The vascularization pattern of the colon and surgical decision in esophageal reconstruction with colon. A selective SMA and IMA arteriographic study. Chirurgia (Bucur). 2013;108:161–71.

36. Fisher RA, Griffiths EA, Evison F, et al. A national audit of colonic interposition for esophageal replacement. Dis Esophagus. 2017;30(5):1–10. https://doi.org/10.1093/dote/dow003.

37. Chen H, Lu JJ, Zhou J, Zhou X, Luo X, Liu Q, Tam J. Anterior versus posterior routes of reconstruction after esophagectomy: a comparative anatomic study. Ann Thorac Surg. 2009;87:400–4. https://doi.org/10.1016/j.athoracsur.2008.11.016.

38. Hu H, Ye T, Tan D, et al. Is anterior mediastinum route a shorter choice for esophageal reconstruction? A comparative anatomic study. Eur J Cardiothorac Surg. 2011;40:1466–9. https://doi.org/10.1016/j.ejcts.2011.03.038.

39. Coral RP, Constant-Neto M, Silva IS, et al. Comparative anatomical study of the anterior and posterior mediastinum as access routes after esophagectomy. Dis Esophagus. 2003;16(3):236–8.

40. Cooke DT, Calhoun RF. Distance alone does not define the value of the posterior mediastinal route for esophageal reconstruction. Ann Thorac Surg. 2009;88(4):1390. https://doi.org/10.1016/j.athoracsur.2009.03.036.

41. Fukuda M, Hirata K, Natori H. Endoscopic ultrasonography of the esophagus. World J Surg. 2000;24:216–26.

42. Dietrich CF, Liesen M, Buhl R, et al. Detection of normal mediastinal lymph nodes by ultrasonography. Acta Radiol. 1997;38:965–9.

43. Ba-Ssalamah A, Zacherl J, Noebauer-Huhmann IM, et al. Dedicated multi-detector CT of the esophagus: spectrum of diseases. Abdom Imaging. 2009;34:3–18. https://doi.org/10.1007/s00261-007-9290-5.

44. Quint LE, Glazer GM, Orringer MB, et al. Mediastinal lymph node detection and sizing at CT and autopsy. AJR Am J Roentgenol. 1986;147:469–72. https://doi.org/10.2214/ajr.147.3.469.

45. Riddell AM, Davies DC, Allum WH, et al. High-resolution MRI in evaluation of the surgical anatomy of the esophagus and posterior mediastinum. AJR Am J Roentgenol. 2007;188:W37–43. https://doi.org/10.2214/AJR.05.1795.

第 2 章

食管鳞状细胞癌的发病机制和流行病学

Daniel Tong，Simon Law

引言

　　食管癌预后不良，其两种主要组织学类型是鳞状细胞癌和腺癌，它们在流行病学和发病机制上有很大不同。目前，食管鳞状细胞癌仍是世界范围内食管癌的主要病理类型，常见于东方人群。据报道，食管癌的 5 年生存率在中国为 21%[1]，在美国为 20%[2]，在欧洲为 12%[3]，在医疗资源有限的区域<5%[4,5]。食管癌的特点为发现较晚且进展快速。因此，在疾病预防的背景下研究食管癌的可控性危险因素尤为重要。本章重点介绍食管鳞状细胞癌（ESCC）的流行病学和发病机制。

流行病学

　　食管癌是全球第 8 大常见的癌症，也是第 6 大常见的癌症死亡原因[6,7]。2012 年估计有 39.8 万例 ESCC 新发病例，占所有食管癌患者的 87%[8]。不同地理区域和种族之间的发病率存在显著差异。在亚洲国家，通常发生于"亚洲食管癌带"，以土耳其东部和里海东部为界，经伊朗北部、阿富汗北部和土库曼斯坦、乌兹别克斯坦、塔吉克斯坦、中国北部和印度。在食管癌高发区，食管癌的发病率比世界其他地区高 50~100 倍。此类高发地区包括中国的林县、伊朗的戈勒斯坦省、肯尼亚西部南至马拉维、南非的东开普省、法国的卡尔瓦多斯、巴西南部和乌拉圭。

　　在中国，食管癌是第 4 大最常被诊断的癌症，也是因癌症死亡的第 4 大原因。食管癌的年龄标准化发病率为 27.4/10 万，而日本为 10/10 万，北欧为 7.9/10 万，西欧为 7.6/10 万，北美为 5.8/10 万，澳大利亚/新西兰为 5.5/10 万[9]。按年龄调整的死亡率高达 140/10 万，是中国最常见的癌症死亡原因之一。通常，农村地区的发病率高于城市地区。河南、河北和山西是世界上食管癌发病率最高的地区。磁县的发病率是北京或上海的 18 倍。食管癌多发于 60~70 岁人群。在大多数国家，ESCC 以男性发病为主。近几十年来，大多数国家的食管癌发病趋势保持稳定。根据中国国家肿瘤登记中心的资料显示，该病在 40 岁之前罕见，发病高峰在 70~80 岁[10]。

发病机制

吸烟和饮酒

吸烟、饮酒是 ESCC 的两个主要危险因素(表 2.1)。吸烟被国际癌症研究机构(IARC)认为是食管癌的危险因素之一[11]。与非饮酒者相比,饮酒量为 1~1.5L/d、1.5~6L/d 和 >6L/d 人群的 ESCC 发病风险分别增加 38%、260% 和 550%[12,13]。饮酒和吸烟对增加 ESCC 的发病风险具有协同作用。这种协同作用的机制已得到很好的研究。酒精(乙醇)会降低细胞内的代谢活性,从而损害细胞 DNA,降低解毒功能并促进氧化[14]。酒精可以作为脂溶性致癌物(芳香胺、亚硝胺、多环芳烃、酚

表 2.1　食管鳞状细胞癌的病因

因素	贡献
酒精	+++
吸烟	+++
饮食相关	
新鲜绿色蔬菜、水果和维生素缺乏	+
含亚硝基的食物(例如,腌制蔬菜)	+
嚼槟榔配酒	+
热饮	+
真菌毒素	+
感染	
人乳头瘤病毒	±
癌前病变	
消化道恶性肿瘤病史	+++
纵隔辐射史	+
贲门失弛缓	+
碱液腐蚀狭窄	+
遗传因素	
酒精脱氢酶缺乏症	++
胼胝	+
Plummer-Vinson 综合征	+
其他	
社会经济地位低下	+

和醛等)的溶剂。因此,这些来自烟草的物质很容易扩散到食管组织。最近发表的一项荟萃分析表明,饮酒和吸烟的综合影响使其各自的危险增加一倍[15]。在包括欧洲和美国在内的中低发病率人群中,ESCC 在很大程度上归因于吸烟和饮酒,男性的发病率是女性的 3~4 倍[16]。据报道,在美国、英国和法国,吸烟、饮酒,水果和蔬菜摄入量低的人群患鳞状细胞癌的风险为 74%~89%[17-19]。据在亚洲高发国家(例如,中国)进行的类似研究估计,46% 的食管癌死亡可归因于饮酒、吸烟,水果和蔬菜摄入量低的综合作用[20,21]。

遗传因素

遗传易感性可能在 ESCC 的发病机制中起重要作用。有研究发现,与其他癌症相比,ESCC 有较高的遗传性[22]。有阳性家族史人群发生 ESCC 的风险增加[23-25]。线粒体研究已证明,历史上中国人口从中部/北部向东南部迁移;这两个地区的 ESCC 发病风险相同,但在环境上却截然不同[26]。胼胝是一种家族性食管癌综合征,属于常染色体显性遗传,也有报道称其与 RHBDF2 的基因突变有关[27]。这些观察结果表明,遗传因素在 ESCC 的发病过程中发挥一定作用。基因多态性对长期饮酒的人群很重要[28]。已知 ADH1B、ADH7 和 ALDH2 的多态性会改变乙醇代谢[27,28]。约 36% 的东亚人饮酒后出现生理反应,包括面部潮红、恶心和心动过速[28]。这种面部潮红反应主要与乙醛脱氢酶 2(ALDH2)的遗传缺陷有关。乙醇被乙醇脱氢酶代谢成乙醛,乙醛又被 ALDH2 代谢成乙酸酯。ALDH2 存在两个主要变体,这是由 487 位赖氨酸替代了谷氨酸造成的。谷氨酸等位基因纯合子的个体具有正常的催化活性。具有赖氨酸等位基因的纯合子没有可检

测的活性，而具有 Glu/Lys 等位基因杂合子的 ALDH2 活性显著降低。无法完全代谢的乙醛会在体内积累，从而导致面部潮红和令人不愉快的副作用。由于副作用，Lys/Lys 纯合子人群不能耐受太多的乙醇，因此不会因摄入大量酒精（乙醇）而增加风险。Glu/Lys 杂合子人群最可能成为习惯饮酒者，因为他们可以耐受酒精（乙醇）的副作用，但他们的催化活性不佳，因此乙醛积累。这些人是最容易受到饮酒致癌影响的人，这与乙醛引起 DNA 损伤和其他促癌作用有关[29]。一份简单的调查表可以得出潮红反应的个人史，有利于识别高危人群，建议其不要饮酒或接受内镜筛查，可以降低患癌风险或进行早期诊断[30]。

饮食与环境

在亚洲国家，饮食和环境因素无疑在 ESCC 的发展中发挥作用。有研究已经调查了饮食模式、特定食物和营养素对疾病的影响[31,32]。发现腌制蔬菜中存在亚硝胺及其前体，如硝酸盐、亚硝酸盐和仲胺，它们增加了患病风险[33]。某些微量营养素的营养耗竭，尤其是维生素 A、维生素 C、维生素 E、烟酸、核黄素、钼、锰、锌、镁、硒、新鲜水果和蔬菜，以及蛋白质摄入不足，导致食管上皮容易发生肿瘤转化[34]。缺乏新鲜水果和蔬菜摄入与 ESCC 的发病风险增加有关[35]。一项包含多项前瞻性研究的荟萃分析表明，进食水果和蔬菜可显著降低 ESCC 的发病风险[36]。在中国林县开展的营养干预试验表明，在 55 岁以下的患者中，摄入维生素 B_2 和烟酸可将食管癌的发生率降低 14%，而摄入 β-胡萝卜素、维生素 E 和硒可使食管癌的死亡率降低 17%[37]。

食用红肉、加工肉和热食与 ESCC 的发病风险增加有关。一项荟萃分析显示，食用大量红肉人群的患癌风险升高 57%，而食用大量加工肉人群的患癌风险升高 55%[38]。与南美国家的非饮酒者相比，食用红肉、加工肉和热食伴饮酒者的 ESCC 发病风险增加 60%~260%[39,40]。

在中国某些地区，特定饮食习惯的改变，如用冷藏代替传统的食物保存和存储方法、食用富含维生素的食物可能导致该地区的发病率下降[41]。食用热食和饮料会增加食管癌，尤其是鳞状细胞癌的发病风险[42]，这在中国人口中也很明显[43]。研究发现，饮用绿茶本身与 ESCC 的发病风险增加无关，但是饮用热的或极热的绿茶却与之相关。

感染因素

人乳头瘤病毒（HPV）在 ESCC 中的作用尚存争议。一些研究表明，HPV 和某些镰刀菌属、链格孢霉属、地霉属、曲霉属、枝孢菌属以及青霉菌属的真菌，是与食管癌相关的感染因子[44,45]。然而，最近的几项研究表明，HPV 在 ESCC 病因学中几乎没有发挥作用，因此 HPV 疫苗可能对食管癌的预防无效[46-48]。

癌前病变/肿瘤状态

患有其他消化道肿瘤的患者发生 ESCC 的风险非常高，可能是因为暴露于类似的环境致癌物和"领域癌变"现象。对于以食管癌为指标的肿瘤，在 9.5% 的患者中发现了多种原发性癌症，其中 70% 与呼吸和消化系统有关[49]。据估计，原发性头颈部癌患者中同时性或异时性食管癌的总发生率约为 3%[50]。

已知的易引发食管癌的疾病很少。据估计，失弛缓症的患病风险为 7~33 倍，但在癌症出现之前，失弛缓症的症状平均存在 15~20 年[51]。其他疾病包括碱液腐蚀性狭窄、Plummer-Vinson 综合征、胼胝和乳糜泻。

其他因素

社会经济地位低下会增加 ESCC 的发病风险。人们认为这是许多因素之间的相互作用,如营养不良,饮食缺乏新鲜食物、水果和蔬菜,以及口腔卫生不良和牙齿脱落。最近的一项研究表明,刷牙对 ESCC 具有预防作用,而牙齿脱落与 ESCC 的发病风险增加有关[52]。不只在亚洲,在南美洲和欧洲也发现了类似的现象[53]。但是,应仔细解释这些发现,因为口腔卫生不良也可能与吸烟和饮酒习惯有关。

预防

ESCC 预后差,早期无明显症状,大多数患者诊断时已是晚期。与侵袭深度相当的其他胃肠道癌症相比,该病也倾向于早期扩散。识别可改变的风险因素可以在高发地区进行预防和筛查。这将有助于早期诊断并改善预后。

为了降低 ESCC 的发病风险,人们应避免接触危险因素,并采用健康的生活方式。这些措施包括戒烟和戒酒,多食用新鲜蔬菜和水果,以及减少接触致癌物质,如含有亚硝酸盐或亚硝胺的食物。

对于早期发现和疾病筛查,目前尚无国际共识,这可能是因为患病率的地理差异很大以及对成本效益的关注。自 20 世纪 70 年代以来,中国某些地区已制订了筛查策略,如细胞学涂片检查、液基细胞学检测、潜血检测和内镜检查等。在韩国、日本和中国,使用 Lugol 碘溶液进行内镜检查已被证明对食管癌筛查有效。但是,这些筛查策略和技术在低发病率地区仍不太适用。

结论

ESCC 恶性程度高,给医疗系统构成了沉重负担,尤其是在高流行率国家。研究该病的流行病学和发病机制,可为高危地区的健康教育、营养干预和筛查政策的实施提供依据。

(张春敏 译   金子贤 校)

参考文献

1. Zeng H, Zheng R, Guo Y, et al. Cancer survival in China, 2003–2005: a population-based study. Int J Cancer. 2015;136(8):1921–30. https://doi.org/10.1002/ijc.29227.
2. Siegel RL, Miller KD, Jemal A. Cancer statistics, 2016. CA Cancer J Clin. 2016;66(1):7–30. https://doi.org/10.3322/caac.21332.
3. De Angelis R, Sant M, Coleman MP, et al. Cancer survival in Europe 1999-2007 by country and age: results of EUROCARE--5-a population-based study. Lancet Oncol. 2014;15(1):23–34. https://doi.org/10.1016/S1470-2045(13)70546-1.
4. White RE, Parker RK, Fitzwater JW, et al. Stents as sole therapy for oesophageal cancer: a prospective analysis of outcomes after placement. Lancet Oncol. 2009;10(3):240–6. https://doi.org/10.1016/S1470-2045(09)70004-X.
5. Dawsey SP, Tonui S, Parker RK, et al. Esophageal cancer in young people: a case series of 109 cases and review of the literature. PLoS One. 2010;5(11):e14080. https://doi.org/10.1371/journal.pone.0014080.
6. Murphy G, McCormack V, Abedi-Ardekani B, et al. International cancer seminars: a focus on esophageal squamous cell carcinoma. Ann Oncol. 2017;28(9):2086–93. https://doi.org/10.1093/annonc/mdx279.
7. Ferlay J, Steliarova-Foucher E, Lortet-Tieulent J, et al. Cancer incidence and mortality patterns in Europe: estimates for 40 countries in 2012. Eur J Cancer. 2013;49(6):1374–403. https://doi.org/10.1016/j.ejca.2012.12.027.
8. Arnold M, Soerjomataram I, Ferlay J, et al. Global incidence of oesophageal cancer by histological subtype in 2012. Gut. 2015;64(3):381–7. https://doi.org/10.1136/gutjnl-2014-308124.
9. Parkin DM, Bray F, Ferlay J, et al. Global cancer statistics, 2002. CA Cancer J Clin. 2005;55(2):74–108.
10. Chen WQ, Zheng RS, Zhang SW, et al. Report of incidence and mortality in China cancer registries, 2008. Chin J Cancer Res. 2012;24(3):171–80. https://doi.org/10.1007/s11670-012-0171-2.

11. Cancer IAfRo. List of classifications by cancer sites with sufficient or limited evidence in humans; 2014. p. 1–105.

12. Bagnardi V, Rota M, Botteri E, et al. Light alcohol drinking and cancer: a meta-analysis. Ann Oncol. 2013;24(2):301–8. https://doi.org/10.1093/annonc/mds337.

13. Islami F, Fedirko V, Tramacere I, et al. Alcohol drinking and esophageal squamous cell carcinoma with focus on light-drinkers and never-smokers: a systematic review and meta-analysis. Int J Cancer. 2011;129(10):2473–84. https://doi.org/10.1002/ijc.25885.

14. Muwonge R, Ramadas K, Sankila R, et al. Role of tobacco smoking, chewing and alcohol drinking in the risk of oral cancer in Trivandrum, India: a nested case-control design using incident cancer cases. Oral Oncol. 2008;44(5):446–54. https://doi.org/10.1016/j.oraloncology.2007.06.002.

15. Prabhu A, Obi KO, Rubenstein JH. The synergistic effects of alcohol and tobacco consumption on the risk of esophageal squamous cell carcinoma: a meta-analysis. Am J Gastroenterol. 2014;109(6):822–7. https://doi.org/10.1038/ajg.2014.71.

16. Tuyns AJ. Oesophageal cancer in non-smoking drinkers and in non-drinking smokers. Int J Cancer. 1983;32(4):443–4.

17. Engel LS, Chow WH, Vaughan TL, et al. Population attributable risks of esophageal and gastric cancers. J Natl Cancer Inst. 2003;95(18):1404–13.

18. (IARC) IAfRoC. Attributable causes of Cancer in France in the year 2000. IARC working group reports 3. Lyon: IARC; 2007.

19. Parkin DM, Boyd L, Walker LC. 16. The fraction of cancer attributable to lifestyle and environmental factors in the UK in 2010. Br J Cancer. 2011;105(Suppl 2):S77–81. https://doi.org/10.1038/bjc.2011.489.

20. Wang JB, Fan JH, Liang H, et al. Attributable causes of esophageal cancer incidence and mortality in China. PLoS One. 2012;7(8):e42281. https://doi.org/10.1371/journal.pone.0042281.

21. Gu D, Kelly TN, Wu X, et al. Mortality attributable to smoking in China. N Engl J Med. 2009;360(2):150–9. https://doi.org/10.1056/NEJMsa0802902.

22. Sampson JN, Wheeler WA, Yeager M, et al. Analysis of heritability and shared heritability based on genome-wide association studies for thirteen cancer types. J Natl Cancer Inst. 2015;107(12):djv279. https://doi.org/10.1093/jnci/djv279.

23. Tran GD, Sun XD, Abnet CC, et al. Prospective study of risk factors for esophageal and gastric cancers in the Linxian general population trial cohort in China. Int J Cancer. 2005;113(3):456–63. https://doi.org/10.1002/ijc.20616.

24. Gao Y, Hu N, Han X, et al. Family history of cancer and risk for esophageal and gastric cancer in Shanxi, China. BMC Cancer. 2009;9:269. https://doi.org/10.1186/1471-2407-9-269.

25. Akbari MR, Malekzadeh R, Nasrollahzadeh D, et al. Familial risks of esophageal cancer among the Turkmen population of the Caspian littoral of Iran. Int J Cancer. 2006;119(5):1047–51. https://doi.org/10.1002/ijc.21906.

26. Li XY, Su M, Huang HH, et al. mtDNA evidence: genetic background associated with related populations at high risk for esophageal cancer between Chaoshan and Taihang Mountain areas in China. Genomics. 2007;90(4):474–81. https://doi.org/10.1016/j.ygeno.2007.06.006.

27. Blaydon DC, Etheridge SL, Risk JM, et al. RHBDF2 mutations are associated with tylosis, a familial esophageal cancer syndrome. Am J Hum Genet. 2012;90(2):340–6. https://doi.org/10.1016/j.ajhg.2011.12.008.

28. Brooks PJ, Enoch MA, Goldman D, et al. The alcohol flushing response: an unrecognized risk factor for esophageal cancer from alcohol consumption. PLoS Med. 2009;6(3):e50. https://doi.org/10.1371/journal.pmed.1000050.

29. Baan R, Straif K, Grosse Y, et al. Carcinogenicity of alcoholic beverages. Lancet Oncol. 2007;8(4):292–3.

30. Yokoyama A, Kumagai Y, Yokoyama T, et al. Health risk appraisal models for mass screening for esophageal and pharyngeal cancer: an endoscopic follow-up study of cancer-free Japanese men. Cancer Epidemiol Biomark Prev. 2009;18(2):651–5. https://doi.org/10.1158/1055-9965.EPI-08-0758.

31. Research. WCRFAIfC. Continuous update project report: diet, nutrition, physical activity and oesophageal cancer. Washington: AICR; 2016.

32. Li WQ, Park Y, Wu JW, et al. Index-based dietary patterns and risk of esophageal and gastric cancer in a large cohort study. Clin Gastroenterol Hepatol. 2013;11(9):1130–36 e2. https://doi.org/10.1016/j.cgh.2013.03.023.

33. Cheng KK, Day NE, Duffy SW, et al. Pickled vegetables in the aetiology of oesophageal cancer in Hong Kong Chinese. Lancet. 1992;339(8805):1314–8.

34. Yang CS. Research on esophageal cancer in China: a review. Cancer Res. 1980;40(8 Pt 1):2633–44.

35. Vingeliene S, Chan DS, Aune D, et al. An update of the WCRF/AICR systematic literature review on esophageal and gastric cancers and citrus fruits intake. Cancer Causes Control. 2016;27(7):837–51. https://doi.org/10.1007/s10552-016-0755-0.

36. Liu J, Wang J, Leng Y, et al. Intake of fruit and vegetables and risk of esophageal squamous cell carcinoma: a meta-analysis of observational studies. Int J Cancer. 2013;133(2):473–85. https://doi.org/10.1002/ijc.28024.

37. Qiao YL, Dawsey SM, Kamangar F, et al. Total and cancer mortality after supplementation with vitamins and minerals: follow-up of the Linxian General Population Nutrition Intervention Trial. J Natl Cancer Inst. 2009;101(7):507–18. https://doi.org/10.1093/jnci/djp037.

38. Choi Y, Song S, Song Y, et al. Consumption of red and processed meat and esophageal cancer risk: meta-analysis. World J Gastroenterol. 2013;19(7):1020–9. https://doi.org/10.3748/wjg.v19.i7.1020.

39. Andrici J, Eslick GD. Mate consumption and the risk of esophageal squamous cell carcinoma: a meta-analysis. Dis Esophagus. 2013;26(8):807–16. https://doi.org/10.1111/j.1442-2050.2012.01393.x.

40. Lubin JH, De Stefani E, Abnet CC, et al. Mate drinking and esophageal squamous cell carcinoma in South America: pooled results from two large multicenter case-control studies. Cancer Epidemiol Biomark Prev.

2014;23(1):107–16.   https://doi.org/10.1158/1055-9965.EPI-13-0796.

41. Ke L. Mortality and incidence trends from esophagus cancer in selected geographic areas of China circa 1970-90. Int J Cancer. 2002;102(3):271–4. https://doi.org/10.1002/ijc.10706.

42. Andrici J, Eslick GD. Hot food and beverage consumption and the risk of esophageal cancer: a meta-analysis. Am J Prev Med. 2015;49(6):952–60. https://doi.org/10.1016/j.amepre.2015.07.023.

43. Wu M, Liu AM, Kampman E, et al. Green tea drinking, high tea temperature and esophageal cancer in high- and low-risk areas of Jiangsu Province, China: a population-based case-control study. Int J Cancer. 2009;124(8):1907–13. https://doi.org/10.1002/ijc.24142.

44. He D, Zhang DK, Lam KY, et al. Prevalence of HPV infection in esophageal squamous cell carcinoma in Chinese patients and its relationship to the p53 gene mutation. Int J Cancer. 1997;72(6):959–64.

45. Petrick JL, Wyss AB, Butler AM, et al. Prevalence of human papillomavirus among oesophageal squamous cell carcinoma cases: systematic review and meta-analysis. Br J Cancer. 2014;110(9):2369–77. https://doi.org/10.1038/bjc.2014.96.

46. Koshiol J, Wei WQ, Kreimer AR, et al. No role for human papillomavirus in esophageal squamous cell carcinoma in China. Int J Cancer. 2010;127(1):93–100. https://doi.org/10.1002/ijc.25023.

47. Sitas F, Egger S, Urban MI, et al. InterSCOPE study: associations between esophageal squamous cell carcinoma and human papillomavirus serological markers. J Natl Cancer Inst. 2012;104(2):147–58. https://doi.org/10.1093/jnci/djr499.

48. Halec G, Schmitt M, Egger S, et al. Mucosal alpha-papillomaviruses are not associated with esophageal squamous cell carcinomas: lack of mechanistic evidence from South Africa, China and Iran and from a worldwide meta-analysis. Int J Cancer. 2016;139(1):85–98. https://doi.org/10.1002/ijc.29911.

49. Poon RT, Law SY, Chu KM, et al. Multiple primary cancers in esophageal squamous cell carcinoma: incidence and implications. Ann Thorac Surg. 1998;65(6):1529–34.

50. Shaha AR, Hoover EL, Mitrani M, et al. Synchronicity, multicentricity, and metachronicity of head and neck cancer. Head Neck Surg. 1988;10(4):225–8.

51. Ribeiro U Jr, Posner MC, Safatle-Ribeiro AV, et al. Risk factors for squamous cell carcinoma of the oesophagus. Br J Surg. 1996;83(9):1174–85.

52. Chen X, Yuan Z, Lu M, et al. Poor oral health is associated with an increased risk of esophageal squamous cell carcinoma - a population-based case-control study in China. Int J Cancer. 2017;140(3):626–35. https://doi.org/10.1002/ijc.30484.

53. Guha N, Boffetta P, Wunsch Filho V, et al. Oral health and risk of squamous cell carcinoma of the head and neck and esophagus: results of two multicentric case-control studies. Am J Epidemiol. 2007;166(10):1159–73. https://doi.org/10.1093/aje/kwm193.

第 3 章

食管腺癌的发病机制和流行病学

Francisco Schlottmann，Marco G. Patti

流行病学

食管癌是全球第 8 大常见癌症，2012 年约有 45.6 万例新发病例和 40 万例死亡病例[1]。全球约 87% 的食管癌为鳞状细胞癌（ESCC），东南亚、中亚、东非和南美洲的发病率最高。只有 11% 的食管癌为腺癌（EAC），北欧、西欧、大洋洲和北美洲的发病率较高[2]。自 20 世纪 80 年代末以来，这些地区的 EAC 发病率快速增长，而 ESCC 的发病率持续下降。20 世纪 90 年代初，EAC 的发病率超过了 ESCC[3]。在过去的 40 年间，西方国家的 EAC 发病率增加了 6 倍以上[4]。男性的发病率高于女性，在北美洲，男女比例为 8.5:1[2]。

EAC 的发病率增加归因于肥胖和胃食管反流病（GERD）的发病率上升。事实上，已知的 EAC 最重要的危险因素是 GERD，其最严重的临床表现是 Barrett 食管（BE）。约 20% 的美国人受 GERD 影响，GERD 的发病率在世界范围内呈增加趋势[5]。虽然治疗可以很好地控制 GERD 症状，但不能避免 GERD 的恶性并发症。在大多数国家，超重和肥胖的流行率增加与食管 EAC 的发病率增加相一致。尽管肥胖也会加剧 GERD 的进展，但肥胖是 EAC 的独立危险因素，体重指数每增加 5 个单位，EAC 的发病风险会增加 52%[6,7]。

EAC 的新发病例总数预计将大幅增加。到 2030 年，美国和英国预计会成为 EAC 年诊断病例数最多的国家，美国预计约有 1.5 万例新发病例，英国预计约有 8600 例新发病例。到 2030 年，英国和荷兰每 100 位男性中会有 1 位被诊断为 EAC（表 3.1）[8]。

从 GERD 到 Barrett 食管的病理生理学

10%~15% 的 GERD 患者将会发展为 BE[9]。BE 被定义为食管末端至少 1cm 处出现柱状上皮化生，替代正常的复层鳞状上皮。目前在美国，肠化生的出现，即杯状细胞构成的柱状上皮，对诊断 BE 是必需的[10]。含有杯状细胞的柱状上皮相比没有肠化生的柱状上皮，发展为癌症的风险更高，这也是在 BE 定义中规定肠化生的原因[11,12]。

反流引起的慢性炎症导致正常食管鳞状黏膜层转化为单层柱状上皮。GERD 患者症状持续是发展为 BE 的危险因素。

Lieberman[13]指出,与 GERD 症状出现时间短于 1 年的患者相比,GERD 症状存在长达 5 年和 10 年 BE 患者的比值比分别为 3.0 和 6.4。有意思的是,食管切除术后发生胃上提患者的食管残端可见柱状黏膜化生,由于缺少食管下括约肌,胃内容物反流到食管残端很常见。Oberg 等[14]报道,食管切除术后,46.9% 的患者发生食管颈部柱状黏膜化生,化生黏膜的长度与食管酸暴露的程度显著相关。O'Riordan 等[15]报道了类似的发现,50% 的患者食管残端发生柱状化生,反流持续时间是影响化生的最重要因素。

食管远端正常鳞状黏膜转化为柱状黏膜的分子通路尚未被阐明。Tobey 等[16]证实食管上皮的酸性损伤导致细胞间隙扩大,减少了上皮间防御屏障,增加了上皮通透性。这种渗透能力的改变允许分子量高达 20kD 的分子通过上皮进行弥散,使基底层的干细胞发生反流。细胞间酸化使鳞状基底外侧膜暴露在酸性环境中,引发一系列级联反应,导致细胞渗透压调节缺失、细胞水肿,最终导致细胞死亡[17]。细胞死亡被组织修复过程所抵消,包括重建和复制。值得一提的是,胚胎正常生长期间,在前鳞状同源框基因活化和前柱状同源框基因失活的共同作用下,食管细胞经历柱状向鳞状的转化。如果相反的一组细胞发育基因被再度激活,细胞表型会发生逆转。酸性环境和其他反流物质诱导鳞状细胞转化为柱状黏膜细胞。在酸性环境中,多能性食管干细胞转变为柱状细胞,也许与上皮细胞适应酸抵抗有关。尽管如此,BE 的病因依然不明。关于导致 BE 的干细胞起源有以下几种假说[18-20]:

1. 胃贲门干细胞的迁移和分化。

2. 食管黏膜腺体隐窝干细胞的分化。

3. 骨髓干细胞的迁移(循环干细胞向损伤部位迁移以修复受损组织)。

鳞状和柱状上皮的转化在几年间发生,发展为肠化生需要 5~10 年[21]。一旦柱状上皮形成,可以观察到两条通路。一是胃分化,意味着腺体内壁细胞形成,或许代表一个有利的转化,因为黏膜层不是癌前病变。二是肠分化,诱导肠化生的基因表达,促使柱状上皮内形成杯状细胞。肠化生是一个有害的改变,因为黏膜层能够进展为上皮异型增生和腺癌。诱导柱状上皮肠化生这一特定的细

表 3.1　对比 2005 年和 2030 年食管癌预测新发病例数

国家	人口(百万)		EAC		ESCC		总计	
	2005	2030	2005	2030	2005	2030	2005	2030
澳大利亚	19.9	28.5	537	1420	486	706	1023	2126
加拿大	32.2	40.4	770	2043	462	379	1233	2423
法国	61.1	68.0	1193	2863	3116	1930	4309	4793
日本	126.8	120.1	670	1037	13 646	20 084	14 316	21 121
荷兰	16.3	17.6	875	2652	514	714	1389	3366
英国	60.1	70.1	4278	8603	2708	3773	6986	12 376
美国	277.5	316.8	8167	15 081	4736	4976	12 903	20 057

(Data extracted from "Predicting the Future Burden of Esophageal Cancer by Histological Subtype: International Trends in Incidence up to 2030. Am J Gastroenterol 2017")

EAC,食管腺癌;ESCC,食管鳞状细胞癌。

胞事件是未知的。然而,柱状上皮肠化生发生在应对各种有害的苯巴比妥物质时,而不仅仅发生在胃酸反流时。事实上,既往研究已表明 BE 与食管中酸和胆盐混合物的暴露相关[22-24]。Oberg 等学者[25]提出胆汁反流在肠化生发生、发展中的作用,因为肠化生患者与 GERD 非 BE 患者的食管酸暴露类似,但是异常胆红素暴露的发生频率更高。有种假说认为,在弱酸环境中(pH 值为 3~5),胆汁酸成为非电离态,能够穿过细胞膜。一旦细胞内 pH 值达到 7,胆汁酸成为电离态,留在细胞内导致线粒体损伤、细胞毒性和诱发突变[26]。胆汁酸促进杯状细胞发育的分子机制也许与尾型同源框转录子 2 (Cdx2)启动子活化有关,在食管未成熟角质化蛋白细胞中,核因子 κB(NF-κB)活化 Cdx 启动子,产生 Cdx2 蛋白,进而产生 MUC2 (Barrett 化生中发现的肠型蛋白)[27]。近来,有研究证实胆汁酸促进胞质 Dll1 的表达,Dll1 与 Cdx2 结合,促进肠化生[28]。

从 Barrett 食管到食管腺癌的病理生理学

与正常上皮相比,BE 增殖率增加、细胞凋亡率下降,是一种癌前黏膜[29]。事实上,BE 是唯一已知的食管腺癌癌前病变。然而,只有一小部分 BE 患者发展为癌症,90%以上的 EAC 患者既往无 BE 病史[30,31]。为何部分 BE 病例进展为食管腺癌,而另外一些 BE 病例不会发展为肿瘤,尚未被阐明。目前,异型增生的有无和严重程度是腺癌发生、发展中最重要的预测因子。BE 异型增生已知的危险因素包括:BE 长度增加、高龄、向心性肥胖、吸烟、未使用非甾体抗炎药、未使用质子泵抑制剂(PPI)和未使用他汀类药物[10]。

Gopal 等[32]发现异型增生的发病率与年龄和 BE 长度相关。无异型增生的 BE 患者比异型增生的 BE 患者年轻[(62±0.8)岁对 (67±1.7)岁,$P=0.02$],年龄每增加 1 岁,异型增生风险增加 3.3%。相比 BE 长度<3cm 的患者,BE 长度≥3cm 的患者更易发生异型增生(23%对 9%,$P=0.0001$),长度每增加 1cm,异型增生发生的风险增加 14%。Hampel 等[33]报道,肥胖与 GERD 并发症和 EAC 发病风险显著增加相关。有趣的是,Singh 等[34]发现,相比正常体形的患者,即便调整身体质量指数(BMI)和伴有 GERD 病史,向心性肥胖患者的 BE 发病风险更高,这提示躯干肥胖和 BE 之间的关系与反流无关。而且,相比正常体形人群,向心性肥胖与 EAC 发病风险增加相关(优势比为 2.5,95%置信区间为 1.54~4.06)。Andrici 等[35]报道了 BE 和吸烟的关系,研究发现对比非 GERD 组,既往吸烟患者的 BE 发病风险增加;相比慢性 GERD 患者,既往吸烟患者的 BE 发病风险未增加。这提示 BE 风险增加与吸烟相关,或许是由于吸烟者的 GERD 发病率高。

部分用药会降低 BE 患者发展为异型增生和食管癌的风险。最近一项荟萃分析提示 BE 患者使用 PPI 可显著降低高级别异型增生和(或)EAC 的风险(优势比为 0.29,95%置信区间为 0.12~0.79)[36]。PPI 使用 2~3 年以上有剂量响应趋势。另一项荟萃分析报道使用阿司匹林也可降低高级别异型增生/腺癌的风险,BE 患者使用非阿司匹林环氧化酶抑制剂亦如此[37]。化学防癌效应似乎与治疗时间无关。最后,BE 患者使用他汀类药物,EAC 的发病风险也可显著降低(41%)[38]。

异型增生进程分为 4 类:①无异型增生;②异型增生;③低级别异型增生;④高级别异型增生。EAC 的发展首先是 BE 化生进

| 鳞状上皮 | Barrett 食管 | 低级别异型增生 | 高级别异型增生 | 腺癌 |

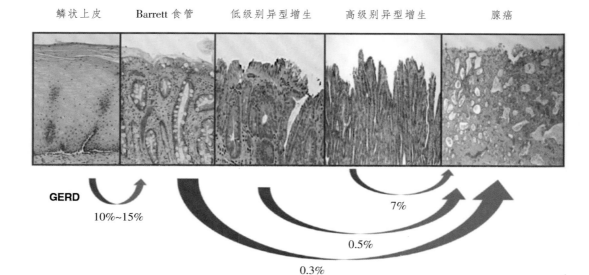

图 3.1 正常食管鳞状上皮到食管腺癌的病理学发展过程。

展为异型增生，最终发展为侵袭性食管腺癌（图 3.1）。非异型增生 BE 患者进展为恶性病变的风险极低，最近一项荟萃分析报道这一队列中 EAC 的年发病率为 0.33%（95% 置信区间为 0.28~0.38）[39]。Singh 等[40]发现，低级别异型增生患者的 EAC 年发病率为 0.5%（95% 置信区间为 0.3~0.8）。高级别异型增生患者的 EAC 年发病率为 7%（95% 置信区间为 5~8）[41]。

结论

EAC 的发病率增加归因于肥胖和 GERD 发病率增加。GERD 及其严重并发症（Barrett 食管）是 EAC 最重要的风险因素。反复反流引起慢性损伤导致化生涉及基因突变，继而引起恶性转化。因此，EAC 的病理生理学可以描述为 Barrett 食管化生到异型增生，最终发展为侵袭性食管癌。

（袁红 译　马德华 校）

参考文献

1. GLOBOCAN 2012: Estimated cancer incidence, mortality, and prevalence worldwide in 2012. Available at: http://globocan.iarc.fr/Pages/fact_sheets_population.aspx. Accessed 11 Jan 2018.
2. Arnold M, Soerjomataram I, Ferlay J, et al. Global incidence of oesophageal cancer by histological subtype in 2012. Gut. 2015;64(3):381–7.
3. Devesa SS, Blot WJ, Fraumeni JF Jr. Changing patterns in the incidence of esophageal and gastric carcinoma in the United States. Cancer. 1998;83(10):2049–53.
4. Hur C, Miller M, Kong CY, et al. Trends in esophageal adenocarcinoma incidence and mortality. Cancer. 2013;119(6):1149–58.
5. El-Serag HN, Sweet S, Winchester CC, et al. Update on the epidemiology of gastro-esophageal reflux disease: a systematic review. Gut. 2014;63:871–80.
6. Lagergren J. Influence of obesity on the risk of esophageal disorders. Nat Rev Gastroenterol Hepatol. 2011;8(6):340–7.
7. Renehan AG, Tyson M, Egger M, et al. Body-mass index and incidence of cancer: a systematic review and meta-analysis of prospective observational studies. Lancet. 2008;371:569–78.
8. Arnold M, Laversanne M, Brown LM, et al. Predicting the future burden of esophageal cancer by histological subtype: international trends in incidence up to 2030. Am J Gastroenterol. 2017;112(8):1247–55.
9. Johansson J, Hakansson HO, Mellblom L, et al. Prevalence of precancerous and other metaplasia in the distal oesophagus and gastro-oesophageal junction. Scand J Gastroenterol. 2005;40:893–902.
10. Shaheen NJ, Falk GW, Iyer PG, et al. ACG clinical guideline: diagnosis and management of Barrett's

esophagus. Am J Gastroenterol. 2016;111:30–50.

11. Bhat S, Coleman HG, Yousef F, et al. Risk of malignant progression in Barrett's esophagus patients: results from a large population-based study. J Natl Cancer Inst. 2011;103:1049–57.

12. Bandla S, Peters JH, Ruff D, et al. Comparison of cancer-associated genetic abnormalities in columnar-lined esophagus tissues with and without goblet cells. Ann Surg. 2014;260:72–80.

13. Lieberman DA. Risk factors for Barrett's esophagus in community-based practice. Am J Gastroenterol. 1997;92:1293–7.

14. Oberg S, Johansson J, Wenner J, et al. Metaplastic columnar mucosa in the cervical esophagus after esophagectomy. Ann Surg. 2002;235:338–45.

15. O'Riordan JM, Tucker ON, Byrne PJ, et al. Factors influencing the development of Barrett's epithelium in the esophageal remnant post-esophagectomy. Am J Gastroenterol. 2004;99:205–11.

16. Tobey NA, Hosseini SS, Argote CM, et al. Dilated intercellular spaces and shunt permeability in non-erosive acid-damaged esophageal epithelium. Am J Gastroenterol. 2004;99:13–22.

17. Tobey NA, Orlando RC. Mechanisms of acid injury to rabbit esophageal epithelium. Role of basolateral cell membrane acidification. Gastroenterology. 1991;101:1220–8.

18. Souza RF, Krishnan K, Spechler SJ. Acid, bile, and CDX: the ABCs of making Barrett's metaplasia. Am J Gastrointest Liver Physiol. 2008;295:211–8.

19. Sarosi G, Brown G, Jaiswal K, et al. Bone marrow progenitor cells contribute to esophageal regeneration and metaplasia in a rat model of Barrett's esophagus. Dis Esophagus. 2008;21(1):43–50.

20. Nakagawa H, Whelan K, Lynch JP. Mechanisms of Barrett's oesophagus: intestinal differentiation, stem cells, and tissue models. Best Pract Res Clin Gastroenterol. 2015;29(1):3–16.

21. DeMeester SR, DeMeester TR. Columnar mucosa and intestinal metaplasia of the esophagus: fifty years of controversy. Ann Surg. 2000;231:303–21.

22. Oberg S, Ritter MP, Crookes PF, et al. Gastroesophageal reflux disease and mucosal injury with emphasis on short-segment Barrett's esophagus and duodenogastroesophageal reflux. J Gastrointest Surg. 1998;2:547–53.

23. Fein M, Ireland AP, Ritter MP, et al. Duodenogastric reflux potentiates the injurious effects of gastroesophageal reflux. J Gastrointest Surg. 1997;1:27–32.

24. Kauer WK, Peters JH, DeMeester TR, et al. Mixed reflux of gastric and duodenal juices is more harmful to the esophagus than gastric juice alone. The need for surgical therapy re-emphasized. Ann Surg. 1995;222:525–31.

25. Oberg S, Peters JH, DeMeester TR, et al. Determinants of intestinal metaplasia within the columnar-lined esophagus. Arch Surg. 2000;135(6):651–5.

26. Theisen J, Peters JH, Fein M, et al. The mutagenic potential of duodenoesophageal reflux. Ann Surg. 2005;241:63–8.

27. Kazumori H, Ishihara S, Rumi MA, et al. Bile acids directly augment caudal related homeobox gene Cdx2 expression in oesophageal keratinocytes in Barrett's epithelium. Gut. 2006;55:16–25.

28. Tamagawa Y, Ishimura N, Uno G, et al. Bile acids induce Delta-like 1 expression via Cdx2-dependent pathway in the development of Barrett's esophagus. Lab Invest. 2016;96(3):325–37.

29. Reid BJ, Sanchez CA, Blount PL, et al. Barrett's esophagus: cell cycle abnormalities in advancing stages of neoplastic progression. Gastroenterology. 1993;105:119–29.

30. Hvid-Jensen F, Pedersen L, Drewes AM, et al. Incidence of adenocarcinoma among patients with Barrett's esophagus. N Engl J Med. 2011;365:1375–83.

31. Dulai GS, Guha S, Kahn KL, et al. Preoperative prevalence of Barrett's esophagus in esophageal adenocarcinoma: a systematic review. Gastroenterology. 2002;122:26–33.

32. Gopal DV, Lieberman DA, Magaret N, et al. Risk factors for dysplasia in patients with Barrett's esophagus (BE): results from a multicenter consortium. Dig Dis Sci. 2003;48:1537–41.

33. Hampel H, Abraham NS, El-Serag HB. Meta-analysis: obesity and the risk for gastroesophageal reflux disease and its complications. Ann Intern Med. 2005;143:199–211.

34. Singh S, Sharma AN, Murad MH, et al. Central adiposity is associated with increased risk of esophageal inflammation, metaplasia, and adenocarcinoma: a systematic review and meta-analysis. Clin Gastroenterol Hepatol. 2013;11:1399–412.

35. Andrici J, Cox MR, Eslick GD. Cigarette smoking and the risk of Barrett's esophagus: a systematic review and meta-analysis. J Gastroenterol Hepatol. 2013;28:1258–73.

36. Singh S, Garg SK, Singh PP, et al. Acid-suppressive medications and risk of oesophageal adenocarcinoma in patients with Barrett's oesophagus: a systematic review and meta-analysis. Gut. 2014;63:1229–37.

37. Zhang S, Zhang XQ, Ding XW, et al. Cyclooxygenase inhibitors use is associated with reduced risk of esophageal adenocarcinoma in patients with Barrett's esophagus: a meta-analysis. Br J Cancer. 2014;110:2378–88.

38. Singh S, Singh AG, Singh PP, et al. Statins are associated with reduced risk of esophageal cancer, particularly in patients with Barrett's esophagus: a systematic review and meta-analysis. Clin Gastroenterol Hepatol. 2013;11:620–9.

39. Desai TK, Krishnan K, Samala N, et al. The incidence of oesophageal adenocarcinoma in non-dysplastic Barrett's oesophagus: a meta-analysis. Gut. 2012;61:970–6.

40. Singh S, Manickam P, Amin AV, et al. Incidence of esophageal adenocarcinoma in Barrett's esophagus with low-grade dysplasia: a systematic review and meta-analysis. Gastrointest Endosc. 2014;79:897–909.

41. Rastogi A, Puli S, El-Serag HB, et al. Incidence of esophageal adenocarcinoma in patients with Barrett's esophagus and high-grade dysplasia: a meta-analysis. Gastrointest Endosc. 2008;67:394–8.

第 4 章

食管癌分期：对治疗选择的影响

Jonathan Cools-Lartigue, Daniela Molena, Hans Gerdes

引言

食管癌的当代治疗依赖于分期且非常复杂。在过去的几年中，可供选择的治疗方法不断发展，包括内镜下器官保留技术、微创食管切除术和多学科治疗，包括手术联合全身化疗伴或不伴放疗[1,2]。器官保存方法包括内镜下黏膜切除术(EMR)和内镜黏膜下剥离术(ESD)，在治疗淋巴结阴性、肿瘤累及食管壁最浅层(T1a)的疾病中取得了良好的效果[3]。在恰当选择的患者中，观察到5年生存率超过80%~90%，其并发症发生率明显低于食管切除术患者[3]。单纯手术，即食管切除加淋巴结清扫术，目前更倾向应用于局部进展期(T1b~T2)且临床不怀疑淋巴结受累的患者[4]。也就是说，食管切除术仍然是食管癌患者根治性治疗的主要手段[4]。晚期肿瘤(T3)患者或淋巴结阳性疾病(N+)患者单独接受手术治疗时，全身扩散的风险非常高[1,2,5,6]。因此，正如当代随机研究所证明的，在这种情况下采用多学科综合治疗，延长了总生存期和无病生存期[1,2,5,6]。

鉴于报道的结果与现有治疗方式有关，恰当的选择基于准确的分期[7,8]。因此，出现了几种分期方法，与食管癌的治疗一样，它们的适当实施是微妙而复杂的。目前，影像学方法包括计算机断层扫描(CT)、磁共振成像(MRI)、正电子发射断层扫描(PET)、内镜超声(EUS)，以及基于组织病理学的分期，包括EMR、ESD和微创手术分期。本章将讨论各种分期模式的应用、优点和缺点。值得注意的是，没有一种特定的方法足以准确地对每一例食管癌患者进行分期。相反，应将各种模式视为相互补充。因此，这些方法的适当实施是对这个脆弱的患者群体进行准确的分期所必要的，对于制订最佳治疗策略，以取得良好的预后也是至关重要的。

当代食管癌分期

目前根据AJCC手册第8版进行食管癌的分期，并遵循TNM分类(表4.1)[9]。根据两种主要的组织学亚型，即鳞状细胞癌(SCC)和腺癌(AC)进行分期。对于SCC和AC，T0表示高度不典型增生；T1分为T1a和T1b，分别表示没有或出现浸润黏膜肌层至黏膜下层的情况。T2表示侵犯固有肌层，T3表示

表 4.1　第 8 版 AJCC 食管癌分期

临床标准	
T 分期	
Tx	无法评估
T0	局限于基底膜的高度不典型增生
T1a	侵犯固有层或黏膜肌层
T1b	侵犯黏膜下层
T2	侵犯固有肌层
T3	侵犯外膜
T4a	侵犯胸膜、心包、奇静脉、膈肌、腹膜
T4b	侵犯邻近结构,如主动脉和椎体
N 分期	
NX	无法评估
N0	无淋巴结转移
N1	1~2 个区域淋巴结转移
N2	3~6 个区域淋巴结转移
N3	7 个及以上区域淋巴结转移
M 分期	
MX	无法评估
M0	无远处转移
M1	远处转移
腺癌分级	
GX	无法评估
G1	高分化
G2	中分化
G3	低分化
鳞状细胞癌分级	
GX	无法评估
G1	高分化
G2	中分化
G3	低分化
鳞状细胞癌位置	
LX	无法评估
上段	颈段食管至奇静脉
中段	奇静脉下缘至下肺静脉
下段	下肺静脉至胃

临床(C)分期	T	N	M
腺癌			
0	Tis	N0	M0
I	T1	N0	M0
II A	T1	N1	M0
II B	T2	N0	M0

(待续)

表 4.1(续)

临床(C)分期	T	N	M
	III	T2	N1
			M0
IV A	T3~4a	N0~1	M0
	T1~4a	N2	M0
	T4b	N0~2	M0
	T1~4	N3	M0
IV B	T1~4	N0~3	M1
鳞状细胞癌			
0	Tis	N0	M0
I	T1	N0~1	M0
II	T2	N0~1	M0
	T3	N0	M0
III	T3	N1	M0
	T1~3	N2	M0
IV A	T4	N0~2	M0
	T1~4	N3	M0
IV B	T1~4	N0~3	M1

侵犯外膜,T4 表示侵犯周围结构。T4 可进一步细分为:T4a 定义为可切除病变(包括膈、胸膜和心包);T4b 定义为不可切除病变(包括气管、主动脉和椎体)[9]。

N 分期定义为:3 个以下淋巴结转移为N1,3~6 个淋巴结转移为 N2,7 个及以上淋巴结转移为 N3。任何淋巴结外的转移都被归类为 M1。

非解剖性因素也在预后中起作用,包括组织学亚型和肿瘤分级。与一般的 AC 相比,SCC 的分期特异性预后通常较差。此外,高分化和中分化的肿瘤(G1~2)与低分化肿瘤相比,SCC 和 AC 的生存率均有所提高,这一点可以从分期、分组中得到反映。最后,SCC 的预后受肿瘤位置的影响, 食管上、中 1/3 肿瘤的预后比下 1/3 肿瘤的预后差[9]。

早期疾病定义为 T1b 或更早,无淋巴结受累,无转移灶。真正的 T0~T1a 期患者可以通过包括 EMR 和 ESD 在内的器官保存方式进行治疗。T1b 期患者通常采用食管切除术和淋巴结清扫术进行治疗，仅在组织病理学评估具有良好预后，且因合并症导致手术风险大的高选择性病例中采用器官保留的治疗方式。T2 期疾病可以通过食管切除术和淋巴结清扫术来治疗，而不需要全身治疗[4]。相反，局部进展期疾病（定义为 T3 或 N 阳性）患者需要采用多学科综合治疗[1,2,5,6]。因此，决定适当的治疗和将患者进行风险分层依赖于临床分期的确定。为了符合现有治疗方法的扩展规范，可用于精确分期的技术非常广泛，包括影像学和有创检查。前者包括内镜超声（EUS）、CT 和 PET 扫描。有创检查包括 EMR 和 ESD，以及使用诊断性腹腔镜进行微创分期[8]。这些方法都有各自的优点和缺点，应被视为评估新确诊的食管癌患者分期的补充工具。

分期模式

CT

CT 扫描是食管癌诊断时最常用的分期方法。它提供了从原发肿瘤本身（T 分期）到淋巴结（N 分期）和远处转移（M 分期）的所有疾病分期的丰富信息。此外，由于大多数食管癌患者处于进展期，可以早期应用 CT，不需要对狭窄的食管管腔进行测量，这是局部晚期肿瘤的共同特征[7]。然而，值得注意的是，CT 的特征在 T、N 和 M 分期是不同的。总的来说，CT 在识别 T4 期病灶和转移灶的位置方面是很有帮助的。相反，影像学发现随疾病进展逐渐变得灵敏，而在疾病的早期阶段不那么准确[7]。

CT 和 T 分期

多排 CT 扫描能够提供原发性肿瘤的体积数据，在确定 T 分期方面的总体准确率为 80%。使用多排 CT 的分期特异性准确率为 75%~84.5%[7,10]。因为无法直接评估食管壁实际的浸润深度，所以 CT 在准确评估早期病变的 T 分期方面表现相对较差。因此，CT 难以区分 T1 期和 T2 期肿瘤。例如，最近的一项荟萃分析比较了 CT 上的 T 分期与最终组织学分期的一致性，结果显示评估 T1 期病变的准确率为 63%，而评估 T3 期病变的准确率为 75.3%[7,10]。通过加用口服造影剂，可以准确识别更严重的疾病。通过这种方式，可以证实管腔梗阻，并且这样的肿瘤侵犯固有肌层和外膜（T3）的风险很高[7]。此外，通过浸润食管壁和侵犯邻近结构（T4）可以高度准确地评估。尤其是通过病变对气管支气管树、主动脉和心脏的严重侵犯可以准确评估。肿瘤与主动脉间呈 90°或以上，或主动脉、食管和脊柱之间脂肪间隙的消失提示肿瘤的侵犯。食管和气管之间脂肪间隙的消失，直接接触或压迫邻近的气管膜部，以及气管食管瘘的出现都是类似的不良特征。最后，肿瘤挤压心包并伴有相应压迹或心包积液可考虑侵犯。因此，在某些队列中，CT 扫描发现/排除 T4 期病变的敏感性估计为 100%，特异性为 52%~97%[7,10-12]。

肿瘤的位置也影响 CT 扫描确定 T 分期的准确性[7,13]。例如，在 Parry 等的研究中，对 266 例经组织学证实的食管胃结合部癌患者进行评估。最后将病理分期与临床分期（包括 CT 资料）进行比较。作者发现，在食管胃结合部肿瘤中，CT 的总准确率为 61%，明显低于内镜/EUS（91%）。对于 Siewert Ⅰ 型、Ⅱ 型和Ⅲ型肿瘤，CT 的准确率分别为 69%、57%和 80%[13]。

CT 和 N 分期

CT 在鉴别淋巴结转移方面也有一定的

应用价值。锁骨上淋巴结短径>5mm 和胸内淋巴结短径>10mm 被认为是转移性的。膈肌脚淋巴结短径>6mm 和胃左淋巴结短径>8mm 怀疑是转移。淋巴结不均匀强化或强化增加，以及 3 个或 3 个以上 LN 融合也被认为是可疑的[7]。然而，CT 扫描评估淋巴结分期的准确性有限。考虑到研究的无创性，组织获取和组织学确认是不可能的。此外，CT 扫描只能发现肿大的淋巴结，很可能低估了小淋巴结转移的情况[7]。这也增加了对淋巴结反应性增生的高估。此外，当转移性淋巴结与原发性肿瘤融合时，也可能会漏诊。按照这个方法，CT 扫描评估淋巴结分期的总准确率最高为 66%。在 Luketich 等的研究中，CT 对胸腹部淋巴结转移的诊断敏感性为 33%，特异性为 88%，对 40% 以上患者的诊断不准确[8,14]。

CT 和 M 分期

对于评估有无远处转移，CT 扫描是发现肺转移和肝转移首选的影像学检查方法。然而，与 PET 和放射性核素扫描相比，其检测骨转移的敏感性较低。此外，CT 在鉴别腹膜转移方面的准确性相对较差[7,14,15]。总的来说，CT 能够正确地识别 82% 的转移灶[7]。CT 在食管癌分期方面的特征总结见表 4.2。

总体而言，这些数据支持使用 CT 作为初始分期评估工具并指导进一步分期工作。看似是早期疾病的患者可能是器官保存内镜治疗的候选者，要求使用能够更精准地确定 T 分期的方法，如 EUS、ESD 或 EMR[3,7,16,17]。相反，有明显管腔阻塞或侵犯周围结构的患者可以放弃此类干预，转而采用更易于确定可切除性的方式，并适当实施以根治为目的的多学科综合治疗[7]。更倾向于应用 PET–CT 和诊断性腹腔镜等辅助分期方法准确确定 M 分期[7,8,18]。

表 4.2　CT、MRI、PET–CT 和 EUS 在食管癌诊断中的表现特征

方式	敏感性	特异性	准确率
CT			
T1、T2、T3、T4	–	–	63%、72.9%、75.3%、74.9%[7]
N	77.2%	78.3%	66.1%~87%[7]
M		–	81%[7]
M（腹膜）	58.8%	98.6%[33]	
M（腹膜）	66%[32]		
MRI			
T	–	–	81%[20]
T4b	86%~100%	67%~84%	75%~87%[21]
N	25%~62%	67%~88%[21]	
M	–	–	–
PET–CT			
T1/2	26%~63%[7] 43%[25]	–	
T3/4	83%~100%[7]	–	
N	24%~99%	46%~98%[7]	
M	69%~78%	–	82%~88%[7]
EUS			
T	27.9%	90.9%	79.4%[17] 66%~97%、GEJ
T1	81.6%	99.4%	
T2	81.4%	96.3%	
T3	91.4%	94.4%	
T4	92.4%	97.4%[28]	
T0/2 对 T3/4	79%	94%	85%[26]
N	73%	77%[26]	
	35.3%	90.9%	57.1%[16]
未使用 FNA	84.7%	84.6%	
使用 FNA	96.7%	95.5%	
N 分期 uT1	0%	90%	
uT3	83%	55%[28]	

MRI

MRI 和 T 分期

目前，支持在食管癌分期中应用 MRI 的证据有限，这主要是由于其在许多研究中表现的差异性较大[7]。这不仅源于缺乏标准化图像采集技术，还可将其归因于随着时间的推移观察到的情况与所使用的特定 MRI 技术相关的图像质量之间存在一定的差异。例如，关于 T 分期，Sakurada 等发现，T2 加权成像（T2WI）和弥散门控图像对处于 T1、T2、T3 和 T4 期食管癌患者的正确识别率分别为 3%、58%、96% 和 100%[19]。同样，当代研究结果表明，MRI 在评估 T 分期时具有较高的准确性。需要特别指出的是，心脏触发的 T2 加权 MRI 能够正确识别 81% 的患者的 T 分期，高估率和低估率分别为 16% 和 3%[20]。

其他相关研究结果显然不那么乐观。例如，据估计，结合 T1 和 T2 加权 MRI 在确定 T 分期方面的总体准确率约为 60%[21]。特别是，MRI 在区分 <T3 期和 T3 期及以上的肿瘤方面表现得特别差，敏感性和特异性分别为 40% 和 63%[21]。而这种分期正是能够决定患者是否需要接受新辅助治疗的关键决策点，因此无法使用 MRI 来进行判定[4]。然而，在区分可切除的 T4a 和不可切除的 T4b 方面，MRI 似乎具有良好的表现。在这一方面，MRI 的敏感性、特异性和准确性分别为 86%~100%、67%~84% 和 75%~87%[21]。

MRI 和 N 分期

对于 N 分期，当代关于 MRI 在食管癌患者中的应用研究存在很大异质性。目前估计的敏感性和特异性分别为 38%~70% 和 67%~93%。这一范围归因于不同的图像采集技术和识别可疑淋巴结的阈值大小

（10mm 对 5mm）[21]。

总之，这些数据表明，MRI 是食管癌分期的一种有前途的方法。然而，由于缺乏标准化的图像采集技术，尽管目前正在对 MRI 在食管癌分期中的最佳作用进行更多的研究，但当前的研究表示，在成本增加和可及性降低的情况下，其与 CT 相比几乎没有优势[10,19-21]。因此，基于现有的 CT 数据[10,19-21]，根据机构经验或考虑区分 T4a 和 T4b 的模棱两可的发现，可以合理地预测其当前的使用。与 CT 一样，对于可疑的早期疾病，模棱两可的发现也可以进一步评估并验证，如 EUS、EMR 和 ESD，对于更严重的疾病，则可以进行 PET 和（或）外科分期[10,19-21]。

MRI 和 M 分期

迄今为止，评价 MRI 检测远处转移能力的数据有限。因此，其在转移性疾病评估中的作用尚不清楚。MRI 在食管癌分期中的表现特征总结见表 4.2。

PET-CT

PET-CT 已成为食管癌分期的一种重要手段[18,21-23]。PET 依赖于肿瘤细胞上 GLUT-1 葡萄糖转运蛋白的表达来摄取 FDG 葡萄糖，因此，除了提供解剖学信息外，还提供了有关肿瘤代谢活动的信息[7,21]。在解剖定位方面，PET 图像可以与 CT 图像融合，进而对生理性葡萄糖摄取增加或异常的部位进行更为精确的定位（图 4.1）。因此，当代 PET 成像包括融合 PET-CT 图像。

在 SCC 和 AC 的肿瘤评估方面，PET 具有很好的性能，约 20% 的 AC 显示很少或没有 FDG 浓聚[24]。这在呈弥散性生长的肿瘤中尤其明显，常见于低分化和印戒细胞癌[24]。SCC 比 AC 更适用于 PET 评估，平均 SUV 分别为 13.5 和 9.1[7,10,21,24]。鉴于这些特点，并根

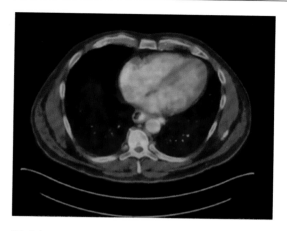

图 4.1　PET-CT 显示食管远端病变及食管周围淋巴结。

据最近的荟萃分析结果，目前估计 PET-CT 对原发肿瘤的检出率为 92.7%[21]。在区分 T 分期方面，PET-CT 不能区分原发性肿瘤的浸润深度，而且考虑到这种方式的分辨率，早期病变(Tis、T1)完全被漏诊的可能性很高。因此，PET-CT 分期在胃和食管胃结合部肿瘤中的特异性和敏感性已有报道(T1/2 期肿瘤为 26%~63%，T3/4 期肿瘤为 83%~100%)。与 CT 扫描一样，PET-CT 也能为内镜检查不可行的梗阻性病变患者提供 T 分期的重要信息[7,21,24]。不过，需要注意的是，存在活动性感染或炎症性病变 (如食管炎)的患者可能会出现假阳性结果[7,21,24]。

PET-CT 的优点之一是它能提供有关肿瘤代谢活性的信息。这与预后有关，即使没有可见的淋巴结转移，也可以预测淋巴结受累的发生率[18,22,23]。

例如，在 Risk 等的研究中，对 488 例看似可手术的食管癌患者进行了 PET-CT 检查，并对其 SUV_{max} 值与病理分期和生存率的关系进行了分析。根据 SUV_{max} 将患者分为低 SUV 组和高 SUV 组，阈值为 4.5。低 SUV 组的患者表现为 T 分期较早和淋巴结转移发生率较低。在 SUV<4.5 的患者中，90% 有 T1

期或 T2 期病变，只有 8% 最终发现有 N1 期或 M1a 期结节(根据第 6 版 AJCC)。相反，在 SUV_{max}>4.5 的患者中，只有 60% 的患者最终发现有 T1 期或 T2 期肿瘤，45% 的患者发现有 N1 期或 M1a 期结节阳性。此外，研究发现这与生存率独立相关，低 SUV_{max} 组患者的总体生存率显著改善，且不受肿瘤分期的影响[22]。

在前瞻性研究中，PET-CT 在食管癌患者新辅助治疗前后检查中的价值已得到证实。ACOSOG Z0060 前瞻性评估了 189 例在标准分期后可手术切除的食管癌患者，包括必需的胸部和腹部 CT 扫描以及临床需要的骨扫描、脑部 CT 或 MRI。其中确定为 T1~3 期、N0~1 期和 M0~1a 期(根据第 6 版分期手册)的患者符合该研究纳入标准，除此之外，该研究还将 PET 单独纳入分期工作之中。研究的目的是确定在标准的完整分期中加入 PET(研究时未加入 CT)是否有用。作者证实，利用 PET 技术后，4.8%±9.5% 的患者转移检出率增加，排除了手术切除。此外，PET 在 23%(45/189)的 CT 分期为 N0 的患者中发现了 N1 期病变。因此，该研究认为，接受诱导治疗的患者中至少有一部分是得益于 PET 的使用[18]。采用 PET-CT 的当代研究结果也与 ACOSOG Z0060 研究的结果相一致。目前关于 PET 改变食管癌患者手术治疗能力的可能性为 20%~40%，主要是因为 PET-CT 能够识别隐匿的转移性疾病[7,10,21,24]。PET-CT 在食管癌分期中的表现特征总结见表 4.2。

总的来说，这些数据表明，PET-CT 在根据原发肿瘤本身的代谢活性识别淋巴结和远处转移高危患者方面提供了大量信息。此外，它还能够在多达 40% 的患者中识别出导致患者管理发生明显变化的隐匿性转移病变[25]。这些特征必须根据特定患者的临床表现仔细解读。例如，考虑到 PET-CT 的分辨率和检测阈值相对较低，其在早期 T1 期病变中的应用价值有限。此外，与高分化病变相比，AC，尤其是低分化和印戒病变更可能表现出低或无 PET 亲和力，这可能限制了 PET-CT 在这些患者中的应用[7,10,21,24]。

EUS

内镜超声已成为评价食管癌局部病变的首选一线方法[7,13,17,26]。这种方式不仅可以识别细微的黏膜变化，准确地解剖定位，还有获得可用于组织学分析和后续诊断的组织能力。利用 7.5~12MHz 探头超声内镜的回声信息可知，食管壁共包含 5 层，分别为：①黏膜层；②黏膜肌层；③黏膜下层；④固有肌层；⑤外膜层[7,8,13]（图 4.2）。

EUS 和 T 分期

EUS 在食管癌局部病变分期中的作用已被广泛研究，到目前为止，有关敏感性和特异性的大部分数据都是在 7.5~12MHz 探头设置下得到的[7,8,13]。总体而言，这项技术在 T 分期评估方面的总体敏感性和特异性为 85%~90%，准确性为 70%~80%。然而，这种方法同样存在一定的局限性。EUS 对早期

病变的 T 分期鉴别能力较差。研究报道，EUS 仅能对 39% 的 T1a 期病变和 50%~70% 的 T1b 期病变进行准确分期。此前一项研究也表明，对于 CT 分期为 T2 期或以上的肿瘤，其准确率也会下降[27]。不过，目前应用分辨率较高的探头似乎可以将早期病变 T 分期的准确率提高到 64%[7,16]。

这些数据在各项研究中是一致的。在 Puli 等的荟萃分析中，根据 49 项研究的汇总结果，确定了 EUS 在 T 分期测定中的敏感性和特异性[28]。其对 T1、T2、T3 和 T4 期病变的敏感性和特异性分别为 81.6% 和 99.4%、81.4% 和 96.3%，91.4% 和 94.4%、92.4% 和 97.4%。根据同一研究结果显示，与 T1~2 期肿瘤相比，EUS 在 T3~4 期肿瘤中的表现更好，准确率在 90% 以上，而在 T1~2 期肿瘤中的准确率为 65%[28]。

EUS 和 N 分期

内镜超声除了提供 T 分期信息外，还可以通过 EUS 引导的细针抽吸（FNA）观察食管周围肿大的淋巴结，并获取组织进行组织病理学诊断[28]。淋巴结的特征包括长轴 >10mm、低回声、圆形或边缘清晰[7,8,13,14,17,28]。EUS 在这方面的敏感性和特异性分别为

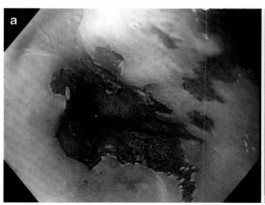
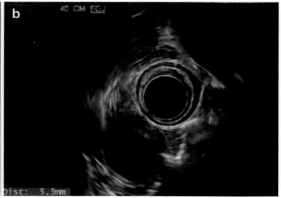

图 4.2 可疑早期食管癌的内镜评价。(a)窄带成像显示在食管胃结合部的 Barrett 食管背景下有一个黏膜不规整的小结节。(b)EUS 显示黏膜增厚，无明显结节或肿块。

59.5%~100% 和 40%~100%。有研究更精确地估计报道了 EUS 鉴别 LN 阳性和 LN 阴性的敏感性、特异性和准确性分别为 85%~97%、85%~96% 和 75%[7,8,13,14,17,28]。总体而言,EUS 的假阴性率为 18%,假阳性率为 9%[7,8,13,14,17,28]。

　　EUS 表现的这一范围可能部分归因于以下事实:只有不到 25% 的转移性淋巴结表现出上述 4 个可疑特征。除此之外,EUS 的准确性还受淋巴结部位的影响[7,8,13,14,17,28]。总体而言,与其他技术相比,EUS 在识别阳性主肺动脉窗和气管旁淋巴结方面表现最佳(准确率分别为 91% 和 89%)[7,8,13,14,17,28]。而隆突下、食管旁和心包旁淋巴结的识别准确率相似,为 75%~79%。识别胃小弯淋巴结的准确率最差,据报道其准确率为 51%。同时,联合细针穿刺活检(FNAB)后,该技术的假阳性率 <1%[7,8,13,14,17,28]。

　　除了病灶位置之外,转移灶的大小也会显著影响 EUS 的诊断准确性。例如,Foley 等就 EUS 单独在当代食管癌和食管胃结合部癌患者队列研究中的表现进行了分析。这些患者的组织学类型可被分为 3 个类型,其中 AC 占 89%,SCC 占 10%,神经内分泌癌占 1%。EUS 在该队列中的敏感性和特异性分别为 42.6% 和 75%。总体而言,EUS 在 55.4% 的患者中正确区分了 N0 和 N+ 期病变。除此之外,对于淋巴结阳性患者,EUS 更容易低估而非高估分期。对于误诊为 N0 期的患者,研究人员对受累淋巴结的病理特征进行了评估。总体而言,受累淋巴结的中位大小为 6mm,肿瘤病灶为 3mm。82% 漏诊的 LN<6mm。此外,44% 漏诊的 LN 转移发生于直径 <2mm 的 LN(微转移)。识别这样的小淋巴结具有一定的挑战性,并且常妨碍 FNAB 的进一步分析[16]。综上所述,在有微转移性病变的患者中,仅应用 EUS,N+ 期病变的漏诊率接近 50%。因此,对 LN+ 疾病患者的辨别不足仍然是 EUS 作为影像学检查的局限性。不过,该检查所识别出的阳性 LN 通常是准确的[16]。

　　Cen 等的研究表明,随着时间的推移,EUS 依旧会以接近上述比例漏诊 N+ 期患者小转移灶[3]。在该研究中,对 EUS 在辨别术前未接受任何治疗的淋巴结阳性患者中的敏感性、特异性和准确性进行了评估。在纳入研究的 87 例患者中,总的 N+ 期检出率为 24%(21/87)[3]。EUS 的敏感性、特异性和准确性分别为 38%、94% 和 81%。同样,患者被低估的可能性(15%)大于被高估的可能性(4.6%)[3]。食管癌分期中 EUS 表现特征的总结见表 4.2。

EUS 对临床的影响

　　由于 EUS 具有上述优点,因此其在食管癌患者分期中的作用往往被高估。事实上,其确实存在一些明显的局限性。首先,EUS 高度依赖于操作人员。其次,对于存在由肿瘤引起管腔梗阻的患者,由于内镜不能通过肿瘤,分期仅限于肿瘤顶部和梗阻平面以上的纵隔,EUS 可能会受到限制。最后,在使用 EUS 时,存在高估和低估 T 分期和 N 分期的风险。对于后者,这一问题的严重性尚不清楚,因为证实为 T3 期及以上疾病的患者已经是多学科治疗的候选者,因此无须识别淋巴结阳性疾病。相反,在看似早期的疾病中,鉴别淋巴结阳性疾病是极其重要的。沿着这些思路,许多研究试图描述 EUS 食管癌患者实际管理中的表现[26,29]。Harewood 等从食管癌患者肿瘤学转归的角度对 EUS 的实用性进行了探讨[29]。在实施常规 EUS 分期之前,共有 60 例患者接受 CT 单独分期,而在引入常规 EUS 分期之后,共有 107 例患者接受 CT 和 EUS 评估。作者证明，与未进行 EUS 分期的患者相比，接受 EUS 分期的患者行新辅助治疗的比例显著提高（32.7% 对 15%）。这归因于与仅接受 CT 检查的患者相比，在 CT 中加入 EUS 可以更好地识别局部晚期疾病（T2~T3，N1）。这与中位随访期为 22 个月的 EUS 分期患者的总生存率（58.9%）高于 CT 分期患者（47.7%）有关。当调整肿瘤大小、位置和分期后，死亡风险比优于 EUS 组，为 0.66（95%CI=0.47~0.9，P=0.008）。因此，通过术前准确分期，患者更有可能接受与提高生存率相关的治疗，从而证实 EUS 在食管癌患者术前检查中的作用[29]。

根据目前公布的数据，可以推测 EUS 的主要价值在于它能够识别需要多学科治疗的患者。其他研究也证实了这一假设，并证明了 EUS 对预后的预测能力。例如，在 Barbour 等的研究中，对 209 例患者进行了 EUS 术前分期，在未进行新辅助治疗的情况下，患者接受了外科手术，根据组织病理学结果评估其分期准确性和临床预后[26]。EUS 能够正确识别 61% 的 T 分期患者和 75% 的 N 分期患者。更重要的是，作者根据 EUS 结果将患者分为早期组和进展期组，分别定义为 T0~2N0 和 T3/4N1。早期组的完全切除率（R0）高于进展期组（分别为 100% 和 82%，$P<0.001$）。除此之外，EUS 分组对疾病特异性生存率有很高的预测性，早期组的 5 年生存率为 65%，而进展期组为 34%。综上所述，数据表明内镜超声对患者的预后有高度预测性，可以用来准确地识别需要多学科治疗的患者。这表明 EUS 这一功效能够为患者提供切实的临床获益[26]。

早期食管癌患者分期的一个关键因素是确定患者是否仅患有局部病变。这一决定取决于对淋巴结转移风险的准确评估，而淋巴结转移风险在一定程度上依赖于 T 分期。仅有食管疾病的患者是内镜治疗的候选对象，如 EMR 和 ESD，目前推荐用于 T1a 期或更早期的患者[3]。因此，研究人员就 EUS 识别仅患 T1a 期病变患者的能力进行了评估。在 Bartel 等的研究中，335 例 BE（包括结节性 BE）或早期食管癌患者接受了 EUS 检查[17]。EUS 的敏感性、特异性、PPV、NPV 和准确性分别为 50%、93%、40%、95% 和 90%。其中，高估的患者占 7%，低估的患者占 11%。因此，总体而言，目前的数据支持使用 EUS 来确定食管恶性肿瘤患者的 T 分期，但也清楚地表明其存在一定局限性。不过，当与 EMR 和 ESD 包含的切除技术相结合时，部分缺点可以被克服[17]。

EMR/ESD

包括 EMR/ESD 的内镜下切除技术，已被证明在早期食管肿瘤的分期和治疗方面均较为有用。前者通过黏膜下注射，可使靶病变高于肌层，进而有效地区分 T1 期和 T2 期病变[3]。后者侵犯固有肌层，避免风团形成和内镜下切除。这一点随后可以根据切除后的病理分析结果加以证实。这既可以根据切缘阴性来确定切除的完整性，也可以根据大小、浸润深度、肿瘤分化程度和淋巴管浸润（LVI）等一系列其他因素来确定肿瘤扩散的风险[3,30]。

从根治性切除的角度来看，EMR 通常应用于食管内 2cm 或更小的病变（图 4.3）。在较大的病变中，ESD 通过提供更高的整块切除率和 R0 切除率而达到更高的治愈性切除率[30,31]。在这种情况下，根治性切除是建立在没有淋巴结转移的基础上的。沿着这些思路，这两种方式都有额外的优势，即能够为病理评估提供组织，从而准确预测隐匿性淋巴结转移的可能性[30,31]。在 Lee 等的研究中，

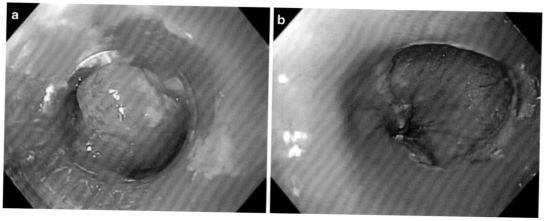

图 4.3   在 BE 基础上发现的早期食管癌的内镜下黏膜切除术。(a)异常黏膜被吸入标准胃镜末端的一个特殊帽中。(b)由此产生的缺损显示被切除的黏膜,可见黏膜下层和肌层。病理报告显示 T1a 腺癌,分化良好,无淋巴血管侵犯。

对 T1 期食管癌切除术后淋巴结转移的发生率进行了分析,并与原发灶的病理特征进行相关性分析,以确定隐匿性淋巴结转移的危险因素。这些特征包括肿瘤大小、浸润深度(T1a 期和 T1b 期)、分化程度(高分化、中度分化或低分化)和 LVI 的存在。研究结果显示, 在 7% 的 T1a 期患者和 29% 的 T1b 期患者中发现 N1 期病变。此外,该研究发现,肿瘤大小和 LVI 的存在是淋巴结阳性的最强独立预测因子。在这项研究中,作者开发了一个简单的评分系统来量化淋巴结转移(LNM)的风险, 患者被归类为低危(0~1 分)、中危(2~4 分)和高危(5 分以上)三组。低危组患者的 LNM 风险为 2% 或更低,而中危组和高危组分别为 3%~6% 和 7% 以上。考虑到这一点,对于 2cm 或 2cm 以下高分化或中度分化且 LVI 阴性的 T1a 期肿瘤患者, 推荐采用保留器官的内镜技术,如 EMR 或 ESD[30]。

分期腹腔镜

分期腹腔镜(SL)在诊断食管癌患者腹膜疾病中的作用已得到充分证实[15,32-34]。推荐将 SL 用于局部晚期食管胃结合部肿瘤的患者,尤其是 Siewert Ⅲ 型肿瘤。其使用与剖腹探查阴性率显著降低 23% 相关[15,32-34]。此外,与在计划的意向性手术中发现的无法切除患者相比,SL 发现的由于腹膜受累而不能切除的患者更有可能接受姑息治疗[15,32-34]。考虑到这组患者预后不佳,优化生活质量和降低病死率至关重要,突出了 SL 的重要性。

与 CT 相比,当代研究发现 SL 对腹膜疾病的诊断具有更高的敏感性[15,32-34]。在 Leeman 等的研究中,对 74 例看似可以切除的 EGJ 肿瘤进行了 SL 检查, 包括对腹腔和小网膜囊的肉眼检查, 以及对腹腔冲洗液(200mL 注入生理盐水)或腹水的细胞学分析。所有患者都同样按照标准的机构方案进行胸部和上腹部增强 CT。研究结果显示,SL 的敏感性、特异性、NPV 和 PPV 分别为 94.1%、100%、100% 和 98%, 而 CT 分别为 58.8%、89.6%、66.7% 和 86%。此外,该研究发现,在所纳入的患者队列中,73 例患者中有 26 例(35.6%)因 SL 的发现而避免了不必要的剖腹术,并全部转为姑息性化疗[33]。

Nguyen 等的研究也得到类似的结论。在 1998—2001 年的 3 年间对 33 例食管癌患者进行了 CT 扫描分期。在这 33 例患者中，有 27 例额外接受了 EUS 分期。24 例患者进行了微创分期，包括诊断性腹腔镜、纤维支气管镜、食管胃十二指肠镜和腹腔镜肝脏超声检查。33 例患者中有 31 例 CT 显示为可切除性病变。在行 EUS 的 27 例患者中有 24 例可行切除术，其余 3 例因肿瘤阻塞致管腔梗阻而不可行切除术。所有接受完全 EUS 的患者都被认为存在可切除的病变。然而，在行微创分期时，发现 8 例患者因转移而无法行切除术。腹腔镜超声检查没有改变任何患者的治疗方法。相反，6 例转移性疾病通过诊断性腹腔镜确诊，2 例通过支气管镜确诊，患者食管中 1/3 段病变侵犯气管致管腔阻塞，无法进行 EUS。因此，在所研究的 36% 的患者中，针对远端肿瘤的 SL 和针对近端肿瘤的支气管镜检查改变了治疗方法，避免了非根治性手术[15]。

即使联用多种影像学检查也无法可靠地识别局部晚期食管癌病例中的不可切除病变。总体而言，对于腹部转移，常规 CT 联合 EUS 诊断的敏感性、特异性和阴性预测值分别为 61%、91% 和 65%。相比之下，SL 的敏感性、特异性和阴性预测值分别高达 97%、100% 和 96%[32]。

即使在借助先进成像技术的当代研究中，这些发现也成立。例如，在 de Graaf 等的一项研究中，作者发现 SL 改变了 20.4% 患者的手术治疗方式。采用 CT 和 EUS 对总共 581 例食管癌和胃癌患者进行分期。如果根据这些分期方法确定可以切除，则采用 SL。共有 416 例患者最终接受了 SL。作者计算出单纯根据 CT 检查诊断腹膜或肝转移的敏感性为 66%，有效率为 67%。而联合应用 EUS 的敏感性为 81%，有效率为 65%。这些结果是在行意向性根治手术或 SL 时确定的。在接受 SL 的 416 例患者中，332 例（79.8%）的病灶可切除（无腹腔内转移），并进行了根治性手术。84 例（20.2%）的病灶无法手术切除，因此避免行剖腹术。不可切除患者的转移类型为腹膜和（或）肝转移（75%），因侵犯不能切除的结构而无法切除（20.2%），或融合淋巴结无法完全切除（4.8%）。总的来说，SL 的敏感性和特异性分别为 88% 和 100%。需要特别指出的是，SL 在确定食管腺癌患者是否存在腹部转移方面最有效，尤其是食管下段和 GEJ 腺癌。相反，非上段或中段肿瘤的食管癌患者因 SL 而改变了治疗方法。同样，只有 1 例 SCC 患者被发现存在腹部转移，无法进行根治性切除。

综上所述，这些结果表明，即使结合 EUS，目前的影像学检查方法对腹部转移导致的不可切除食管腺癌的诊断不够敏感，也不准确。对于局部晚期食管下段和 GEJ 腺癌患者而言，进行有创分期检查非常重要[32]。诊断性腹腔镜在食管癌分期中特点的总结如表 4.3 所示。

结论

精确的临床分期对于食管癌的有效治疗至关重要[9,32,34]。并且随着时间的推移，食管癌患者的治疗选择越来越多，从器官保留技术到多学科治疗背景下的食管切除术，临床分期所起的作用变得越来越重要[9,32,34]。这是因为，适当的治疗方案主要是由患者的疾病分期来决定[9,32,34]。

• 对于临床分期为 T0~T1a 的患者，只要 EUS/FNAB 和 CT 显示无淋巴结和远处转移，EMR 或 ESD 可作为根治性手段。此外，在 EUS 结果不明确的情况下，手术切除可以根据病理学发现进一步确定淋巴结受累

表 4.3　分期腹腔镜在食管癌诊断中的应用特点

研究	敏感性(%)	特异性(%)	NPV(%)	PPV(%)
Leeman 等	94.1	100	100	98
Nguyen 等	97	100	96	–
Graaf 等	88	100	–	–

NPV，阴性预测值；PPV，阳性预测值。

的分期和危险因素。

- 对于 EUS/FNAB CT 和（或）MRI 以及越来越常用的 PET-CT 确定为临床分期为 T1b~T2N0M0 的患者，根据随机研究的结果表明可单独行手术治疗[9,13,22,32,34]。

- 在临床分期>T2 或 N 期阳性疾病的患者中，采取多学科综合治疗对于获得良好的预后非常必要。

随着病程的进展，尤其是在食管下段腺癌患者中，腹部隐匿性转移的风险增加。因此，SL 对于确认进行根治性手术的可能性和避免应接受姑息治疗的患者采取不必要的手术是至关重要的[8,9,13,14,22,32,34]。

在临床实践中，全面使用上述所有的分期方法并不实际，因为这会浪费有限的医疗资源。适当诊断检查方法的选择在一定程度上依赖于患者的临床表现。对于偶然发现或在监测 GERD 的情况下发现的、表现为小病灶且没有吞咽困难的患者而言，其肿瘤处于较早分期的可能性较大。在这种情况下，可以首先对患者进行 PET-CT 检查。无隐匿性转移或淋巴结阴性的患者应继续进行 EUS/FNAB 检查，以进一步确定病变的 T 分期，获取组织进行诊断，并明确 N 分期，因为与原发灶密切相关的淋巴结仅通过影像学技术难以明确。对于存在腹部淋巴结融合性肿大的患者，特别是食管下 1/3 段腺癌的情况，应该采取诊断性腹腔镜检查，以排除腹膜转移，并进一步评估其可切除性(图 4.4)。

细致的分期方法是至关重要的，其有助于对患者进行分层，以选择治疗模式，为患者提供最大的治愈机会，并最大限度地降低并发症发病率。每种检查都有其优点、缺点和风险，应谨慎选择，目的是根据局部扩散

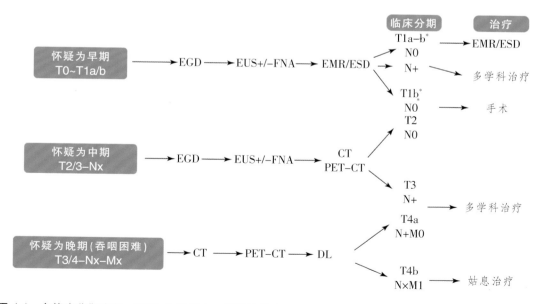

图 4.4　食管癌分期流程。EGD，食管胃十二指肠镜检查；EUS，内镜超声；FNA，细针穿刺活检；EMR/ESD，内镜下黏膜切除术/内镜黏膜下剥离术；DL，诊断性腹腔镜检查。在高选择性 T1b* 患者中可以使用内镜治疗。

到区域淋巴结和远处转移的风险对患者进行分层，从而选择适当、有效的治疗策略。

（强光亮 译 杨立信 校）

参考文献

1. van Hagen P, et al. Preoperative chemoradiotherapy for esophageal or junctional cancer. N Engl J Med. 2012;366(22):2074–84.
2. Cunningham D, et al. Perioperative chemotherapy versus surgery alone for resectable gastroesophageal cancer. N Engl J Med. 2006;355(1):11–20.
3. Cen P, et al. Value of endoscopic ultrasound staging in conjunction with the evaluation of lymphovascular invasion in identifying low-risk esophageal carcinoma. Cancer. 2008;112(3):503–10.
4. Mariette C, et al. Surgery alone versus chemoradiotherapy followed by surgery for stage I and II esophageal cancer: final analysis of randomized controlled phase III trial FFCD 9901. J Clin Oncol. 2014;32(23):2416–22.
5. Natsugoe S, et al. Randomized controlled study on preoperative chemoradiotherapy followed by surgery versus surgery alone for esophageal squamous cell cancer in a single institution. Dis Esophagus. 2006;19(6):468–72.
6. Boonstra JJ, et al. Chemotherapy followed by surgery versus surgery alone in patients with resectable oesophageal squamous cell carcinoma: long-term results of a randomized controlled trial. BMC Cancer. 2011;11:181.
7. Hayes T, et al. Staging in esophageal and gastric cancers. Hematol Oncol Clin North Am. 2017;31(3):427–40.
8. Mehta K, et al. Minimally invasive staging of esophageal cancer. Ann Cardiothorac Surg. 2017;6(2):110–8.
9. Rice TW, Patil DT, Blackstone EH. 8th edition AJCC/UICC staging of cancers of the esophagus and esophagogastric junction: application to clinical practice. Ann Cardiothorac Surg. 2017;6(2):119–30.
10. Seevaratnam R, et al. How useful is preoperative imaging for tumor, node, metastasis (TNM) staging of gastric cancer? A meta-analysis. Gastric Cancer. 2012;15(Suppl 1):S3–18.
11. Takashima S, et al. Carcinoma of the esophagus: CT vs MR imaging in determining resectability. AJR Am J Roentgenol. 1991;156(2):297–302.
12. Quint LE, Bogot NR. Staging esophageal cancer. Cancer Imaging. 2008;8 (Spec No A):S33–42.
13. Parry K, et al. Staging of adenocarcinoma of the gastroesophageal junction. Eur J Surg Oncol. 2016;42(3):400–6.
14. Luketich JD, et al. Minimally invasive surgical staging for esophageal cancer. Surg Endosc. 2000;14(8):700–2.
15. Nguyen NT, et al. Evaluation of minimally invasive surgical staging for esophageal cancer. Am J Surg. 2001;182(6):702–6.
16. Foley KG, et al. Accuracy of contemporary oesophageal cancer lymph node staging with radiological-pathological correlation. Clin Radiol. 2017;72(8):693.e1–7.
17. Bartel MJ, et al. Role of EUS in patients with suspected Barrett's esophagus with high-grade dysplasia or early esophageal adenocarcinoma: impact on endoscopic therapy. Gastrointest Endosc. 2017;86(2):292–8.
18. Meyers BF, et al. The utility of positron emission tomography in staging of potentially operable carcinoma of the thoracic esophagus: results of the American College of Surgeons Oncology Group Z0060 trial. J Thorac Cardiovasc Surg. 2007;133(3):738–45.
19. Sakurada A, et al. Diagnostic performance of diffusion-weighted magnetic resonance imaging in esophageal cancer. Eur Radiol. 2009;19(6):1461–9.
20. Riddell AM, et al. The appearances of oesophageal carcinoma demonstrated on high-resolution, T2-weighted MRI, with histopathological correlation. Eur Radiol. 2007;17(2):391–9.
21. van Rossum PS, et al. Imaging of oesophageal cancer with FDG-PET/CT and MRI. Clin Radiol. 2015;70(1):81–95.
22. Rizk N, et al. Preoperative 18[F]-fluorodeoxyglucose positron emission tomography standardized uptake values predict survival after esophageal adenocarcinoma resection. Ann Thorac Surg. 2006;81(3):1076–81.
23. Downey RJ, et al. Whole body 18FDG-PET and the response of esophageal cancer to induction therapy: results of a prospective trial. J Clin Oncol. 2003;21(3):428–32.
24. Schmidt T, et al. Value of functional imaging by PET in esophageal cancer. J Natl Compr Cancer Netw. 2015;13(2):239–47.
25. Chowdhury FU, Bradley KM, Gleeson FV. The role of 18F-FDG PET/CT in the evaluation of oesophageal carcinoma. Clin Radiol. 2008;63(12):1297–309.
26. Barbour AP, et al. Endoscopic ultrasound predicts outcomes for patients with adenocarcinoma of the gastroesophageal junction. J Am Coll Surg. 2007;205(4):593–601.
27. Findlay JM, et al. Pragmatic staging of oesophageal cancer using decision theory involving selective endoscopic ultrasonography, PET and laparoscopy. Br J Surg. 2015;102(12):1488–99.
28. Puli SR, et al. Staging accuracy of esophageal cancer by endoscopic ultrasound: a meta-analysis and systematic review. World J Gastroenterol. 2008;14(10):1479–90.
29. Harewood GC, Kumar KS. Assessment of clinical impact of endoscopic ultrasound on esophageal cancer. J Gastroenterol Hepatol. 2004;19(4):433–9.
30. Lee L, et al. Predicting lymph node metastases in early esophageal adenocarcinoma using a simple scoring system. J Am Coll Surg. 2013;217(2):191–9.
31. Ning B, Abdelfatah MM, Othman MO. Endoscopic submucosal dissection and endoscopic mucosal resection for early stage esophageal cancer. Ann Cardiothorac Surg. 2017;6(2):88–98.
32. de Graaf GW, et al. The role of staging laparoscopy in oesophagogastric cancers. Eur J Surg Oncol.

2007;33(8):988–92.
33. Leeman MF, et al. Multidetector computed tomography versus staging laparoscopy for the detection of peritoneal metastases in esophagogastric junctional and gastric cancer. Surg Laparosc Endosc Percutan

Tech. 2017;27(5):369–74.
34. Okereke IC. Management of gastroesophageal junction tumors. Surg Clin North Am. 2017;97(2): 265–75.

第 5 章

浅表食管癌的内镜治疗

Anna M. Lipowska, Irving Waxman

引言

食管癌是全球第 6 大常见的癌症死亡原因[1]。食管癌有两种主要亚型：腺癌（AC）和鳞状细胞癌（SCC）。近年来，AC 已超过 SCC，成为发达国家最常见的食管恶性肿瘤类型。这两种亚型在临床表现、危险因素、分期和治疗方法上各不相同。无论是何种类型，当肿瘤仅局限于食管黏膜层时，内镜治疗是一种可行的替代治疗方法。

食管壁由 5 层组成，黏膜为最表层，其包括上皮层、固有层和黏膜肌层（图 5.1）。

而后是黏膜下层，由含有血管、淋巴管和 Meissner 神经丛的结缔组织构成，连接黏膜和固有肌层，固有肌层由内侧环形肌层和外侧纵向肌层以及 Auerbach 神经丛组成。由结缔组织组成的最深层（食管最外层）被称为外膜。

熟悉食管的解剖，了解腺癌和鳞状细胞癌是具有不同癌症发病机制和癌症生物学的独立实体瘤，UICC 第 8 版指南建议：鳞状细胞癌和腺癌采用各自独立的分期系统[2]。这两种分期系统都使用以肿瘤浸润（T）、淋巴结（N）和远处转移（M）为基础的 TNM 分期系统，帮助指导决策和治疗。浅表性肿瘤指局限于黏膜内肿瘤；原位癌（Tis）被定义为

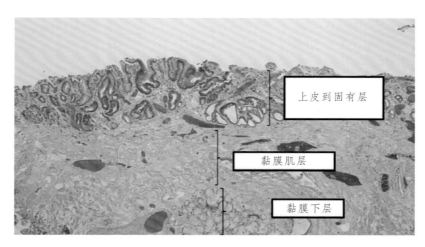

图 5.1 苏木精和伊红（HE）染色的食管壁黏膜层。

高级别上皮异型增生,或局限于基底膜内的恶性肿瘤。当肿瘤侵犯固有层或黏膜肌层时,可划分为 T1a 期;当肿瘤侵犯黏膜下层时,可划分为 T1b 期。本章将重点讨论仅限于黏膜层的 T1a 期食管肿瘤。

腺癌(AC)

背景

食管腺癌(EAC)被认为是起源于 Barrett 食管的恶性肿瘤。Barrett 食管指在食管下段的正常鳞状上皮被化生的柱状上皮所替代,其中少数患者的 Barrett 上皮节段性演化为不典型增生的上皮细胞,最终发展为癌症[3]。虽然对上皮异型增生的治疗是通过各种内镜方式进行的,但浅表性食管腺癌的治疗需要更深入地了解侵袭的程度和潜在的外科切除评估。

治疗前评估

EAC 的预处理评估,包括远处转移评价、局部分期、指导决策。局部区域评估包括肿瘤向食管壁延伸的程度以及区域淋巴结状态。淋巴结侵犯已被纳入目前的分期指南,并影响长期预后。随着肿瘤浸润深度的增加,淋巴结转移的风险也随之增加。对于黏膜内(T1a)肿瘤,淋巴结转移的风险估计为 1.3%~5%[4,5]。但侵犯黏膜下层(T1b)时,淋巴结转移风险增加到 27%[6]。淋巴血管浸润(LVI)已被确定为淋巴结转移的主要预测因子[7]。肿瘤>2cm 和组织分化差也被发现与淋巴结转移和黏膜下浸润有关[5]。

进一步的分期需要影像学评估局部和转移性病灶。目前可用的成像方式包括计算机断层扫描(CT)、正电子发射断层扫描(PET)和食管内镜超声(EUS)。在组织学上证实癌症诊断后,建议采用 CT 检查作为初步研究,以评估转移[8]。术前分期在本书第 4 章详细讨论,值得注意的是,EUS 评估局部疾病分期的准确率最高。然而,评估浅表性癌症的准确性可能会下降,对于内镜下黏膜切除术(EMR)或其他分期手段是否比 EUS 更可靠,仍存在争议[9,10]。根据美国胃肠病学协会最近的声明,如果在早期腺癌诊断时发现一个凸起或可疑的区域,建议采用诊断性 EMR 来进一步评估[11]。

治疗效果

当前的临床实践指南建议,一旦证实肿瘤局限于黏膜层,将内镜治疗作为首选的治疗方法[12]。然而,如果 T1a 期病变表现为组织分化差、淋巴血管浸润或切除不完整,则应探讨考虑手术方案。欧洲临床实践指南也建议将内镜治疗作为 T1a 期食管腺癌患者的首选治疗方法[13]。

经临床证明,EMR 提供了关于浸润深度的充分信息,因此仍然是食管黏膜腺癌最适当的治疗选择。一项随机试验比较了内镜下黏膜下剥离术(ESD)与 EMR 在早期 Barrett 食管肿瘤中的应用,证明两种技术都是非常有效的,不良反应也没有显著差异[14]。当前指南并没有明确对浅表性食管腺癌应用哪种内镜治疗最佳。相反,最新欧洲指南建议,对于食管黏膜腺癌,应用 EMR 优于 ESD,并作为治疗金标准[15]。这一建议是由于 ESD 相比 EMR 方法缺乏已证实的优越性。

内镜治疗 T1a 期食管腺癌的生存结果是有希望的。直到最近,食管切除术被认为是传统的首选治疗方法,但有证据表明仍然倾向于采取内镜下切除术[16]。近期的一项研究对平均随访 56 个月的 1000 例接受 EMR 治疗的食管黏膜腺癌患者进行研究,发现 93.8% 的患者获得了长期完全缓解,5 年生存率达 91.5%[17]。与内镜下黏膜切除术相比，食管切除术有更高的并发症发生率和死亡率。T1a 期腺癌食管切除术后 5 年总死亡率估计为 73%~80%[6,18]。然而，其他研究表明，T1a 期食管癌采取两种治疗方式后的 2 年或 5 年癌症相关死亡率没有显著性差异[19]。

食管切除术后的并发症发生率远高于内镜下切除术后的并发症发生率。据报道，手术并发症发生率高达 50%，且呼吸系统并发症最常见[20]。相比之下，内镜治疗的主要并发症是出血和穿孔，并发症发生率很低，仅为 1.5%~3%[17,21]。其他研究强调了 EMR 后吞咽困难的风险。在需要术后扩张治疗的患者中，大多数人仍然肯定这是一种可接受的治疗策略[22]。一项评估 T1a 期腺癌患者接受内镜下切除术和手术切除的主要并发症差异的研究证实，内镜组没有发生重大不良事件，而手术组的不良事件发生率可达 32%[23]。

一些研究表明，EMR 是治疗食管黏膜腺癌的一种有效微创治疗策略，具有良好的远期疗效[24,25]。针对高级别异型增生与黏膜内腺癌的比较研究表明，完全切除率和 5 年复发率相似[26]。通过建模决策分析法比较 T1a 期食管腺癌行手术与内镜切除治疗效果发现，与外科手术相比，内镜治疗有更好的成本效益、更长的质量调整生命年[27]。这些累积的发现影响了目前的临床实践模式。对临床实践趋势进行研究表明，2004—2010 年，接受内镜治疗的 T1a 期肿瘤患者数增加了 7 倍，内镜治疗已经成为美国 T1a 期食管腺癌的主要治疗方式[4]。

鳞状细胞癌

背景

在美国，食管腺癌的发生率已经超过鳞状细胞癌，但鳞状细胞癌仍然是全球食管癌主要的组织学类型。酒精和烟草是 SCC 形成的主要危险因素，SCC 通常位于食管的上、中 1/3。SCC 的侵袭风险和生存率与食管腺癌明显不同，因此采用了不同的分期系统对 SCC 和腺癌进行分类并指导治疗[2]。最新的 TNM 临床分期加入了 SCC 的组织学分级和肿瘤的解剖位置。

治疗前评估

对预测标志物和转移风险的综合评估有助于制订治疗策略。一项关于浅表性鳞状细胞癌转移总体发生率的研究表明，随着肿瘤浸润深度的增加，淋巴结转移逐渐增加[28]，局限于黏膜的鳞状细胞癌有 8%~15% 的病理淋巴结转移风险[28,29]。一些研究按浸润深度将 T1a 期肿瘤进行细分：m1 期肿瘤浸润上皮层，m2 期肿瘤浸润固有层，m3 期肿瘤延伸至黏膜肌层[28,30]。这种细分强调了个组之间的差异，m1/m2 期没有淋巴结转移，在达到 m3 期时出现淋巴结转移。

治疗效果

现行的早期食管癌肿瘤学临床实践指南建议对没有淋巴结转移、淋巴管侵犯或分化不良的 T1a 期肿瘤进行多学科评估和 EMR，且不论肿瘤类型如何[31]。研究表明，EMR 是治疗浅表性 SCC 的一种有效的微创治疗选择[32]。相比之下，欧洲实践指南强烈建议，ESD 较 EMR 更适合食管黏膜 SCC 的切除[13,15]。

手术成功的最重要特征在于整块切除技术，它能对组织学特征进行仔细的评估。如果采用 EMR 整体切除技术切除 15mm 以下的小鳞状细胞癌病灶，则与采用 ESD 的局部复发率无差异[33]。然而，对于 >15mm 的病变，ESD 表现得更好。总的来说，对于更大的病变,可以考虑 EMR,但 ESD 应被视为首选治疗方案。在一项关于早期食管鳞状细胞癌的回顾性队列研究中,ESD 组的复发率明显低于 EMR 组[34]。一项比较 ESD 和 EMR 的荟萃分析显示,ESD 组的食管肿瘤完全切除率更高[35]。

研究证实,T1a 期 SCC 患者有良好的生存率,5 年总生存率超过 95%[28]。肿瘤浸润深度是影响生存的主要因素。一项对接受手术切除的 T1a 期 SCC 患者进行的前瞻性研究表明,5 年生存率为 94.3%,5 年疾病特异性生存率为 100%[36]。一些对早期食管 SCC 患者进行 ESD 的小规模研究显示,平均随访 3 年,良好的肿瘤特异性生存率为 95.8%~100%[37-39]。早期食管鳞状细胞癌患者接受内镜切除与手术切除相比,长期生存率和肿瘤特异性死亡率相当[40]。

EMR 和 ESD 在治疗相关并发症发生率方面无显著差异[41];此外,两组的穿孔发生率也没有显著差异[34]。值得注意的是,治疗相关并发症可能会根据治疗操作人员的经验而有所不同, 其中一些研究来源于 ESD 作为常规治疗方法的中心。

内镜手术方式

内镜下切除术可以通过多种不同的技术来实现。这些技术包括使用透明帽辅助、结扎辅助或注射辅助技术的内镜下黏膜切除术(EMR),或内镜下黏膜下剥离术(ESD)。内镜手术方式的选择取决于病变组织学、大小、轮廓和手术者的经验。

黏膜切除术(EMR)

EMR 可用于 T1a 期食管鳞状细胞癌的诊断或治疗,并可提供有关浸润深度的关键信息,从而获得准确的组织学分期。第一种方法是透明帽辅助 EMR 利用内镜末端不同直径的直或斜形状的帽状物,将组织吸入其中(图 5.2)。在抽吸之前,向黏膜下层注射液体以促使局部病变抬升。一旦组织抽吸就位,可用一个圈套器通过电灼切除病灶。

第二种方法采用带状结扎装置,类似于静脉曲张结扎技术(图 5.3)。病灶被吸进帽内, 并在病灶底部周围放置一条带状物,形成假息肉。随后,在假息肉基底部周围使用圈套器切除。这种技术的优点是不需要黏膜下注射。多带黏膜切除装置允许在一次治疗中使用多达 6 个条带,即可同时切除 6 个不同部位的病变。

最后,最不常用的方法是在病变组织中注射含或不含肾上腺素的生理盐水。一旦这个区域被抬高,使用一个带刺的圈套器切除组织。黏膜下注射的目的是在靶区(拟切除区)下方提供一个缓冲区间,有助于完整切除,并将穿孔风险降至最低。值得注意的是,目前没有美国食品药品管理局(FDA)批准的 EMR 黏膜下注射溶液。

比较内镜切除早期食管癌最常用的两种方法,即透明帽辅助法和结扎辅助法,结果显示两种方法的疗效和安全性相似[42,43]。此外,两种技术穿孔风险无显著差异[44]。由于没有公认的更好的 EMR 方法, 目前治疗方式的选择由内镜手术者决定。

内镜黏膜下剥离术(ESD)

ESD 使用专门的针刀沿黏膜下层切除黏膜(图 5.4)。首先,将溶液注入黏膜下层,形成一个缓冲层。在整个过程中,经常需要多次注射,以保持足够的局部黏膜抬升。注射后,进行黏膜下剥离术,直到整个病灶被切除。在 ESD 过程中,经常采用电凝止血。

ESD 切除病变是通过黏膜下层进行的,因此可以更好地对病变切缘进行彻底评估,

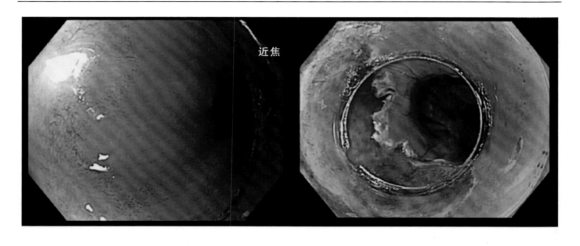

近焦

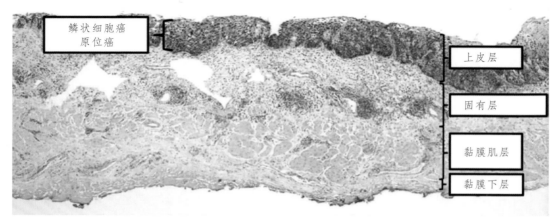

鳞状细胞癌
原位癌

上皮层

固有层

黏膜肌层

黏膜下层

图 5.2　透明帽辅助内镜下黏膜切除术切除原位癌。

更有可能进行整块切除。研究表明，由内镜专家进行治疗是一种安全有效的方法[45,46]。然而，这种技术需要亚专业的培训，而且作为一种更复杂的治疗方法，其在大多数中心可能无法进行。研究还发现，ESD 的手术时间比 EMR 的手术时间要长得多。

消融疗法

T1a 期食管腺癌经内镜下切除后，应对整段 Barrett 食管进行消融治疗[12]。这种多模式方法可降低复发风险。当随访监测内镜活检显示完全根除异型增生时，才能证实消融成功。基于消融安全性、疗效和成本考虑，射频消融（RFA）已成为首选的消融方式[12]。

与单独接受 EMR 治疗的患者相比，接受 EMR 联合消融治疗患者的肿瘤复发率明显降低，从 28.3% 下降到 16.5%[47]。此外，ESD 联合射频消融术治疗 Barrett 食管肿瘤患者可获得较高的完全缓解率，并降低复发风险[48]。基于以上研究的良好结果，目前的欧洲指南建议，早期食管腺癌患者在接受内镜下切除术后，其余部位的 Barrett 食管应采取

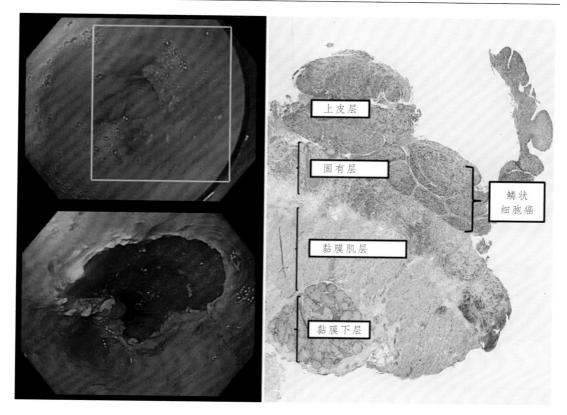

上皮层

固有层

鳞状
细胞癌

黏膜肌层

黏膜下层

图 5.3　多带结扎辅助内镜下黏膜切除术切除浸润性黏膜鳞状细胞癌。

消融治疗；与腺癌相比，食管黏膜鳞状细胞癌经过内镜下完全切除后可能不需要行消融治疗[31]。

结论

内镜下切除术已被证实是一种治疗浅表性食管癌安全有效的方法。现有的临床实践指南已经根据最新的文献进行了更新，食管黏膜腺癌推荐行内镜下切除术。食管黏膜鳞状细胞癌的首选治疗方法是内镜下切除术，而且首选整体切除术。鉴于复发肯定存在，但复发风险很小，而且人们对浅表性食管癌的认识也在不断发展，内镜专家、外科专家和肿瘤学家之间的密切合作对于提供最佳标准治疗方案至关重要；应针对每例患者制订个体化治疗方案，以将并发症发生率降至最低，并提供最有效的治疗方案。

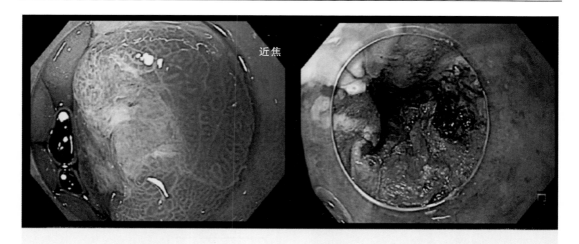

近焦

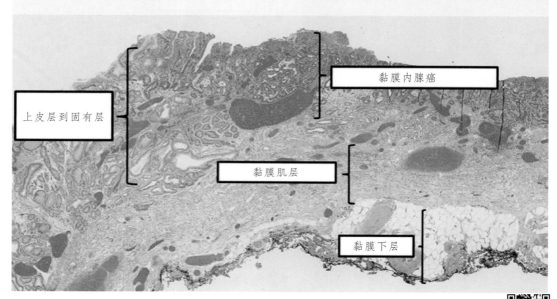

黏膜内腺癌

上皮层到固有层

黏膜肌层

黏膜下层

图 5.4　内镜黏膜下剥离术切除食管胃结合部黏膜内腺癌。

（宋养荣　译　陈栋　校）

参考文献

1. Ajani JA, D'Amico TA, Almhanna K, et al. Esophageal and esophagogastric junction cancers, version 1.2015. J Natl Compr Cancer Netw. 2015;13(2):194–227.

2. Rice TW, Patil DT, Blackstone EH. 8th edition AJCC/UICC staging of cancers of the esophagus and esophagogastric junction: application to clinical practice. Ann Cardiothorac Surg. 2017;6(2):119–30.

3. Schlottmann F, Patti MG. Current concepts in treatment of Barrett's esophagus with and without dysplasia. J Gastrointest Surg. 2017;21(8):1354–60.

4. Merkow RP, Bilimoria KY, Keswani RN, et al. Treatment trends, risk of lymph node metastasis, and outcomes for localized esophageal cancer. J Natl Cancer Inst. 2014;106(7):dju133.

5. Leers JM, DeMeester SR, Oezcelik A, et al. The prevalence of lymph node metastases in patients with T1 esophageal adenocarcinoma a retrospective review of esophagectomy specimens. Ann Surg. 2011;253(2):271–8.

6. Pennathur A, Farkas A, Krasinskas AM, et al. Esophagectomy for T1 esophageal cancer: outcomes in 100 patients and implications for endoscopic therapy. Ann Thorac Surg. 2009;87(4):1048–54. discussion 1054–1045.

7. Sgourakis G, Gockel I, Lang H. Endoscopic and surgical resection of T1a/T1b esophageal neoplasms: a systematic review. World J Gastroenterol. 2013;19(9):1424–37.

8. Berry MF. Esophageal cancer: staging system and

guidelines for staging and treatment. J Thorac Dis. 2014;6(Suppl 3):S289–97.

9. Young PE, Gentry AB, Acosta RD, Greenwald BD, Riddle M. Endoscopic ultrasound does not accurately stage early adenocarcinoma or high-grade dysplasia of the esophagus. Clin Gastroenterol Hepatol. 2010;8(12):1037–41.

10. Thosani N, Singh H, Kapadia A, et al. Diagnostic accuracy of EUS in differentiating mucosal versus submucosal invasion of superficial esophageal cancers: a systematic review and meta-analysis. Gastrointest Endosc. 2012;75(2):242–53.

11. Sharma P, Katzka DA, Gupta N, et al. Quality indicators for the management of Barrett's esophagus, dysplasia, and esophageal adenocarcinoma: international consensus recommendations from the American Gastroenterological Association Symposium. Gastroenterology. 2015;149(6):1599–606.

12. Shaheen NJ, Falk GW, Iyer PG, Gerson LB, American College of G. ACG clinical guideline: diagnosis and management of Barrett's esophagus. Am J Gastroenterol. 2016;111(1):30–50. quiz 51.

13. Lordick F, Mariette C, Haustermans K, Obermannova R, Arnold D, Committee EG. Oesophageal cancer: ESMO Clinical Practice Guidelines for diagnosis, treatment and follow-up. Ann Oncol. 2016;27(suppl 5):v50–7.

14. Terheggen G, Horn EM, Vieth M, et al. A randomised trial of endoscopic submucosal dissection versus endoscopic mucosal resection for early Barrett's neoplasia. Gut. 2017;66(5):783–93.

15. Pimentel-Nunes P, Dinis-Ribeiro M, Ponchon T, et al. Endoscopic submucosal dissection: European Society of Gastrointestinal Endoscopy (ESGE) Guideline. Endoscopy. 2015;47(9):829–54.

16. Schlottmann F, Patti MG, Shaheen NJ. Endoscopic treatment of high-grade dysplasia and early esophageal cancer. World J Surg. 2017;41(7):1705–11.

17. Pech O, May A, Manner H, et al. Long-term efficacy and safety of endoscopic resection for patients with mucosal adenocarcinoma of the esophagus. Gastroenterology. 2014;146(3):652–60. e651.

18. Newton AD, Predina JD, Xia L, et al. Surgical management of early-stage esophageal adenocarcinoma based on lymph node metastasis risk. Ann Surg Oncol. 2018;25(1):318–25.

19. Wani S, Drahos J, Cook MB, et al. Comparison of endoscopic therapies and surgical resection in patients with early esophageal cancer: a population-based study. Gastrointest Endosc. 2014;79(2):224–32. e221.

20. Bailey SH, Bull DA, Harpole DH, et al. Outcomes after esophagectomy: a ten-year prospective cohort. Ann Thorac Surg. 2003;75(1):217–22. discussion 222.

21. Peters FP, Kara MA, Rosmolen WD, et al. Stepwise radical endoscopic resection is effective for complete removal of Barrett's esophagus with early neoplasia: a prospective study. Am J Gastroenterol. 2006;101(7):1449–57.

22. Bahin FF, Jayanna M, Hourigan LF, et al. Long-term outcomes of a primary complete endoscopic resection strategy for short-segment Barrett's esophagus with high-grade dysplasia and/or early esophageal adenocarcinoma. Gastrointest Endosc. 2016;83(1):68–77.

23. Pech O, Bollschweiler E, Manner H, Leers J, Ell C, Holscher AH. Comparison between endoscopic and surgical resection of mucosal esophageal adenocarcinoma in Barrett's esophagus at two high-volume centers. Ann Surg. 2011;254(1):67–72.

24. Chennat J, Konda VJ, Ross AS, et al. Complete Barrett's eradication endoscopic mucosal resection: an effective treatment modality for high-grade dysplasia and intramucosal carcinoma--an American single-center experience. Am J Gastroenterol. 2009;104(11):2684–92.

25. Li C, Yamashita DT, Hawel JD, Bethune D, Henteleff H, Ellsmere J. Endoscopic mucosal resection versus esophagectomy for intramucosal adenocarcinoma in the setting of Barrett's esophagus. Surg Endosc. 2017;31(10):4211–6.

26. Small AJ, Sutherland SE, Hightower JS, et al. Comparative risk of recurrence of dysplasia and carcinoma after endoluminal eradication therapy of high-grade dysplasia versus intramucosal carcinoma in Barrett's esophagus. Gastrointest Endosc. 2015;81(5):1158–66. e1151–1154.

27. Chu JN, Choi J, Tramontano A, et al. Surgical vs endoscopic management of T1 esophageal adenocarcinoma: a modeling decision analysis. Clin Gastroenterol Hepatol. 2018;16(3):392–400.e7.

28. Akutsu Y, Uesato M, Shuto K, et al. The overall prevalence of metastasis in T1 esophageal squamous cell carcinoma: a retrospective analysis of 295 patients. Ann Surg. 2013;257(6):1032–8.

29. Stein HJ, Feith M, Bruecher BL, Naehrig J, Sarbia M, Siewert JR. Early esophageal cancer: pattern of lymphatic spread and prognostic factors for long-term survival after surgical resection. Ann Surg. 2005;242(4):566–73. discussion 573–565.

30. Endo M, Yoshino K, Kawano T, Nagai K, Inoue H. Clinicopathologic analysis of lymph node metastasis in surgically resected superficial cancer of the thoracic esophagus. Dis Esophagus. 2000;13(2):125–9.

31. Ajani JA, Barthel JS, Bentrem DJ, et al. Esophageal and esophagogastric junction cancers. J Natl Compr Cancer Netw. 2011;9(8):830–87.

32. Katada C, Muto M, Momma K, et al. Clinical outcome after endoscopic mucosal resection for esophageal squamous cell carcinoma invading the muscularis mucosae--a multicenter retrospective cohort study. Endoscopy. 2007;39(9):779–83.

33. Ishihara R, Iishi H, Takeuchi Y, et al. Local recurrence of large squamous-cell carcinoma of the esophagus after endoscopic resection. Gastrointest Endosc. 2008;67(6):799–804.

34. Takahashi H, Arimura Y, Masao H, et al. Endoscopic submucosal dissection is superior to conventional endoscopic reion as a curative treatment for early squamous cell carcinoma of the esophagus (with video). Gastrointest Endosc. 2010;72(2):255–64. 264 e251–252.

35. Cao Y, Liao C, Tan A, Gao Y, Mo Z, Gao F. Meta-analysis of endoscopic submucosal dissection versus endoscopic mucosal reion for tumors of the gastrointestinal tract. Endoscopy. 2009;41(9):751–7.

36. Tanaka T, Matono S, Mori N, Shirouzu K, Fujita H. T1 squamous cell carcinoma of the esophagus: long-term outcomes and prognostic factors after

esophagectomy. Ann Surg Oncol. 2014;21(3):932–8.

37. Probst A, Aust D, Markl B, Anthuber M, Messmann H. Early esophageal cancer in Europe: endoscopic treatment by endoscopic submucosal dissection. Endoscopy. 2015;47(2):113–21.

38. Park JS, Youn YH, Park JJ, Kim JH, Park H. Clinical outcomes of endoscopic submucosal dissection for superficial esophageal squamous neoplasms. Clin Endosc. 2016;49(2):168–75.

39. Zhang YQ, Chen T, Zhang C, et al. Endoscopic submucosal dissection for superficial proximal esophageal neoplasia is highly successful. Ann Surg. 2017;266(6):995–9.

40. Das A, Singh V, Fleischer DE, Sharma VK. A comparison of endoscopic treatment and surgery in early esophageal cancer: an analysis of surveillance epidemiology and end results data. Am J Gastroenterol. 2008;103(6):1340–5.

41. Teoh AY, Chiu PW, Yu Ngo DK, Wong SK, Lau JY, Ng EK. Outcomes of endoscopic submucosal dissection versus endoscopic mucosal resection in management of superficial squamous esophageal neoplasms outside Japan. J Clin Gastroenterol. 2010;44(9):e190–4.

42. May A, Gossner L, Behrens A, et al. A prospective randomized trial of two different endoscopic resection techniques for early stage cancer of the esophagus. Gastrointest Endosc. 2003;58(2):167–75.

43. Zhang YM, Boerwinkel DF, Qin X, et al. A randomized trial comparing multiband mucosectomy and cap-assisted endoscopic resection for endoscopic piecemeal resection of early squamous neoplasia of the esophagus. Endoscopy. 2016;48(4):330–8.

44. Pouw RE, van Vilsteren FG, Peters FP, et al. Randomized trial on endoscopic resection-cap versus multiband mucosectomy for piecemeal endoscopic resection of early Barrett's neoplasia. Gastrointest Endosc. 2011;74(1):35–43.

45. Subramaniam S, Chedgy F, Longcroft-Wheaton G, et al. Complex early Barrett's neoplasia at 3 Western centers: European Barrett's Endoscopic Submucosal Dissection Trial (E-BEST). Gastrointest Endosc. 2017;86(4):608–18.

46. Yang D, Coman RM, Kahaleh M, et al. Endoscopic submucosal dissection for Barrett's early neoplasia: a multicenter study in the United States. Gastrointest Endosc. 2017;86(4):600–7.

47. Pech O, Behrens A, May A, et al. Long-term results and risk factor analysis for recurrence after curative endoscopic therapy in 349 patients with high-grade intraepithelial neoplasia and mucosal adenocarcinoma in Barrett's oesophagus. Gut. 2008;57(9):1200–6.

48. Neuhaus H, Terheggen G, Rutz EM, Vieth M, Schumacher B. Endoscopic submucosal dissection plus radiofrequency ablation of neoplastic Barrett's esophagus. Endoscopy. 2012;44(12):1105–13.

第 6 章

新辅助及辅助治疗

Megan Greally, Geoffrey Y. Ku

引言

食管癌是一种高度致命的恶性肿瘤,其在美国的发病率低于世界其他区域。2017年,美国因食管癌死亡的人数达到 15 690 人,是美国男性的第 7 大死因[1]。作为全球癌症的主要负担之一,食管癌在东亚的部分地区更为高发, 在全球每年约 50 万例食管癌病例中,有 50% 以上出现在东亚[2]。

在美国, 食管腺癌占所有食管癌的75%。自 20 世纪 70 年代中期以来,男性食管腺癌患者的数量每年增加 4%~10%,这主要是由于胃食管反流病和肥胖症发病率增加[5]。而由于对烟草和酒精的消费减少,食管鳞状细胞癌的病例数量则稳步下降[3,4]。

新辅助化疗

英国的 Ⅲ 期 MAGIC 临床试验数据确立了围术期化疗在欧美食管癌患者治疗方案中的地位[6],这项试验入组了 503 例患者,其中食管胃结合部(GEJ)和食管下段肿瘤分别占 15% 和 11%, 对比了围术期三个周期的ECF 化疗方案 [表柔比星/顺铂/5-氟尿嘧啶(5-FU)]联合手术与单纯手术的疗效,结果显示围术期化疗可使 5 年总生存率显著提高(OS:36% 对 23%, P=0.009),围术期化疗也因此成为标准的治疗方案。

随后,法国 FFCD 9703 试验将 224 例食管癌患者随机分为新辅助治疗组和单纯手术组,前者在术前应用 6 个周期的 5-FU/顺铂治疗[7],结果显示新辅助治疗组的 5 年无病生存率(DFS:34% 对 19%, P=0.003)和 OS(38% 对 24%, P=0.02)均有明显改善。其生存获益与在 MAGIC 研究 ECF 方案中观察到的相似, 虽然交叉试验比较是谨慎进行的,但仍然引发了人们对蒽环类药物疗效获益的质疑。

英国 MRC OEO-5 研究将 897 例有食管或食管胃结合部腺癌的患者随机分为两组,分别在术前给予 6 周的 5-FU/顺铂或 12周的 ECX(表柔比星/顺铂/卡培他滨)化疗[8],除了在 ECX 组中观察到明显更高的病理完全缓解(pCR)率(11% 对 3%)之外,中位无进展生存期(PFS)和 OS 的差异并无统计学意义。这些结果也挑战了蒽环类药物能够提供额外生存获益的传统观念,同时新辅助治疗的最佳持续时间也难以确定,因为术前化疗6 周与 12 周的生存获益基本相当。此外,CROSS 研究(后文将提及)发现,尽管只接受了 5 周的卡铂/紫杉醇化疗[9,10],但 OS 的绝对值提高了 10%~15%，这与其他得到阳性结果的 III 期试验相似。同时，在 MAGIC 和 FFCD 试验中，只有 40%~50% 的患者在手术后接受或完成了辅助治疗，这表明患者也可以从较短疗程的化疗中获益。

FLOT4-AIO III 期试验的初步结果最近以摘要形式公布[11]，该研究将 716 例可切除的胃癌或食管胃结合部腺癌患者随机分为围术期 FLOT（5-FU/奥沙利铂/多西紫杉醇）或 ECF/ECX 组，FLOT 组在完全切除率、PFS 和 OS 等疗效指标上均优于 ECF/ECX 组（中位 OS 为 50 个月对 35 个月；5 年 OS 为 45% 对 36%，HR 为 0.77，$P=0.012$），并且在所有亚组中都能看到明显获益。两组的不良事件发生率相似。因此，虽然在这种情况下添加蒽环类药物没有看到获益，但含紫杉醇的三药联合方案似乎是有好处的。此外，只有 50% 的患者完成了所有计划中的化学治疗（简称"化疗"），再次显示了实施辅助治疗的困难，提示未来的临床试验应侧重于评估新辅助治疗方法。

虽然 FLOT4 的结果确立了一个新的标准治疗方案，但其他评估食管胃结合部腺癌手术前或围术期化疗的 III 期研究结果则不太乐观。北美组间 113 试验将 440 例患者（其中约 50% 为腺癌患者）随机分为 5-FU/顺铂新辅助治疗组或立即手术组，结果显示两组生存率无明显差异[12]。MRC OE2 试验纳入了 802 例患者，对比手术联合或不联合术前顺铂/5-FU 治疗，结果显示联合术前治疗组的 5 年 OS 略有改善（23% 对 17%，$P=0.03$）[13]。在这项研究中，2/3 的患者患有腺癌，75% 的患者患有食管远端或贲门肿瘤。表 6.1 对这些数据进行了汇总。

关于 10 项食管癌/食管胃结合部癌随机研究的荟萃分析显示，与单纯手术相比，腺癌患者的全因死亡率降低了 13%（HR 为 0.87，95%CI 为 0.79~0.96，$P<0.005$）[14]。但鳞状细胞癌患者的受益趋势不明显（HR 为 0.92，95% CI 为 0.81~1.04，$P=0.18$）。

术前放化疗

表 6.2 总结了几项评估食管癌术前放化疗与单纯手术疗效的随机试验。在 6 项同期研究中[9,15-19]，有 3 项显示术前放化疗对生存有益。

荷兰的 CROSS 试验是一项出色的 III 期研究，纳入了 366 例食管肿瘤患者，其中 75% 患有腺癌。经内镜超声检查，超过 80% 的患者有 T3/4 期肿瘤，65% 的患者淋巴结呈阳性[9]。术前放疗（41.4Gy）联合卡铂/紫杉醇 5 周，与单纯手术相比，R0 切除率更高（92% 对 67%，$P<0.001$），pCR 率达到 29%（腺癌 23%；鳞状细胞癌 49%），5 年 OS 也有提高（58% 对 44%，$P=0.003$）。同时，放化疗组的术后死亡率没有增加。鳞状细胞癌患者似乎比腺癌患者获益更多（单变量分析风险比为 0.45 对 0.73），长期随访证实了患者的组织学类型与 OS 获益具有临床相关性[10]。因此，CROSS 研究将其确立为标准的治疗方案。

卡铂/紫杉醇是一种方便、耐受性良好的方案，与迄今为止其他针对食管鳞状细胞癌的 III 期试验相比，其具有最高的 pCR 率。此外，与其他研究相比，该治疗方案治疗食管腺癌的 pCR 率也较高。然而，在这种情况下，卡铂/紫杉醇是否是联合放疗的最佳方案尚不清楚。CALGB 80803 在这方面提供了一些见解[20]。这项研究随机将 257 例患者分为 FOLFOX6（静脉滴注 5-FU/亚叶酸/奥沙利铂）诱导化疗组或卡铂/紫杉醇治疗组，接受 5~6 周化疗，然后进行[18F]2-氟-脱氧-D-葡萄糖正电子发射断层扫描（FDG-PET）检

表 6.1　食管癌/食管胃结合部癌术前或围术期化疗的 III 期临床试验结果

治疗方案	病理类型	患者数量	R0 切除率	病理完全缓解率	生存			参考文献
					中位生存期(月)	总生存率	局部进展率	
围术期 ECF+手术	腺癌	250	69%	0%	24	5 年 36%	14%	Cunningham 等[6]
手术		253	66%	N/A	20	5 年 23%	21%	
围术期 5FU/Cis+手术	腺癌	109	87%	NS	NS	5 年 38%	24%	Ychou 等[7]
手术		110	74%	N/A	NS	5 年 24%	26%	
术前 ECX+手术	腺癌	446	66%	11%	26.1	3 年 42%	NS	Alderson 等[8]
术前 5FU/Cis+手术	腺癌	451	59%	3%	23.4	3 年 39%	NS	
围术期 FLOT+手术	腺癌	356	84%	NS	50	45%	NS	Al-Batran 等[11]
围术期 ECF/ECX+手术		360	77%	NS	35	36%	NS	
术前 5FU/Cis+手术	腺癌(54%)+鳞状细胞癌	213	62%	2.5%	14.9	3 年 23%	32%	Kelsen 等[12]
手术		227	59%	N/A	16.1	3 年 26%	31%	
术前 5FU/Cis+手术	腺癌(66%)+鳞状细胞癌	400	60%	NS	16.8	5 年 23%	19%	医学研究委员会[43]
手术		402	54%	N/A	13.3	5 年 17%	17%	Allum 等[13]

Cis，顺铂；ECF，表柔比星+顺铂+5-氟尿嘧啶；ECX，表柔比星+顺铂+卡培他滨；N/A，不适用；NS，未标明；粗体数字表示统计学上的显著差异。

表 6.2 食管癌/食管胃结合部癌术前癌术前放化疗的 Ⅲ 期临床试验结果

| 治疗方案 | 病理类型 | 患者数量 | R0 切除率 | 病理完全缓解率 | 生存 | | | 局部进展率 | 参考文献 |
					中位生存期	总生存率			
术前 CRT	腺癌 (76%)+鳞状细胞癌	50	45%	24%	16.9 个月	3 年 30%		19%	Urba 等[17]
手术		50	45%	N/A	17.6 个月	3 年 16%		42%	
术前 CRT	腺癌	58	NS	25%	16 个月	3 年 32%		NS	Walsh 等[18]
手术		55	NS	N/A	11 个月	3 年 6%		NS	
术前 CRT	鳞状细胞癌	143	81%	26%	18.6 个月	5 年 26%		NS	Bosset 等[15]
手术		139	69%	N/A	18.6 个月	5 年 26%		NS	
术前 CRT	腺癌 (63%)+鳞状细胞癌+其他	128	80%	9%	22.2 个月	NS		15%	Burmeister 等[16]
手术		128	59%	N/A	19.3 个月	NS		26%	
术前 CRT	腺癌 (75%)+鳞状细胞癌	30	NS	40%	4.5 年	5 年 39%		NS	Tepper 等[19]
手术		26	NS	N/A	1.8 年	5 年 16%		NS	
术前 CRT	腺癌 (74%)+鳞状细胞癌	178	92%	29%	49.4 个月	5 年 47%		NS	Van Hagen 等[9]
手术		188	69%	N/A	24.0 个月	5 年 33%		NS	Shapiro 等[10]

CRT，放化疗；NS，未标明；粗体数字表示统计学上的显著差异。

查。PET 应答者在同步放化疗期间继续使用相同的方案,无应答者在手术前接受另一种化疗方案的放疗。这项研究的初步结果显示,FOLFOX 诱导化疗的 PET 应答者,继续接受含 FOLFOX 的同步放化疗的 pCR 率为 37.5%,而对于接受卡铂/紫杉醇诱导化疗的 PET 应答者,继续接受含卡铂/紫杉醇的同步放化疗的 pCR 为 12.5%。两种治疗方法的耐受性均良好。虽然这项研究不是为了检测两种不同方案之间的结果差异,但这些结果仍可以产生一些有价值的假设。

其他已完成的随机试验存在一些方法学问题(包括缺乏细致的治疗前分期)或纳入的样本量太少,关于研究结果解释的争论仍在继续。总体而言,这些研究提高了 R0 切除率和局部控制率。在上文提及的荟萃分析中,与单纯手术相比,术前放化疗使食管腺癌患者的全因死亡率降低 25%(HR 为 0.75;95%CI 为 0.59~0.95,P=0.02),使食管鳞状细胞癌患者的全因死亡率降低 20%(HR 为 0.80;95%CI 为 0.68~0.93;P=0.004)[14]。

术前放化疗在早期疾病中的应用

与局部晚期疾病患者相比,早期疾病患者的管理尚无明确定论。

法国的 FFCD 9901 研究在 195 例 Ⅰ 期或 Ⅱ 期食管癌/食管胃结合部癌患者中进行术前放化疗与单纯手术,二者在 DFS 或 OS 方面没有显示出任何获益[21],其中大多数患者(72%)为鳞状细胞癌。单纯手术组的 R0 切除率为 93%,术前放化疗并不能提高 R0 切除率。放化疗组的住院术后死亡率增加(11.1%对 3.4%,P=0.049),这可能抵消了放化疗组任何微小的生存获益。来自美国国家综合癌症网络(NCCN)的最新指南建议 cT1N0 肿瘤患者应尽早进行手术。

术前放化疗与术前化疗的比较

德国 POET 研究将 119 例食管胃结合部腺癌患者随机分为两组,分别接受术前 5-FU/亚叶酸钙/顺铂联合手术,或 5-FU/亚叶酸钙/顺铂,序贯行含顺铂/依托泊苷的放化疗后进行手术[22]。由于患者入组不严格,该研究能说明两组之间存在差异的效力有限。接受放化疗的患者有更高的 pCR 率(15.6%对 2%,P=0.03),且有局部控制率(76.5%对 59%,P=0.06)和 3 年 OS(47.4%对 27.7%,P=0.07)改善的趋势。

上文提及的荟萃分析提示,与化疗相比,术前放化疗的全因死亡率没有显著的统计学差异,但具有改善的趋势(HR 为 0.88;95%CI 为 0.76~1.01,P=0.07)[14]。

支持术前放化疗优于化疗的最令人信服的证据是食管胃结合部肿瘤的 R0 切除率提高。MAGIC 和 OEO-5 研究报道的 R0 切除率均<70%,而在 CROSS 研究中,接受术前放化疗患者的 R0 切除率>90%。

强化综合模式治疗

FDG-PET 成像是一种日益明确的评估治疗反应的工具。大量研究表明,术前放化疗[23,24]或化疗[25,26]后,PET 评估的反应程度与手术病理反应和生存预后相关。

MUNICON Ⅱ 期试验表明,在 5-FU/顺铂诱导 2 周后接受 PETD 成像的局部晚期食管胃结合部腺癌患者中,对 PET 有反应患者(定义为基线和重复扫描之间的标准摄取值降低≥35%)的预后明显优于无反应的患者[27]。

已有研究对 PET 在诱导化疗后制订放化疗方案中的作用进行了探讨。一项回顾性研究在 201 例显示为 PET 无反应的食管/食管胃结合部腺癌患者行放疗期间改用其他化疗方案，结果显示可以提高 pCR 率并改善 PFS，同时观察到 OS 有改善的趋势[28]。

CALGB 80803 试验的初步结果表明，在 PET 无反应者中，改变化疗方案可使 pCR 率分别提高 17%（卡铂/紫杉醇改为 mFOLFOX6）和 19%（mFOLFOX6 改为卡铂/紫杉醇）[29]，而上述回顾性分析中的 pCR 率仅为 3%。该研究的生存数据尚不完善。这项研究达到了它的主要终点，并建议应该将早期反应评估纳入未来评估新辅助治疗的研究中。

根治性放化疗

两项随机研究比较了根治性放化疗和手术后放化疗，结果支持可在经过选择的患者中采用非手术方法[29,30]。尽管肿瘤局部控制得到改善，两项试验都没有证明手术可以提高生存率。大多数患者患有鳞状细胞癌，当内镜活检显示完全缓解时，行根治性放化疗是一个合理的方案，尤其是对于那些不适合手术的患者。

FFCD 9102 试验对顺铂/5-FU 初始化疗无效的患者是否能从随后的手术中获益提供了一些见解。有反应的患者被随机分为手术组和进一步化疗组。在 451 例患者中，192 例没有接受进一步的方案治疗（由于反应不佳、药物禁忌证或患者拒绝）[31]。在这 192 例患者中，有 112 例接受了手术，他们的中位 OS 明显优于未接受手术的患者（17.0 个月对 5.5 个月，$P<0.0001$），与随机分组患者的中位 OS（18.9 个月，$P=0.40$）具有可比性。虽然对这一数据必须谨慎解读，但其提示挽救性食管切除术对化疗无效的患者可能是有益的。

腺癌患者放疗后的 pCR 率较低，并且没有随机数据表明根治性放化疗与放化疗联合手术的 pCR 率相当。然而，对放化疗获得临床完全缓解的高手术风险患者可能会接受密切监测。局部复发者可考虑行挽救性食管切除术，但化疗后延迟 6~8 周可能会增加手术并发症发生率。但是，有 3 项研究报道了延迟手术并不会导致患者预后出现明显恶化[32-34]。

术后放化疗

在美国，术后放化疗是食管胃结合部/胃癌早期切除后的标准治疗，该方案由组间 116 试验确立[35]。该试验随机选择了 556 例（20% 为食管胃结合部肿瘤）≥ⅠB 期手术患者，给予 5-FU/亚叶酸钙联合放化疗或观察。放化疗组的 3 年无复发生存率（48% 对 31%，$P<0.001$）和 3 年 OS（51% 对 40%，$P=0.005$）明显改善。然而，54% 的患者为 D1/D2 以下切除，考虑到放化疗最大的益处是减少局部复发，因此放化疗有可能弥补手术不充分带来的影响。但放射治疗可能不会给接受最佳手术方案的患者带来好处。

CALGB 80101 试验探讨了加强化疗在 546 例胃癌患者（30% 患有食管胃结合部肿瘤和近端胃肿瘤）中的作用[36]。患者在放化疗前后随机接受 5-FU/亚叶酸钙静脉滴注，或在放化疗前后给予 ECF 方案化疗，结果显示两组的 5 年 DFS（44% 对 44%，$P=0.69$）或 OS（39% 对 37%，$P=0.94$）均没有改善。

最后，荷兰 CRITICS 试验在 788 例胃癌和食管胃结合部腺癌（占 17%）患者中，对比了围术期与术前行 ECX 或 EOX（表柔比星、奥沙利铂、卡培他滨）联合含卡培他滨的辅助性放化疗的效果。初步结果显示，不同治疗方案的 PFS 或 5 年 OS（40.8% 对 40.9%）没有差异，这表明接受术前化疗的患者不需要行辅助放化疗[37]。

在这 3 项研究中，只有 50%~60% 的患者完成了所有计划中的治疗，这为提倡行术前新辅助治疗提供了强有力的理论依据。

术后化疗

两项来自东亚的大型 III 期试验已经证实，胃癌患者术后行单纯化疗具有生存获益[38,39]。这两项研究都包括一小部分食管胃结合部肿瘤患者，目前尚不清楚这些数据是否可以外推到本章讨论的患者群体。

日本的两项研究分别评估了顺铂/长春碱[40]和 5-FU/顺铂（JCOG 9204）[41]辅助化疗在食管鳞状细胞癌患者中的作用。这两种治疗方法都没有提高患者生存率；然而，JCOG 9204 的一项亚组分析显示，淋巴结受累的患者有生存获益（5 年 DFS 为 52% 对 38%）。随后，JCOG 9907 试验将 330 例食管鳞状细胞癌患者随机分组，分别在术前或术后接受两个周期的 5-FU/顺铂治疗[42]。与术后治疗相比，术前化疗改善了 5 年 OS（55% 对 43%，$P=0.04$）。然而，根据先前的数据，术后化疗组中只有 58% 的患者接受了任意治疗，而术前化疗组中 23% 的患者由于被证实为 pN0，没有接受术后治疗，可见辅助治疗只对淋巴结阳性的患者有益。此外，在这项研究中，术前化疗仅与 N0 期患者的生存获益相关，而 JCOG 9204 仅报道了 N1 期患者受益。

结论

在过去的 15 年里，局部晚期食管癌的治疗方案不断进展，多项 III 期试验清楚地表明，多模式治疗可以改善生存预后。一些试验已经证明，在食管/食管胃结合部肿瘤患者中行术前放化疗能给患者带来生存获益。

在放射治疗期间使用 FDG-PET 制订个体化的化疗方案是一种很有前景的策略。虽然围术期化疗是食管胃结合部恶性肿瘤患者的一种治疗选择，但最近的研究表明这种方法的 R0 切除率不太理想。对于无法接受手术和临床完全缓解的鳞状细胞癌患者，根治性放化疗是标准的治疗方案。

辅助放化疗是食管/食管胃结合部腺癌患者的术后治疗方案之一。虽然在东亚的研究中，单纯行辅助化疗与预后改善相关，但尚不清楚这些数据是否能外推到食管胃结合部肿瘤患者。在鳞状细胞癌术后患者中，单纯行化疗仍没有被证实存在生存获益。

（庄伟涛 译 王春国 校）

参考文献

1. Siegel RL, Miller KD, Jemal A. Cancer statistics, 2017. CA Cancer J Clin. 2017;67:7–30.
2. Ferlay J, Soerjomataram I, Dikshit R, et al. Cancer incidence and mortality worldwide: sources, methods and major patterns in GLOBOCAN 2012. Int J Cancer. 2015;136:E359–86.
3. Crew KD, Neugut AI. Epidemiology of upper gastrointestinal malignancies. Semin Oncol. 2004;31:450–64.
4. Devesa SS, Fraumeni JF Jr. The rising incidence of gastric cardia cancer. J Natl Cancer Inst. 1999;91(9):747.
5. Hampel H, Abraham NS, El-Serag HB. Meta-analysis: obesity and the risk for gastroesophageal reflux disease and its complications. Ann Intern Med. 2005;143:199–211.
6. Cunningham D, Allum WH, Stenning SP, et al. Perioperative chemotherapy versus surgery alone for resectable gastroesophageal cancer. N Engl J Med. 2006;355:11–20.
7. Ychou M, Boige V, Pignon JP, et al. Perioperative chemotherapy compared with surgery alone for resectable gastroesophageal adenocarcinoma: an FNCLCC and FFCD multicenter phase III trial. J Clin Oncol. 2011;29:1715–21.
8. Alderson D, Cunningham D, Nankivell M, et al. Neoadjuvant cisplatin and fluorouracil versus epirubicin, cisplatin, and capecitabine followed by resection in patients with oesophageal adenocarcinoma (UK MRC OE05): an open-label, randomised phase 3 trial. Lancet Oncol. 2017;18:1249–60.
9. van Hagen P, Hulshof MC, van Lanschot JJ, et al. Preoperative chemoradiotherapy for esophageal or junctional cancer. N Engl J Med. 2012;366:2074–84.

10. Shapiro J, van Lanschot JJB, Hulshof M, et al. Neoadjuvant chemoradiotherapy plus surgery versus surgery alone for oesophageal or junctional cancer (CROSS): long-term results of a randomised controlled trial. Lancet Oncol. 2015;16:1090–8.

11. Al-Batran S-E, Homann N, Schmalenberg H, et al. Perioperative chemotherapy with docetaxel, oxaliplatin, and fluorouracil/leucovorin (FLOT) versus epirubicin, cisplatin, and fluorouracil or capecitabine (ECF/ECX) for resectable gastric or gastroesophageal junction (GEJ) adenocarcinoma (FLOT4-AIO): a multicenter, randomized phase 3 trial. J Clin Oncol. 2017;35:4004.

12. Kelsen DP, Ginsberg R, Pajak TF, et al. Chemotherapy followed by surgery compared with surgery alone for localized esophageal cancer. N Engl J Med. 1998;339:1979–84.

13. Allum WH, Stenning SP, Bancewicz J, et al. Long-term results of a randomized trial of surgery with or without preoperative chemotherapy in esophageal cancer. J Clin Oncol. 2009;27:5062–7.

14. Sjoquist KM, Burmeister BH, Smithers BM, et al. Survival after neoadjuvant chemotherapy or chemoradiotherapy for resectable oesophageal carcinoma: an updated meta-analysis. Lancet Oncol. 2011;12:681–92.

15. Bosset JF, Gignoux M, Triboulet JP, et al. Chemoradiotherapy followed by surgery compared with surgery alone in squamous-cell cancer of the esophagus. N Engl J Med. 1997;337:161–7.

16. Burmeister BH, Smithers BM, Gebski V, et al. Surgery alone versus chemoradiotherapy followed by surgery for resectable cancer of the oesophagus: a randomised controlled phase III trial. Lancet Oncol. 2005;6:659–68.

17. Urba SG, Orringer MB, Turrisi A, et al. Randomized trial of preoperative chemoradiation versus surgery alone in patients with locoregional esophageal carcinoma. J Clin Oncol. 2001;19:305–13.

18. Walsh TN, Noonan N, Hollywood D, et al. A comparison of multimodal therapy and surgery for esophageal adenocarcinoma. N Engl J Med. 1996;335(7):462.

19. Tepper J, Krasna MJ, Niedzwiecki D, et al. Phase III trial of trimodality therapy with cisplatin, fluorouracil, radiotherapy, and surgery compared with surgery alone for esophageal cancer: CALGB 9781. J Clin Oncol. 2008;26:1086–92.

20. Goodman K, Niedzwiecki D, Hall N, et al. Initial results of CALGB 80803 (alliance): a randomized phase II trial of PET scan-directed combined modality therapy for esophageal cancer. J Clin Oncol. 2017;1:35.

21. Mariette C, Dahan L, Mornex F, et al. Surgery alone versus chemoradiotherapy followed by surgery for stage I and II esophageal cancer: final analysis of randomized controlled phase III trial FFCD 9901. J Clin Oncol. 2014;32:2416–22.

22. Stahl M, Walz MK, Stuschke M, et al. Phase III comparison of preoperative chemotherapy compared with chemoradiotherapy in patients with locally advanced adenocarcinoma of the esophagogastric junction. J Clin Oncol. 2009;27(6):851.

23. Downey RJ, Akhurst T, Ilson D, et al. Whole body 18FDG-PET and the response of esophageal cancer to induction therapy: results of a prospective trial. J Clin Oncol. 2003;21:428–32.

24. Flamen P, Van Cutsem E, Lerut A, et al. Positron emission tomography for assessment of the response to induction radiochemotherapy in locally advanced oesophageal cancer. Ann Oncol. 2002;13:361–8.

25. Ott K, Weber WA, Lordick F, et al. Metabolic imaging predicts response, survival, and recurrence in adenocarcinomas of the esophagogastric junction. J Clin Oncol. 2006;24:4692–8.

26. Weber WA, Ott K, Becker K, et al. Prediction of response to preoperative chemotherapy in adenocarcinomas of the esophagogastric junction by metabolic imaging. J Clin Oncol. 2001;19:3058–65.

27. Lordick F, Ott K, Krause BJ, et al. PET to assess early metabolic response and to guide treatment of adenocarcinoma of the oesophagogastric junction: the MUNICON phase II trial. Lancet Oncol. 2007;8:797–805.

28. Ku GY, Kriplani A, Janjigian YY, et al. Change in chemotherapy during concurrent radiation followed by surgery after a suboptimal positron emission tomography response to induction chemotherapy improves outcomes for locally advanced esophageal adenocarcinoma. Cancer. 2016;122:2083–90.

29. Stahl M, Stuschke M, Lehmann N, et al. Chemoradiation with and without surgery in patients with locally advanced squamous cell carcinoma of the esophagus. J Clin Oncol. 2005;23:2310–7.

30. Bedenne L, Michel P, Bouche O, et al. Chemoradiation followed by surgery compared with Chemoradiation alone in squamous cancer of the esophagus: FFCD 9102. J Clin Oncol. 2007;25:1160–8.

31. Vincent J, Mariette C, Pezet D, et al. Early surgery for failure after chemoradiation in operable thoracic oesophageal cancer. Analysis of the non-randomised patients in FFCD 9102 phase III trial: Chemoradiation followed by surgery versus chemoradiation alone. Eur J Cancer. 2015;51:1683–93.

32. Marks JL, Hofstetter W, Correa AM, et al. Salvage esophagectomy after failed definitive chemoradiation for esophageal adenocarcinoma. Ann Thorac Surg. 2012;94:1126–32.; discussion1132–3.

33. Markar S, Gronnier C, Duhamel A, et al. Salvage surgery after chemoradiotherapy in the management of esophageal cancer: is it a viable therapeutic option? J Clin Oncol. 2015;33:3866–73.

34. Swisher SG, Winter KA, Komaki RU, et al. A phase II study of a paclitaxel-based chemoradiation regimen with selective surgical salvage for resectable locoregionally advanced esophageal cancer: initial reporting of RTOG 0246. Int J Radiat Oncol Biol Phys. 2012;82:1967–72.

35. Macdonald JS, Smalley SR, Benedetti J, et al. Chemoradiotherapy after surgery compared with surgery alone for adenocarcinoma of the stomach or gastroesophageal junction. N Engl J Med. 2001;345:725–30.

36. Fuchs CS, Niedzwiecki D, Mamon HJ, et al. Adjuvant chemoradiotherapy with epirubicin, cisplatin, and fluorouracil compared with adjuvant chemoradiotherapy with fluorouracil and leucovo-

rin after curative resection of gastric cancer: results from CALGB 80101 (alliance). J Clin Oncol. 2017;35:3671–7.

37. Verheij M, Jansen EP, Cats A, et al. A Multicenter randomized phase III trial of neo-adjuvant chemotherapy followed by surgery and chemotherapy or by surgery and chemoradiotherapy in resectable gastric cancer: first results from the CRITICS study. J Clin Oncol. 2016;34:4000.

38. Sasako M, Sakuramoto S, Katai H, et al. Five-year outcomes of a randomized phase III trial comparing adjuvant chemotherapy with S-1 versus surgery alone in stage II or III gastric cancer. J Clin Oncol. 2011;29:4387–93.

39. Noh SH, Park SR, Yang HK, et al. Adjuvant capecitabine plus oxaliplatin for gastric cancer after D2 gastrectomy (CLASSIC): 5-year follow-up of an open-label, randomised phase 3 trial. Lancet Oncol. 2014;15:1389–96.

40. Ando N, Iizuka T, Kakegawa T, et al. A randomized trial of surgery with and without chemotherapy for localized squamous carcinoma of the thoracic esophagus: the Japan Clinical Oncology Group Study. J Thorac Cardiovasc Surg. 1997;114:205–9.

41. Ando N, Iizuka T, Ide H, et al. Surgery plus chemotherapy compared with surgery alone for localized squamous cell carcinoma of the thoracic esophagus: a Japan Clinical Oncology Group Study—JCOG9204. J Clin Oncol. 2003;21:4592–6.

42. Ando N, Kato H, Igaki H, et al. A randomized trial comparing postoperative adjuvant chemotherapy with cisplatin and 5-fluorouracil versus preoperative chemotherapy for localized advanced squamous cell carcinoma of the thoracic esophagus (JCOG9907). Ann Surg Oncol. 2012;19:68–74.

43. Medical Research Council Oesophageal Cancer Working Group. Surgical resection with or without preoperative chemotherapy in oesophageal cancer: a randomised controlled trial. Lancet. 2002;359:1727–33.

第 7 章

新辅助治疗后的再分期

Smita Sihag,Tamar Nobel

引言

食管癌是全球第 8 大常见的恶性肿瘤,每年新发患者数量超过 45 万例[1]。绝大多数新确诊的食管下段和食管胃结合部(GEJ)肿瘤患者在就诊时已处于疾病晚期。不幸的是,食管癌患者的临床症状常与肿瘤的侵犯深度密切相关,一旦出现吞咽困难,则表明肿瘤侵犯深度较大(侵犯食管肌层)[2]。手术切除一直是食管癌的主要根治性治疗手段。但是,对于局部晚期食管癌患者,手术前接受放化疗联合的新辅助综合治疗已经被证明可以提高这类患者的生存率[3]。

关于最佳的新辅助治疗方案仍然存在争议。根据 OEO2 研究(2002)的结果,英国的标准做法是在手术前只采取新辅助化疗(nCT)[4,5]。2006 年开展的 MAGIC 研究将患者随机分为围术期化疗(化疗方案:表柔比星、顺铂和氟尿嘧啶)联合手术组和单独手术组,研究结果进一步支持英国的这种做法[6]。在这项研究中,虽然接受新辅助化疗的患者中没有一例出现病理完全缓解(pCR),但有证据表明新辅助化疗组中有较高比例的患者出现了肿瘤退缩和(或)分期降低。术前采取放疗可能会提高根治性

(R0)切除的比例,从而减少局部复发。根据 CROSS 研究(2012)的结果,美国建立了标准的治疗指南[7]。这项研究比较了术前同期放化疗(nCRT)联合手术与单独手术的疗效,其中化疗方案为卡铂和紫杉醇,放疗剂量为 41.4Gy。在这项研究中,161 例患者中有 47 例(29%)达到 pCR,包括 23%(28/121)的食管腺癌(EAC)患者和 49%(18/37)的食管鳞状细胞癌(ESCC)患者。尽管仍然不能确定针对局部晚期食管癌的最佳新辅助治疗方案,但是这些成功开展的随机对照研究表明,nCT 和 nCRT 都可以改善这类患者的预后,许多近期发表的荟萃分析也支持这一结论[3,8]。但是,这些研究的结果也表明只有一部分食管癌患者可以从新辅助治疗中获益。

新辅助治疗后再分期有两个主要目的。首先,也是最重要的,发现可能无法切除的肿瘤进展。如果发现肿瘤转移无法切除,应该给予姑息治疗。第二个目的是评估肿瘤对治疗的反应,因为多项研究表明,出现肿瘤消退和 pCR 提示预后改善。对治疗的病理反应,尤其是 pCR,被证明是新辅助治疗后无病生存期(DFS)和总生存期(OS)提高最重要的预测因子。笔者中心以前进行的系列研究中,出现 pCR 患者的 5 年生存率高

达 60%，而 DFS 几乎延长 1 倍[9]。有学者还提出，对新辅助治疗有明显反应的患者可能无须行食管切除术。因此，预测患者的新辅助治疗反应对于评估患者预后和制订治疗决策有重要意义。

不幸的是，用来预测新辅助治疗后 pCR 的诊断工具准确性仍然令人失望。鉴于此，无论病理类型如何，食管切除术仍然是可切除的食管下段和食管胃结合部肿瘤的首选治疗手段。美国国立综合癌症网络（NCCN）指南中提出新辅助治疗后再分期的标准，推荐在新辅助治疗后的 5~8 周用 FDG-PET/CT 进行评估[10]。下面我们回顾了目前应用的新辅助治疗后再分期方法，并对其应用原则进行了讨论。

内镜检查在再分期中的作用

在食管癌的初步诊断和分期中，内镜活检和超声检查的作用十分重要。但是，现有证据表明新辅助治疗后很少需要反复进行内镜检查。

内镜活检

内镜活检是诊断食管癌的金标准。同样，在 nCRT 之后进行活检可以在手术前用来确定是否有残余肿瘤。这种手段有取样误差，而且取样时只能获得肿瘤表面组织，可能遗漏深部残留的肿瘤[11]。这种方法存在缺点，多项研究表明采用这种方法不能很好地评估肿瘤对新辅助治疗的反应。在一项包括 65 例患者的研究中，Yang 等分析内镜活检是否可以预测 nCRT 后肿瘤病理的反应[11]，发现大多数（77%）活检结果阴性患者的手术病理结果显示存在残余肿瘤，这引起了人们对这项技术可用性的关注。只有 23% 的内镜活检结果阴性患者无残留肿瘤。另一方

面，92% 的活检结果阳性患者存在残留肿瘤，并且阳性结果预示较高的淋巴结转移可能，这表明活检结果阳性可能提示患者预后差。2008 年的一项包括 165 例患者的研究中，Sarkaria 等同样报道在 nCRT 后活检结果为阴性的患者中仅有 31% 的患者手术病理结果显示 pCR[12]。与 EAC 相比，ESCC 患者的活检结果为阴性更能预测 pCR（P<0.001）。尽管没有显示出生存优势，活检结果为阴性这一现象确实表明新辅助治疗更有效，肿瘤降期更明显。最近，一项包括 189 例 ESCC 患者的研究表明，36% 的 nCRT 后活检结果阴性患者仍有肿瘤残留[13]。活检结果阴性患者的 5 年 OS 优于活检结果阳性的患者（分别为 48.3% 和 21.8%），这很有可能是由于肿瘤病理性消退。这些研究结果表明，活检结果阴性患者中可能有很大比例存在肿瘤残留，这种不一致性限制了这种方法在诊断中的应用；但是，这种不一致性受肿瘤组织学类型的影响。ESCC 患者对新辅助治疗更加敏感，因而观察到的临床完全缓解（cCR）和病理完全缓解（pCR）保持一致的概率更高。

nCRT 后内镜活检出现较高假阴性率的原因是多方面的；一方面可以解释为：①辐射导致的食管黏膜改变引起取样错误的概率增加；②内镜医生不愿意在先前放疗过的区域进行侵袭性活检，因为这会增加操作的风险，而且内镜医生也发现活检结果不会改变常用的临床治疗策略[14]。一些因素，包括内镜下的形态特征和 nCRT 后活检的时间点，被认为可以提高这种诊断方法的准确性。Chao 及其同事对 227 例接受新辅助放化疗的 ESCC 患者进行回顾性研究[15]。在 135 例活检结果为阴性的患者中，只有 37% 的患者经病理检查发现无肿瘤残留。内镜下残余肿瘤的大体类型与活检结果阴性的预测准确性有显著相关性；具体来说，当食管看起

来"正常"（平坦型）时，活检阴性结果的阴性预测值是 77.8%。但在溃疡型或狭窄型的食管癌中，阴性预测值明显下降（分别为 30.3% 和 23.1%）。最近，同一作者对 213 例 ESCC 患者进行研究，分析内镜活检的时间点与活检准确性的相关性[14]，发现在 nCRT 完成后的第 45 天或更长时间进行内镜检查，活检的准确性增加。随着时间间隔的延长，活检准确性增加的原因可能是新辅助放疗诱发的炎症得到进一步缓解的结果。

虽然，某些患者特征和内镜下肿瘤特点可能有助于提高 nCRT 后内镜活检的诊断准确性，但仍没有足够证据支持这种方法的常规应用。表 7.1 汇总了内镜活检预测残余肿瘤准确性的相关研究。

内镜超声

内镜超声（EUS）被认为是判断肿瘤侵犯深度和局部淋巴结转移最准确的方法，这些信息一般用来对食管癌患者进行治疗前的临床分期。在再分期方面，EUS 的优势并不明显，因为内镜活检联合 EUS 的准确率仅略优于单独活检。在近期发表的包括 110 例患者的研究中，Misra 和同事评估了新辅助治疗后用 EUS 进行分期的准确性[16]。EUS 只能在 23.6% 的患者中准确判断侵犯深度

（T）和淋巴结（N）分期；但是，对 N 分期的判断比 T 分期更准确（准确率分别为 58% 和 39%）。作者发现，与低估分期相比，EUS 高估分期的可能性更高，特别是用 EUS 探测肿瘤侵犯深度方面；作者观察到，在 54% 的患者中 T 期被高估，只有在 6% 的患者中 T 分期被低估。一项包括 16 项研究（1992—2013 年）的荟萃分析发现，新辅助治疗后采用 EUS 正确识别 T1、T2 和 T4 侵犯深度的准确性有限（23%~43%），但能够识别 81% 的 T3 期肿瘤患者[17]。用 EUS 诊断 N 分期的总体敏感性和特异性分别为 69% 和 52%。

治疗后用 EUS 再分期的准确性受到质疑，主要原因是 EUS 难以区分残留肿瘤和治疗结果，即新辅助放疗诱发的炎症或纤维化。新辅助治疗后食管壁恢复正常结构并不常见，即使在肿瘤消退的情况下也是如此。因此，EUS 更适合对治疗只有部分反应的肿瘤进行再分期，而不适合那些有明显反应的情况。对于淋巴结，新辅助治疗后采用 EUS 测量淋巴结大小来判断疗效的方法仅略优于掷硬币法。通过细针穿刺（FNA）活检进行病理评估可能也不可靠，源于组织坏死和放化疗后的炎症反应。目前，我们不认为应将 EUS 常规用于 nCRT 后的再分期。

表 7.1　评估内镜活检准确性的研究汇总

研究	例数	ESCC/EAC	活检结果阴性率（%）	pCR（%）	准确性（%）
Shaukat 等[35]	30	3/27	50	13.3	57
Yang 等[11]	65	6/57	80	20	35.4
Schneider 等[36]	80	49/31	69.7	16.7	47
Sarkaria 等[12]	146	29/117	80.8	26.7	50
Miyata 等[13]	123	123/0	49.5	22.7	37.4
Chao 等[15]	227	227/0	59.4	26.4	59.9

（Adapted Chao et al.[15]）

ESCC/EAC，食管鳞状细胞癌/食管腺癌；pCR，病理完全缓解。

FDG-PET/CT 在再分期中的作用

目前,大多数医疗中心都根据 NCCN 指南的要求使用 FDG-PET/CT 来对食管癌进行分期和再分期。虽然 CT 和 EUS 都可以清晰显示食管肿瘤的局部解剖图像,但 FDG-PET/CT 的优势在于能够进一步提供功能成像的信息,从而帮助排除远处转移性病灶。

评估肿瘤负荷

在区分可能被治愈和可能无法治愈的患者时,FDG-PET/CT 被证明更加有效,与 CT 和 EUS 联合可以更加准确地判断食管癌患者的预后。Cerfolio 及其同事进行了一项包含 48 例患者的早期前瞻性研究,比较了单纯 CT 检查、EUS 引导下 FNA 活检和 FDG-PET/CT 的准确性。FDG-PET/CT 在确定淋巴结转移方面的准确性明显高于 EUS-FNA 和单纯 CT 检查(准确性分别为 93%、78% 和 78%)[18]。一项包含 55 例患者的研究证明,FDG-PET/CT 在发现区域和远处复发方面十分有效,准确率可达 87.2%[19]。NCCN 建议使用 FDG-PET/CT 评估肿瘤的可切除性,这些研究结果对此提供了证据支持。

治疗后反应与预后

研究显示,FDG-PET/CT 在评估肿瘤的治疗后反应方面有重要作用。多项研究显示,在 nCRT 前后应用 FDG-PET/CT 有助于区分治疗有效和无效的患者。既往的研究表明,肿瘤的消退提示 DFS 改善,显示出治疗后反应评估对判断食管癌患者预后的重要意义[20]。在 FDG-PET/CT 用于评估治疗后反应的指标中,最大标准摄取值(SUV_{max})的相对变化率具有特别好的预测能力。在一项研究中,77 例患者的 pCR 率为 28.6%,出现 pCR 患者的 SUV_{max} 相对变化率明显高于无 pCR 的患者(0.6 对 0.4;$P=0.02$)[21]。在 SUV_{max} 相对变化率不超过 45% 的患者中,91.7% 发现有肿瘤残留。同样,一项包括 187 例来自 Moffitt 癌症中心的局部晚期食管癌患者的回顾性研究显示,尽管利用 nCRT 后 SUV_{max} 变化率的绝对值无法预测肿瘤消退,但相对变化率与治疗后反应有显著相关关系($r=0.18$, $P=0.02$)[22]。患者一旦出现明显代谢活性的变化,即 SUV 值降低 $\geq 70\%$,则表明肿瘤对治疗出现有利的反应,相对变化率超过此阈值时提示总体生存率显著改善。目前,发表的文献中已经清楚地证实代谢活性的变化和病理学反应之间密切相关。虽然有些早期研究中可能存在与此矛盾的地方,这可能是由那个时期的技术与当前不同导致的[23]。图 7.1 显示了 FDG-PET/CT 用于判断 pCR 的局限性。这是一例 73 岁男性食管腺癌患者,肿瘤位于食管胃结合部,分期为 uT3N1。在 nCRT 前,PET/CT 成像显示食管下段有一高代谢的肿物(SUV 为 5.5)(图 7.1a,*)。新辅助治疗后,食管下段的高代谢影像完全消失(图 7.1b,*)。然而,最终的手术病理证实有残留的 T3 期肿瘤。

正如上文所述,FDG-PET/CT 的代谢活性变化可能具有重要的预后判断价值。一项包含了 26 项研究,共计 1544 例局部晚期食管癌患者的荟萃分析表明,FDG-PET/CT 上出现完全代谢活性患者的 OS 和 DFS 较那些代谢活性变化较小或无变化的患者显著延长[24]。然而,值得注意的是,这些研究在许多方面有所不同,包括使用的新辅助治疗方案,新辅助治疗后进行 FDG-PET/CT 检查的时间点,以及用于评估代谢反应的指标(SUV_{max} 的相对变化率,绝对最大值还是绝对平均值,主观视觉评估还是肿瘤直径测

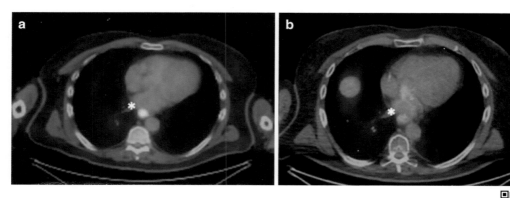

图 7.1 FDG-PET/CT 用于再分期。(a)放化疗前。(b)放化疗后。

量）。应该考虑的是，化疗与放化疗后用 PET/CT 进行再分期的效果可能会有所不同，原因是采用两种方案后出现的局部纤维化和炎症程度不一样；此外，不同研究所用的新辅助治疗方案不同，结果也可能会有所不同。

与其他再分期方法相比，FDG-PET/CT 既有优势，又有局限性。Westerterp 及其同事对 2005 年发表的高质量研究进行了系统评价，结果表明单独应用 CT 进行分期检查具有局限性[25]。单独 CT 检查的最大敏感性和特异性均为 54%，而 FDG-PET/CT 的上述指标分别为 86% 和 85%。最近，一项来自英国的针对 383 例接受新辅助化疗患者的研究中，作者发现 FDG-PET/CT 相比常规 CT 在识别疾病进展和预测不可切除肿瘤方面更加敏感（$P=0.005$）[26]。内镜活检或 EUS 联合 FDG-PET/CT 用于再分期并不比单独应用任一种检查手段更有效。使用 FDG-PET/CT 评估 nCRT 后反应时的一个限制存在于明确转移性病灶时。根据两项相关研究显示，PET/CT 识别转移性病灶的准确性为 4%~8%[27,28]。Gabriel 等回顾分析了 283 例患者，发现 FDG-PET/CT 用于发现转移性病灶的阳性预测值仅为 15.6%。有趣的是，21.6% 的假阳性患者最终在活检中被证实为非转移

性病灶，主要是位于肺部和肝脏的病灶，这表明有很多患者接受了不必要的额外检查[27]。

PET 引导下的新辅助治疗

在新辅助治疗过程中，许多机构采用同期放化疗策略，并用 FDG-PET/CT 确定最佳化疗方案。来自纪念斯隆·凯特琳癌症中心的 Ku 及其同事证明使用这种方法可以达到较高的 pCR 率，PET 有效患者与无效患者的 pCR 率分别为 15% 和 3%[29]。此外，中位无进展生存期从 10.0 个月延长至 18.9 个月。PET 有效的定义是在诱导化疗后 SUV_{max} 至少降低 35%。根据 PET 有效性，决定是继续此前的化疗方案还是更改其他方案。此后的治疗方案是化疗联合 50Gy 放疗，治疗 5 周。癌症和白血病 B 组（CALGB）80 803 联合研究中采用了该策略，Goodman 等近期报道的初步结果进一步支持使用该策略[30]。

再分期过程中的局限性

以上讨论强调了临床再分期中一直存在的困难；内镜活检或 EUS 联合 FDG-PET/CT 的准确性并未明显优于单独使用任一手段。根据 pCR 的定义，如果使用内镜联合影像学手段未发现肿瘤残留，即达到所谓的临

床完全缓解(cCR)。但是,现有证据表明,cCR 和 pCR 之间并没有很强的关联性。在一项包含来自 MD 安德森癌症中心包含 284 例患者的大型队列研究中,有 77% 的患者被判断为达到 cCR,但其中只有 31% 的患者最终的手术病理标本证实达到 pCR[31]。几乎所有 pCR 阳性患者都被确定为 cCR(97%);然而,只有 30% 的非 pCR 患者是通过临床检查发现的。在这项研究中,cCR 的判断标准包括:上消化道内镜活检结果为阴性,FDG-PET/CT 检查显示肿瘤部位的 SUV 值恢复到与周围组织的生理背景值一致。这项研究中多数(>90%)患者是临床 II 期或 III 期的 EAC 患者。来自纪念斯隆·凯特琳癌症中心的 Molena 等发表了另外一项研究,结果表明采用这个标准预测接受三联治疗后 ESCC 患者 cCR 的准确性同样令人失望[32]。研究中采用的再分期手段包括:96% 的患者采用 CT 检查,57% 的患者采用 FDG-PET/CT,97% 的患者采用内镜检查(其中 52% 进行了活检)。PET SUV$_{max}$ 下降> 70%,内镜下呈现正常黏膜,活检结果为阴性,尽管所有这些因素与 pCR 的出现存在显著相关性,但是这些指标都不能完全排除肿瘤残留。在一项包括 662 例患者的研究中,通过 FDG-PET/CT 检查和多次内镜活检,确认有 61 例患者达到 cCR,从而减少了手术治疗次数,随访表明这组患者的无复发生存率是 35%[33]。鉴于目前可用的临床分期手段的特异性有限,特别是检测 pCR 时的准确性,食管切除术仍是我们推荐的治疗手段。

人们越来越重视在 nCRT 后活检组织内寻找可以预测疗效的分子标志物。学者们开展大量的研究,用基因组测序的方法来寻找可用于预测食管癌治疗后反应的基因突变。在最近的一项包含 46 个研究、56 种生物标志物的荟萃分析中,作者发现 COX2、miR-200c、ERCC1 和 TS 分子的低表达,或 CDC25B 和 p16 分子的高表达,有可能用作预测 CT/CRT 治疗后反应的指标[34]。这些发现尚未在临床实践中常规应用,但是有可能在未来用于更好地判断治疗后反应并开展个体化治疗。

结论

我们建议根据 NCCN 指南,应用 FDG-PET/CT 对治疗后肿瘤进行再分期,以排除转移性或不可切除病灶,尽管这种方法的准确性存在一定局限。FDG-PET/CT 可以区分对新辅助治疗有反应与无反应的患者,但在辨别完全缓解患者时的敏感性和特异性不足。然而,使用内镜或 EUS 进行再分期的方法不可靠,临床应用受到一定限制。目前,仍然有必要进一步开发出用于预测对新辅助治疗反应的更加准确的工具。

(林钢 译　张波 校)

参考文献

1. Ferlay J, Soerjomataram I, Ervik M, Dikshit R, Eser S, Mathers C, Rebelo M, et al. GLOBOCAN 2012 v1.0, cancer incidence and mortality worldwide: IARC CancerBase no. 11 [internet]. Lyon: International Agency for Research on Cancer; 2013. Available from: http://globocan.iarc.fr.
2. Ripley RT, Sarkaria IS, Grosser R, Sima CS, Bains MS, Jones DR, et al. Pretreatment dysphagia in esophageal cancer patients may eliminate the need for staging by endoscopic ultrasonography. Ann Thorac Surg. 2016;101(1):226–30.
3. Pasquali S, Yim G, Vohra R, et al. Survival after neo-adjuvant and adjuvant treatments compared to surgery alone for resectable esophageal carcinoma: a network meta-analysis. Ann Surg. 2017;265(3):481–91.
4. Medical Research Council Oesophageal Cancer Working Group. Surgical resection with or without preoperative chemotherapy in oesophageal cancer: a randomized controlled trial. Lancet. 2002;359(9319):1727–33.
5. Cox SJ, O'Cathail SM, Coles B, Crosby T, Mukherjee S. Update on neoadjuvant regimens for patients with operable oesophageal/gastrooesophageal junction

adenocarcinomas and squamous cell carcinomas. Curr Oncol Rep. 2017;19:7.

6. Cunningham D, Allum WH, Stenning SP, Thompson JN, Van de Velde CJ, Nicolson M, et al. Perioperative chemotherapy versus surgery alone for resectable gastroesophageal cancer. N Engl J Med. 2006;355(1):11–20.

7. van Hagen P, Hulshof MC, van Lanschot JJ, Steyerberg EW, van Berge Henegouwen MI, Wijnhoven BP, et al. Preoperative chemoradiotherapy for esophageal or junctional cancer. N Engl J Med. 2012;366(22):2074–84.

8. Sjoquist KM, Burmeister BH, Smithers BM, Zalcberg JR, Simes RJ, Barbour A, et al. Survival after neoadjuvant chemotherapy or chemoradiotherapy for resectable esophageal carcinoma: an updated meta-analysis. Lancet. 2011;12(7):681–92.

9. Fields RC, Strong VE, Gonen M, Goodman KA, Rizk NP, Kelsen DP, et al. Recurrence and survival after pathologic complete response to preoperative therapy followed by surgery for gastric or gastrooesophageal adenocarcinoma. Br J Cancer. 2011;104(12):1840–7.

10. NCCN Clinical Practice Guidelines in Oncology: Esophageal and Esophagogastric Junction Cancers, v. 2.2016. National Comprehensive Cancer Network. 2016. Available from: https://www.nccn.org/professionals/physician_gls/f_guidelines.asp#esophageal.

11. Yang Q, Cleary KR, Yao JC, Swisher SG, Roth JA, Lynch PM, et al. Significance of post-chemoradiation biopsy in predicting residual esophageal carcinoma in the surgical specimen. Dis Esophagus. 2004;17(1):38–43.

12. Sarkaria IS, Rizk NP, Bains MS, Tang LH, Ilson DH, Minsky BI, et al. Post-treatment endoscopic biopsy is a poor-predictor of pathologic response in patients undergoing chemoradiation therapy for esophageal cancer. Ann Surg. 2009;249(5):764–7.

13. Miyata H, Yamasaki M, Takiguchi S, Nakajima K, Fujiwara Y, Morii E, et al. Prognostic value of endoscopic biopsy findings after induction chemoradiotherapy with and without surgery for esophageal cancer. Ann Surg. 2011;253(2):279–84.

14. Chao YK, Wen YW, Chang HK, Tseng CK, Liu YH. An analysis of factors affecting the accuracy of endoscopic biopsy after neoadjuvant chemoradiotherapy in patients with esophageal squamous cell carcinoma. Eur J Surg Oncol. 2017;43(12):2366–73.

15. Chao YK, Yeh CJ, Lee MH, Wen YW, Chang HK, Tseng CK, et al. Factors associated with false-negative endoscopic biopsy results after neoadjuvant chemoradiotherapy in patients with esophageal squamous cell carcinoma. Medicine (Baltimore). 2015;94(8):e588.

16. Misra S, Choi M, Livingstone AS, Franceschi D. The role of endoscopic ultrasound in assessing tumor response and staging after neoadjuvant chemotherapy for esophageal cancer. Surg Endosc. 2012;26(2):518–22.

17. Sun F, Chen T, Han J, Ye P, Hu J. Staging accuracy of endoscopic ultrasound for esophageal cancer after neoadjuvant chemotherapy: a meta-analysis and systematic review. Dis Esophagus. 2015;28(8):757–71.

18. Cerfolio RJ, Bryant AS, Ohja B, Bartolucci AA, Eloubeidi MA. The accuracy of endoscopic ultrasonography with fine-needle aspiration, integrated positron emission tomography with computed tomography, and computed tomography in restaging patients with esophageal cancer after neoadjuvant chemoradiotherapy. J Thorac Cardiovasc Surg. 2005;129(6):1232–41.

19. Guo H, Zhu H, Xi Y, Zhang B, Li L, Huang Y, et al. Diagnostic and prognostic value of ^{18}F-FDG PET/CT for patients with suspected recurrence from squamous cell carcinoma of the esophagus. J Nucl Med. 2007;48(8):1251–8.

20. Mandard AM, Dalibard F, Mandard JC, Marnay J, Henry-Amar M, Petiot JF, et al. Pathologic assessment of tumor regression after preoperative chemoradiotherapy of esophageal carcinoma. Clinicopathologic correlations. Cancer. 1994;73(11):2680–6.

21. Kukar M, Alnaji RM, Jabi F, Platz TA, Attwood K, Nava H, et al. Role of repeat 18F-fluorodeoxyglucose positron emission tomography examination in predicting pathologic response following neoadjuvant chemoradiotherapy for esophageal adenocarcinoma. JAMA Surg. 2015;150(6):555–62.

22. Baksh K, Prithviraj G, Kim Y, Hoffe S, Shridhar R, Coppola D, et al. Correlation between standardized uptake value in preneoadjuvant and postneoadjuvant chemoradiotherapy and tumor regression grade in patients with locally advanced esophageal cancer. Am J Clin Oncol. 2015;41(3):254–8.

23. Rebollo Aguirre AC, Ramos-Font C, Villegas Portero R, Cook GJ, Llamas Elvira JM, Tabares AR. 18F-fluorodeoxiglucose positron emission tomography for the evaluation of neoadjuvant therapy response in esophageal cancer: systematic review of the literature. Ann Surg. 2009;250(2):247–54.

24. Schollaert P, Crott R, Bertrand C, D'Hondt L, Borght TV, Krug B. A systematic review of the predictive value of (18)FDG-PET in esophageal and esophagogastric junction cancer after neoadjuvant chemoradiation on the survival outcome stratification. J Gastrointest Surg. 2014;18(5):894–905.

25. Westerterp M, van Westreenen HL, Reitsma JB, Hoekstra OS, Stoker J, Fockens P, et al. Esophageal cancer: CT, endoscopic US, and FDG PET for assessment of response to neoadjuvant therapy--systematic review. Radiology. 2005;236(3):841–51.

26. Findlay JM, Gillies RS, Franklin JM, Teoh EJ, Jones GE, di Carlo S, et al. Restaging oesophageal cancer after neoadjuvant therapy with (18)F-FDG PET-CT: identifying interval metastases and predicting incurable disease at surgery. Eur Radiol. 2016;26(10):3519–33.

27. Gabriel E, Alnaji R, Du W, Attwood K, Kukar M, Hochwald S. Effectiveness of repeat 18F-fluorodeoxyglucose positron emission tomography computerized tomography (PET-CT) scan in identifying interval metastases for patients with esophageal cancer. Ann Surg Oncol. 2017;24(6):1739–46.

28. Stiekema J, Vermeulen D, Vegt E, Voncken FE, Aleman BM, Sanders J, et al. Detecting interval metastases and response assessment using 18F-FDG PET/CT after neoadjuvant chemoradiotherapy for esophageal cancer. Clin Nucl Med. 2014;39(10):862–7.

29. Ku GY, Kriplani A, Janjigian YY, Kelsen DP, Rusch VW, Bains M, et al. Change in chemotherapy during concurrent radiation followed by surgery after a

suboptimal positron emission tomography response to induction chemotherapy improves outcomes for locally advanced esophageal adenocarcinoma. Cancer. 2016;122(13):2083–90.

30. Goodman KA, Niedzwiecki D, Hall N, Bekaii-Saab TS, Ye X, Meyers MO, et al. Initial results of CALGB 80803 (alliance): a randomized phase II trial of PET scan-directed combined modality therapy for esophageal cancer. J Clin Oncol. 2017;35(4_suppl):1.

31. Cheedella NKS, Suzuki A, Xiao L, Hoffstetter WL, Maru DM, Taketa T, et al. Association between clinical complete response and pathological complete response after preoperative chemoradiation in patients with gastroesophageal cancer: analysis in a large cohort. Ann Oncol. 2013;24(5):1262–6.

32. Molena D, Sun HH, Badr AS, Mungo B, Sarkaria IS, Adusumilli PS. Clinical tools do not predict pathological complete response in patients with esophageal squamous cell cancer treated with definitive chemoradiotherapy. Dis Esophagus. 2014;27(4):355–9.

33. Taketa T, Correa AM, Suzuki A, Blum MA, Chien P, Lee JH, et al. Outcome of trimodality-eligible esophagogastric cancer patients who declined surgery after preoperative chemoradiation. Oncology. 2012;83(5):300–4.

34. Li Y, Huang HC, Chen LQ, Xu LY, Li EM, Zhang JJ. Predictive biomarkers for response of esophageal cancer to chemo(radio)therapy: a systematic review and meta-analysis. Sug Oncol. 2017;26(4):460–72.

35. Shaukat A, Mortazavi A, Demmy T, Nava H, Wilkinson N, Yang G, et al. Should preoperative, post-chemoradiotherapy endoscopy be routine for esophageal cancer patients? Dis Esophagus. 2004;17(2):129–35.

36. Schneider PM, Metzger R, Schaefer H, Baumgarten F, Vallbohmer D, Brabender J, et al. Response evaluation by endoscopy, rebiopsy, and endoscopic ultrasound does not accurately predict histopathologic regression after neoadjuvant chemoradiation for esophageal cancer. Ann Surg. 2008;248(6):902–8.

第 8 章

食管手术的麻醉问题

Jacob Jackson, Alessia Pedoto

引言

食管癌可通过手术治愈,但手术本身有一定的致病率和死亡率。对围术期麻醉管理的研究旨在了解其对手术结果的影响,并发现需要改进的地方。此外,随着微创技术的发展和机器人手术的出现,食管切除术的外科技术也在不断成熟,因此麻醉方法也必须同步发展,关注点也将有所转变。

麻醉医生在整个围术期发挥着至关重要的作用,他们不仅要确保进行适当的术前评估,同时要优化可改变的条件、术中管理和康复。基于证据的实践未来将逐步被正式纳入快速康复路径,以减少并发症,为患者提供最佳护理,从而突显麻醉人员在围术期的作用。

术前评估

初步评估及测试

拟接受食管切除术的患者除了食管病变外,还可能有一些与麻醉管理相关的合并症。食管切除术风险极高,为减少潜在的并发症,选择适当的患者并进行评估很有必要。

胃食管反流病(GERD)和吞咽困难通常与食管病变有关,并易导致误吸发生。严重的胃食管反流病可引起咽喉炎、慢性咳嗽或哮喘样症状;慢性误吸可导致肺纤维化。

应考虑吸烟和饮酒的患者是否存在慢性阻塞性肺疾病(COPD)和肝功能障碍。术前仍未戒烟同时过量饮酒,将增加食管切除术后并发症的发生,如伤口延迟愈合、心血管和呼吸系统并发症增加[1]。酗酒者(女性超过 24g/d,男性超过 35g/d)的总发病率、感染和肺部并发症风险、住院时间、重症监护病房收治时间和 30 天死亡率增加。急性酒精戒断症状可在戒酒后 6~8 小时内发生,表现为幻觉、癫痫发作和癫痫持续状态。48~96 小时后可观察到谵妄、震颤,并可能持续 2 周。认知功能障碍在这一阶段很常见[2]。吸烟和饮酒的风险是否可逆取决于吸烟的持续时间和戒断的时间间隔[3]。

由疾病本身、经口摄入不足或放化疗毒性引起的营养不良,会降低患者对手术的生理耐受性并延缓愈合和康复[4]。患者还可能发生电解质失衡和凝血功能障碍,亦可发生低蛋白血症(可影响药物蛋白结合率)。术前营养状况不佳与术后预后较差相关。用于评估营养的参数主要包括白蛋白、胆固醇和总淋巴细胞计数[5]。

部分患者术前会接受新辅助放化疗，以缩小肿瘤体积，增加根治性切除的可能性并且减少远处微转移[6,7]。化疗药物可引起骨髓抑制，表现为贫血和血小板减少症。贫血增加了输血及其相关并发症发生的概率。血小板减少可能增加术中出血的可能性并影响神经阻滞的实施。铂类衍生物常可引起肾功能或听力受损[8]，而氟尿嘧啶在罕见的情况下会引起心肌病、高氨血症和脑病[9]。免疫治疗是一种治疗黑色素瘤和肺癌的有效方法，目前正在用于食管肿瘤患者的临床试验，并得出一些振奋人心的结果[10]。这些药物特异性针对 T 细胞及其受体，可重新激活人体免疫系统，以对抗癌细胞。免疫药物的效力似乎在暴露于放射治疗后有所增加。但是，由于它们的作用机制，部分患者在使用后的 3~6 个月内可能会发生几种与免疫相关的不良反应。不良反应的严重程度因人而异，且多数情况下为一过性。皮疹和腹泻是最常见的不良反应。也有垂体炎（0.6%~9%）、甲状腺功能减退（20%）、糖尿病（0.2%~9%），以及肾上腺皮质功能不全（0.8%~1.6%）合并继发性低钠血症被报道。此外，报道了甲状旁腺功能低下伴低钙血症，但比较罕见。通常对轻症病例进行观察，而对于严重病例，则建议使用类固醇治疗和甲状腺激素替代治疗[11]。除非出现严重症状，否则通常可继续进行免疫治疗。

在完成全面的病史和体格检查后，适当的实验室检查应包括全面的代谢检测，以分析电解质、肝肾功能，以及血常规检查来量化可能存在的贫血和血小板减少。对出血或服用抗凝药物的患者进行凝血功能检测是必需的，同时有助于评估肝功能状态和神经阻滞的安全性。严重营养不良也可能导致异常的凝血检查结果。

合并心血管疾病可显著增加患者死亡风险，应根据美国心脏病学会/美国心脏协会指南（ACC/AHA）评估其风险性[12]。十二导联心电图可用于已知冠心病、明显心律失常、外周动脉疾病、脑血管疾病或其他严重结构性心脏病患者，或可用于心肌缺血或心律失常的筛查。更具侵入性的心脏测试（如负荷试验、血管造影）适用于高危患者（如不稳定型心绞痛、失代偿性慢性心力衰竭、心律失常和严重瓣膜病），并在检出异常结果后进行干预[12]。如果随后进行冠状动脉血运重建，则强烈建议进行心导管术。无论有无预先存在的心脏疾病，术后严重不良心脏事件（MACE）的发生率相似[13]。然而，有基础心脏疾病患者的心房颤动发生率较高，术后30 天死亡率也较高。术前心绞痛与术后不良心脏事件的发生率有较高的相关性，如心肌梗死（MI）或心搏骤停[13]。根据 ACC/AHA的最新建议，如果心肌梗死后至少 2 个月内发生再梗死的风险较高，采取冠状动脉旁路移植术（CABG）而非经皮冠状动脉介入治疗（PCI）可能降低这一风险[12]。如果患者需要行血运重建，择期手术应推迟进行，但癌症是一种潜在进展的疾病，因此等待时间的长短是个难题[14]。

由于心脏支架，特别是药物洗脱支架后长期需要抗凝治疗，这对手术而言是一个必须重视的问题。停止双重抗血小板治疗（即阿司匹林和氯吡格雷）与支架血栓形成的高风险有关，然而继续治疗会增加术中和术后出血的风险，影响区域局部麻醉效果[15]。抗凝治疗的持续时间通常取决于支架的类型：使用裸金属支架通常需要抗凝 4~6 周，而使用药物洗脱支架时，择期手术前建议抗凝 12 个月，紧急情况下建议抗凝 6 个月[12]。使用药物洗脱支架后，支架血栓形成的风险更高，特别是如果支架很长，或者如果血运重建不完善，在分叉处容易发生血栓，或者患者有糖尿病或心力衰竭病史，也会增加相关风险[15]。

一项非随机的前瞻性研究对非心脏手术患者进行了观察，这些患者手术后 1 年内放置了心脏支架，发现术后心脏并发症的发生率为 44.7%，死亡率为 4.7%[16]。平均在手术前 3 天停止双重抗血小板治疗，并用静脉注射普通肝素或皮下注射依诺肝素替代。大多数并发症发生在支架置入后的前 35 天内，且为心源性的，出血不是显著影响因素。但另一项前瞻性研究观察了 16 例冠状动脉成形术或 PCI 术后 4 周进行肺切除术的患者，但并未证实出血不是一个显著的影响因素[17]。有研究证实，双重抗血小板治疗 4 周，手术前 5 天停用并用低分子肝素桥接，未发生心肌梗死或死亡。尽管不是随机对照试验，但这些研究强调了几个要点：一旦停止抗血小板治疗，应使用低分子肝素桥接（仅使用肝素是不够的）。所有非挽救生命的手术至少应推迟到支架放置后 6~12 周，阿司匹林的使用应持续到手术当天[18,19]。相比可能导致低风险的术后出血，抗凝治疗对术后即刻 MACE 的保护作用更大[18]。预防性血运重建术（CABG 与 PCI）似乎并不能为接受择期大血管手术的心脏病患者提供比最佳药物治疗更好的疗效[12,14]，长期生存率、心肌梗死发生率、死亡率和住院时间似乎并没有发生变化。然而，与 PCI 相比，CABG 与术后心肌梗死减少和住院时间缩短有关，这可能是因为冠状动脉旁路移植术后心肌供血更好[20]。根据 ACC 的建议，不稳定型心绞痛或晚期冠状动脉疾病患者应采取冠状动脉旁路移植术[12]。如果手术前需要血运重建，裸金属支架或球囊血管成形术是首选，因为其血栓形成风险较低[19]。在这两种情况下，择期手术需要适当延迟，以防止移植物或支架血栓形成。

有 COPD 病史、肺切除史、慢性肺病的患者，或病态肥胖患者应在术前行肺功能检测（PFT），以预测单肺通气（OLV）的可行性。计算机断层扫描（CT）或正电子发射断层扫描（PET）不仅可以用来进行癌症分期或评估放化疗治疗反应，麻醉医生也可将其用于评估气道异常或肺部疾病。肺功能较差与呼吸系统并发症的发生率增加有关，而术前肺康复训练（例如，激励性肺活量测定、深膈呼吸、咳嗽）可降低相关肺部并发症发生率。呼吸康复训练可以改善呼吸力学并减少并发症，已被建议作为多学科诊疗的一部分[21]。

术前分期可能涉及内镜超声（EUS）评估，该评估可作为门诊操作进行，需要麻醉配合[22]。采取镇静还是全身麻醉取决于症状的严重程度和麻醉医生的经验。

患者选择

预测哪些患者在食管切除术后恢复困难或死亡，对所有患者来说都是有价值的。一般来说，整体健康状况不佳和先前存在器官系统功能障碍会对食管切除术的结果产生负面影响[23]。

使用评分算法可以增加选择标准的客观性。

1.格拉斯哥预后评分（GPS）结合 C 反应蛋白升高和低白蛋白血症作为全身炎症的标志物。7 项关于食管癌 GPS 和改良 GPS（mGPS）的研究表明，评分与肿瘤分期和病理特征无关，具有预后参考价值[24]。

2.计数死亡率和发病率的生理学和手术严重性评分（POSSUM）、朴次茅斯（P）POSSUM 和上消化道（O）POSSUM 模型的生理和手术严重度评分，用两部分评分系统计算风险调整死亡率：12 因子生理评分和 6 因子手术严重度评分。三种模型的比较表明，P-POSSUM 提供了最准确的预测食管切除术后住院死亡率的方法[25]。POSSUM 模型与

mGPS 的比较表明,POSSUM 生理学评分有助于预测术后发病率,而 mGPS 是预测肿瘤特异性生存率的最佳指标[26]。

心肺功能运动试验(CPET)是一种测定患者耐受手术创伤的生理能力的方法。该测试包括在记录通气参数、吸气和呼气、血压和心电图的同时,对抗以循环能量计、跑步机或手摇曲柄形式的已知阻力水平,进行大约 10 分钟的运动。依据这些数据确定机体的最大摄氧量和厌氧阈值(厌氧代谢超过有氧代谢的点)[27]。CPET 的结果表明,对于接受大型腹部或胸部手术治疗的老年患者,厌氧阈值<11mL/(kg·min)可预测术后心肺衰竭[28]。虽然对患者术前运动能力进行动态预测(如 CPET)对食管切除术患者有效,但它尚未被证明与术后心肺疾病发生率有很好的相关性或在人群中有足够的辨别能力[29,30]。

总之,基于评分系统和运动测试的风险分层不应用于排除手术患者,但将这些评估数据添加到临床经验中有助于对高危患者病情判断的讨论和决策。

优化

减少可控的危险因素是手术准备的重中之重,重点是戒烟、纠正贫血和改善代谢状态。

1.在一项回顾性分析中,食管切除术前戒烟时间越长,肺炎的发生率越低。目前尚不清楚需要戒烟多久以减少术后并发症,一些专家建议至少戒烟 4~8 周[31]。另一项研究表明,戒烟≤30 天是肺炎的独立危险因素,而戒烟≤90 天是其他严重疾病的独立危险因素[32]。强烈建议在围术期术前访视时为患者提供咨询,并建议进行行为和药理学干预[3]。呼吸物理疗法(如吸气肌训练)已被研究并被证实可以改善呼吸功能,但不会影响食管切除术后肺炎的发生率[33]。

2.贫血常与食管癌伴发,增加了红细胞输注的可能性,这与较高的整体并发症发生风险和手术部位感染风险显著相关[34]。缺铁性贫血可以在术前通过口服或静脉补铁来纠正;需要口服铁剂 2 周来提高血清血红蛋白水平,口服 2 个月可恢复正常[35]。静脉输注铁剂可以更快地纠正贫血。目前尚不清楚使用含促红细胞生成素的铁补充剂是否可以减少输血的需要[36]。

3.营养不良可能导致术后并发症,并可因手术应激和术后恢复的代谢需求而加重。虽然吞咽困难患者的营养状况不容易改善,但仍应进行营养评估,并努力增加营养摄入。术前适当禁食前的能量储备可能会减轻患者的手术应激反应、胰岛素抵抗和随后的高血糖,以及肌肉溶解[37,38]。对于严重营养不良的患者,可以在手术前放置营养管。然而,在新辅助治疗之前,选择性肠内营养并不能改善预后,因此除非认为有必要,否则不应推荐使用。

术中管理

手术方法

麻醉准备必须考虑计划的手术入路,因为每种方法都有自己的考虑因素。与手术技术(开放还是微创)和手术类型(Ivor Lewis、McKeown、经食管裂孔)无关,接受食管切除术的患者在诱导和苏醒时有误吸的风险,需要最佳的镇痛。由于手术过程中或术后可能出现心律失常,且与所采用的手术方式无关,故通常使用侵入性监测。对于长时间手术的病例,采取正确的体位以避免神经损伤是必不可少的[40]。建议在手术结束时拔管,以避免使用呼吸机时镇静剂引起通气相关的呼吸衰竭和血流动力学不稳定。

涉及大切口和侵犯腹膜腔、胸膜腔的开放性手术，对患者来说是一个痛苦的过程。疼痛控制不充分会使拔管复杂化，并在缺少多模式镇痛方案的情况下影响恢复期有效的咳痰和下地活动。适当的镇痛是很重要的，通常以硬膜外或椎旁导管的方式进行，如果患者在术后进入 ERAS 途径，则在 2~3 天内移除。

自 21 世纪初以来，微创食管切除术（MIE）变得越来越流行，特别是在大型学术中心，其目的在于通过减少手术应激、减轻术后疼痛和促进整体康复来降低风险和改善预后。所有形式的手术都可以微创进行[40]，其发病率和死亡率与开放手术相似[41-43]。这些病例的主要关注点包括体位、气腹和气胸的形成，以及胸部操作阶段发生的心律失常。在大多数情况下，患者先取头高足低卧位，然后取侧卧位。然而，一些中心在胸腔镜操作时也使用俯卧位[44]。极高的头高足低卧位要求将患者良好固定并垫好足部，以防止患者跌落。由于静脉回流减少，体位摆放和腹部充气后很快就会发生低血压，可能需要血管内容量负荷和（或）强心剂。在进行膈肌脚游离时，气胸可能会进展，此时需要行腹膜腔放气减压、补充液体、加压素/强心剂以及将手术台放平，严重的情况下需要进行胸腔闭式引流术[45]。

术中监测

食管切除术的持续时间和复杂性需要能够全面快速地监测患者的血流动力学和代谢状态。标准监测应包括脉搏血氧测定、无创血压监测、心电图和体温监测。放置用于连续血压监测的动脉通路通常用于指导血流动力学支持和呼吸机设置，特别是对于

单肺通气的手术。此外，胸腔内食管切除和纵隔的操作有可能导致大血管压迫或损伤，刺激心脏引起心律失常，需要快速检测和干预。来自动脉通路的动脉血样可用于血红蛋白水平、电解质平衡、酸碱状态、动脉氧合和乳酸浓度的即时分析。中心静脉通路通常不是必要的，除非在静脉通路建立困难或输注血管紧张素的情况下。如果采用经颈入路，应避免左侧颈内静脉或颈外静脉置管，不应使用左胸壁置入孔。温度探头可以放置在口咽、鼻咽、外耳道、膀胱或直肠中。然而，除非与手术小组合作，应注意避免将温度探头或其他装置置入食管中。

诱导和气道管理

食管切除术的麻醉诱导应考虑到合并症的情况，特别是吸入性肺炎的风险。虽然有些患者可能能够正常吞咽，很少或不会发生胃食管反流病，或者新辅助化疗后吞咽困难完全消失，但麻醉师必须警惕这种风险，并适时采取预防措施。床头应保持升高 30°，直到人工气道得到固定。使用静脉诱导剂（如异丙酚）、琥珀胆碱或罗库溴铵进行快速诱导，以实现快速起效的神经肌肉阻滞。双腔管（DLT）或带支气管封堵器的单腔管（SLT）可在经胸手术期间提供单肺通气，特别是对于微创技术而言[46]。纤维支气管镜检查确认上述两种气管插管的正确放置，并应在患者位置改变后重新进行评估。如果手术团队正在计划一个灵活的初步支气管镜检查，以评估气道受累情况，或者如果患者解剖结构不佳，则可以放置 SLT，随后更换 DLT 或保持原位，以便与支气管封堵器一起使用。尝试快速诱导放置 DLT 对于有经验的麻醉师也是具有挑战性的，应该仔细操作并制订预案，以应对困难插管。可视喉镜检查或纤维

支气管镜检查可以大大改善声门视野,便于 DLT 放置,并且可成为主要或备用方案的一部分[47]。声门上气道装置可用于抢救插管失败,但对于有误吸风险的患者来说并不理想。一旦放置到位,就可以更换气管导管。最后,对于预期插管困难的患者,可能需要清醒插管。

呼吸机管理

由于单肺通气后可能有更明显的肺损伤,因此在术中提倡采取保护性肺通气策略。根据美国国家手术质量改进计划(NSQIP)的数据,术后肺部并发症仍然是食管切除术后最常见的并发症类型,患病率为 20%~40%[48]。围术期急性肺损伤是多因素引起的,包括手术创伤、肺泡炎症和呼吸机引起的肺损伤(VILI)等。保护性策略包括根据预测的体重维持低潮气量、优化呼气末正压(PEEP)、进行常规肺复张操作、降低吸入氧气浓度、避免高峰值吸气和气道平台压力,并限制单肺通气持续时间[49,50]。呼吸机参数的精确指导方案尚未被阐明。

镇痛剂

有效控制食管切除术后的疼痛对患者有很多好处,它是许多快速康复途径的重要组成部分。胸段硬膜外镇痛(TEA)仍然是开放食管切除术的金标准,相比肠外阿片类药物,可减少全身炎症反应,并提供更好的疼痛缓解[51,52]。硬膜外导管通常于术前放置在胸椎水平,从 T4 覆盖到 L1。常用药物包括稀释的局部麻醉药,伴或不伴阿片类药物,通常是丁哌卡因或罗哌卡因,配合使用芬太尼或氢吗啡酮。有证据表明,与手术完成时开始的 TEA 相比,TEA 的预镇痛可减少开胸手术后的急性疼痛[53],但没有专门针对食管切除术的研究,应注意交感神经切除术相关的低血压可能加重。除了有效的疼痛控制外,TEA 的显著益处包括促进早期拔管、更好地镇痛以促进术后活动、降低肺炎和吻合口瘘的发生率[52,54]。TEA 可能出现并发症,如尿潴留、低血压、失败或不完全阻滞[54]。椎旁阻滞(PVB)或导管留置是 TEA 的替代方法,当用于开胸手术时,可提供等效镇痛,且肺部并发症较少,整体副作用更少[55]。PVB 比硬膜外置管更具挑战性,因为它需要在深部空间中注射或放置导管。随着超声引导的出现,其成功率已经有所提高,但相比硬膜外置管仍需要更多的练习。在胸腔关闭前,外科医生术中可在直视下放置椎旁导管。PVB 的主要优点是其单侧性,主要缺点是无法覆盖腹部切口。迄今为止,还没有前瞻性研究比较 PVB 和 TEA 在胸腹切开术或食管切除术中的应用。

当神经阻滞技术被列为禁忌时,可考虑采取周围神经阻滞。胸膜外肋间神经阻滞和腹横肌平面阻滞是可行的阿片类药物保留区域技术。早期报道显示,前锯肌平面阻滞和竖脊肌平面阻滞也可能对低风险的开胸疼痛有效[56,57]。即便如此,周围神经阻滞仅提供次优镇痛,阿片类药物和辅助用药仍然必要。可以在镇痛方案中加入各种静脉和口服药物,如对乙酰氨基酚、非甾体抗炎药(NSAID)、α-2 激动剂(例如,可乐定或右美托咪定)、NMDA 拮抗剂(例如,氯胺酮或镁剂)和加巴喷丁类似物(加巴喷丁和普瑞巴林)。关于这些镇痛辅助药物用于食管切除术疗效的具体研究仍然缺乏。值得注意的是,由于与吻合口愈合受损和吻合口瘘增加有关,NSAID 在结直肠手术中的应用引起了人们的关注,并且其应用于食管切除术患者被认为可能对患者不利[58,59]。加巴喷丁与腹腔镜手术后的镇静和呼吸抑制有关，特别是在老年患者以及与长效阿片类药物和苯二氮䓬类药物联合使用时[60]。

目前，MIE 没有金标准镇痛药。与开放食管切除术不同，TEA 用于微创手术时是多种多样的，主要取决于患者的呼吸系统合并症。多个操作孔和多个手术区域仍然会造成相当程度的疼痛，因此需要多模式镇痛，以使患者感到舒适并促进康复。如果患者没有禁忌证，则应在术前采取胸段硬膜外麻醉进行 MIE，以防有可能转为开放手术。有慢性阿片类药物使用史和耐受性，既往有副作用或阿片类药物过敏史，呼吸功能不佳，有精神错乱倾向或其他影响阿片类药物使用效果情况的患者也可能从 MIE 的 TEA 技术中受益。

液体管理

目前仍缺乏关于食管切除术中所需适当液体量的证据。对于任何其他手术，液体管理的目的应为保证血容量、电解质和酸碱平衡以及正常生理功能[36]。所用液体的容量和类型应根据患者情况和手术类型而定[61]。液体限制到血容量不足可能会降低心排血量和组织氧输送，损害肾功能和食管胃吻合口的灌注。相反，液体过量可能导致液体转移到组织间隙，从而影响吻合口愈合和肠功能，并引发肺部并发症[62]。给予的液体类型与用量一样重要。建议使用平衡晶体液，特别是用于短期手术，而对于大手术，推荐胶体配合平衡盐溶液使用[36]。目前没有证据表明，使用胶体或明胶会增加各种类型休克的发病率和死亡率。此外，长期使用胶体的结果数据可能不适用于手术人群，因为手术人群暴露的时间间隔有限。从现有的关于胸外科手术和食管切除术后液体给药和并发症发生率的研究推断，建议术中总液体量为

$3\sim10\text{mL}/(\text{kg}\cdot\text{h})$[63]，但应该强调的是，液体需求的个体差异很大，没有关于固定液体置换对预后作用的数据。一种更客观的指导液体替代的方法是基于目标导向液体治疗（GDFT），该方法测量液体需求的替代指标，如每搏输出量、心排血量和液体反应性，以在动态环境中满足个性化需求。在食管切除术中使用 GDFT 的挑战是，在开放性胸部手术或在气腹存在的情况下（MIE），与血流相关的血流动力学终点可能不准确。这些数据还受到心律失常、低潮气量（<8mL/kg IBW）的机械通气和胸壁顺应性降低的影响。食管多普勒超声心动图和经食管超声心动图均不适用于食管切除术，使得 GDFT 技术总体上难以应用。在一个观察性质量改进项目中，对接受 MIE 或开放式食管切除术的患者分别采取具有无创心排血量监测仪的 GDFT 与标准治疗进行比较，观察到 GDFT 组的肺炎发病率下降[64]。

NPO 状态指南已经发生变化，特别是随着 ERAS 途径的出现，允许患者在术前 2 小时服用轻流质。因此，术前血管内容量消耗很小（200~400mL），无须容量置换。肠道准备也不是常规应用，从而避免了术前容量不足[61]。

食管胃吻合口的灌注

食管胃吻合口缺血引起的吻合口瘘是食管切除术后的一种严重并发症。保持管状胃的血液灌注以使吻合部位获得充分组织氧合是关键。在结扎动脉进行游离胃的过程中，用于构建管状胃的胃底血液供应减少。因此，流向吻合口的血液严重依赖于胃大弯和胃底内的局部微血管网络。尽管超过正常的平均动脉压并不能改善试验模型中的管状胃灌注，但对于麻醉师来说，避免低血压对于灌注是很重要的[65]。麻醉或 TEA 引起的

低血压可以很容易地通过血管升压素或强心药来纠正[66]。在食管切除术中应该完全避免使用血管升压素是没有根据的,也没有得到文献的支持。一项利用激光散斑对比成像技术对组织表面以下 1mm 微循环进行术中评估的研究表明,灌注的变化更多地与手术过程有关,而不是与使用 TEA 或去氧肾上腺素支持有关[67]。必要时,ERAS 途径使用去甲肾上腺素或多巴胺作为弱效强心药来维持血压,对食管吻合术没有不良影响[64]。需要采取新的方法来确保食管胃吻合口的愈合,术中使用吲哚菁绿荧光素成像来预测灌注不良区域已经显示了一些应用前景[68]。

术后恢复

并发症

多达 60% 的食管切除术患者术后可发生不良后果[69]。

肺部并发症最常见,主要包括肺炎、吸入性肺炎、急性肺损伤(ALI)、急性呼吸窘迫综合征(ARDS)、支气管胸膜瘘、肺不张和肺栓塞。ARDS 是最严重的肺部并发症,死亡率高达 50%[70]。导致这些不良肺部结局的因素很多[71]。术中机械通气可能是一个重要的组成部分,特别是当与手术操作和肺部隔离相结合时。镇痛不良或镇静过度会导致呼吸困难,导致通气不足。阿片类药物相关的镇静作用也可能导致误吸。

心血管并发症也是食管切除术后并发症发病率和死亡率升高的重要原因,主要表现为心律失常。室上性快速心律失常以心房颤动为主,发生率约为 18%[72],导致 ICU 入住率升高、住院时间更长、30 天死亡率升高[73]。针对室上性快速心律失常有几种治疗方案,主要依靠药物复律(胺碘酮、索托洛尔)或使用 β 受体阻滞剂、钙通道阻滞剂或胺碘酮控制心率。年龄、性别、手术类型和 BNP 升高(>30pg/mL)与术后发生心房颤动的风险增加有关[74]。胺碘酮或钙通道阻滞剂是预防的首选药物。已经服用 β 受体阻滞剂的患者应继续服用。镁剂、他汀类药物和 ACE 抑制剂也被认为是弱效预防性药物。

食管吻合口瘘增加了恢复期的并发症发病率,并显著增加了术后的死亡率。其他不太常见但值得注意的并发症包括乳糜胸、喉返神经损伤、肠梗阻、脓肿形成和伤口感染。这些并发症可能需要手术治疗,因此需要使用麻醉剂。

快速康复

将良好的、经同行评审的研究结果正式纳入围术期护理的简化方案,称为术后快速康复(ERAS),其可成功地减少各种手术人群的并发症,并加速其恢复[36]。因为可能需要一套全面的干预措施才能看到结果的总体改善,目前正在评估这种方法在食管切除术护理中的有效性。ERAS 途径的一般重点是 5 类护理:①术前评估、计划和入院前准备;②减轻手术的生理应激;③采取结构化方法进行即时的术后和围术期管理,包括减轻疼痛;④早期活动;⑤早期肠内喂养[75]。

目前,对食管切除术进行单独干预的证据很少,许多建议来自非食管胸腹手术。然而,将现有的 ERAS 方案应用于食管切除术是一种合乎逻辑的方法,并有望使食管癌的外科治疗更加安全。

结论

随着微创手术技术的发展和 ERAS 路径的创建,越来越多的具有挑战性的病例将被视为可切除的候选病例。在与其他医疗提供者协调护理的同时，麻醉医生的作用将变得更加积极。优化术前功能状态，规划麻醉的各个方面，预防术后并发症都是手术成功的目标，这需要不同专家组成的医疗小组在围术期各个阶段的共同努力。

（陈劲赓 译　邵为朋 校）

参考文献

1. Mantziari S, Hübner M, Demartines N, Schäfer M. Impact of preoperative risk factors on morbidity after esophagectomy: is there room for improvement? World J Surg. 2014;38(11):2882–90.
2. Eliasen M, Grønkjær M, Skov-Ettrup LS, et al. Preoperative alcohol consumption and postoperative complications: a systematic review and meta-analysis. Ann Surg. 2013;258(6):930–42.
3. Yousefzadeh A, Chung F, Wong DT, et al. Smoking cessation: the role of the anesthesiologist. Anesth Analg. 2016;122(5):1311–20.
4. Nozoe T, Kimura Y, Ishida M, et al. Correlation of pre-operative nutritional condition with postoperative complications in surgical treatment for oesophageal carcinoma. Eur J Surg Oncol. 2002;28(4):396–400.
5. Yoshida N, Baba Y, Shigaki H, et al. Preoperative nutritional assessment by controlling nutritional status (CONUT) is useful to estimate postoperative morbidity after esophagectomy for esophageal cancer. World J Surg. 2016;40(8):1910–7.
6. Burt BM, Groth SS, Sada YH, et al. Utility of adjuvant chemotherapy after neoadjuvant chemoradiation and esophagectomy for esophageal cancer. Ann Surg. 2017;266(2):297–304.
7. Klevebro F, Johnsen G, Johnson E, et al. Morbidity and mortality after surgery for cancer of the oesophagus and gastro-oesophageal junction: a randomized clinical trial neoadjuvant chemotherapy vs. neoadjuvant chemoradiation. Eur J Surg Oncol. 2015;41(7):920–6.
8. Dilruba S, Kalayda GV. Platinum-based drugs: past, present and future. Cancer Chemother Pharmacol. 2016;77(6):1103–24.
9. Thomas SA, Grami Z, Mehta S, Patel K. Adverse effects of 5-fluorouracil: focus on rare side effects. Cancer Cell Microenviron. 2016;3:e1266.
10. Oh SJ, Han S, Lee W, Lockhart AC. Emerging immunotherapy for the treatment of esophageal cancer. Expert Opin Investig Drugs. 2016;25(6):667–77.
11. Cukier P, Santini FC, Scaranti M, Hoff AO. Endocrine side effects of cancer immunotherapy. Endocr Relat Cancer. 2017;24(12):T331–47.
12. Fleisher LA, Fleischmann KE, Auerbach AD, et al. 2014 ACC/AHA guideline on perioperative cardiovascular evaluation and management of patients undergoing noncardiac surgery: a report of the American College of Cardiology/American Heart Association Task Force on practice guidelines. J Am Coll Cardiol. 2014;64(22):e77–e137.
13. Pandey A, Sood A, Sammon JD, et al. Effect of preoperative angina pectoris on cardiac outcomes in patients with previous myocardial infarction undergoing major noncardiac surgery (data from ACS-NSQIP). Am J Cardiol. 2015;115(8):1080–4.
14. McFalls EO, Ward HB, Moritz TE, et al. Coronary-artery revascularization before elective major vascular surgery. N Engl J Med. 2004;351(27):2795–804.
15. Spahn DR, Howell SJ, Delabays A, Chassot PG. Coronary stents and perioperative anti-platelet regimen: dilemma of bleeding and stent thrombosis. Br J Anaesth. 2006;96(6):675–7.
16. Vicenzi MN, Meislitzer T, Heitzinger B, et al. Coronary artery stenting and non-cardiac sugery – a prospective outcome study. Br J Anaesth. 2006;96(6):686–93.
17. Voltolini L, Rapicetta C, Luzzi L, et al. Lung resection for non-small cell lung cancer after prophylactic coronary angioplasty and stenting: short- and long-term results. Minerva Chir. 2012;67(1):77–85.
18. Oscarsson A, Gupta A, Fredrikson M, et al. To continue or discontinue aspirin in the perioperative period: a randomized, controlled clinical trial. Br J Anaesth. 2010;104(3):305–12.
19. Banerjee S, Angiolillo DJ, Boden WE, et al. Use of antiplatelet therapy/DAPT for post-PCI patients undergoing noncardiac surgery. J Am Coll Cardiol. 2017;69(14):1861–70.
20. Ward HB, Kelly RF, Thottapurathu L, et al. Coronary artery bypass grafting is superior to percutaneous coronary intervention in prevention of perioperative myocardial infarctions during subsequent vascular surgery. Ann Thorac Surg. 2006;82(3):795–800.
21. Yamana I, Takeno S, Hashimoto T, et al. Randomized controlled study to evaluate the efficacy of a preoperative respiratory rehabilitation program to prevent postoperative pulmonary complications after esophagectomy. Dig Surg. 2015;32(5):331–7.
22. Schreurs LMA, Janssens ACJW, Groen H, et al. Value of EUS in determining curative resectability in reference to CT and FDG-PET: the optimal sequence in preoperative staging of esophageal cancer? Ann Surg Oncol. 2016;23(suppl 5):1021–8.
23. Bartels H, Stein HJ, Siewert JR. Preoperative risk analysis and postoperative mortality of oesophagectomy for resectable oesophageal cancer. Br J Surg. 1998;85(6):840–4.
24. Mcmillan DC. The systemic inflammation-based Glasgow Prognostic Score: a decade of experience in patients with cancer. Cancer Treat Rev. 2013;39(5):534–40.
25. Bosch DJ, Pultrum BB, Bock GHD, et al. Comparison of different risk-adjustment models in assessing short-term surgical outcome after transthoracic esophagectomy in patients with esophageal cancer. Am J Surg. 2011;202(3):303–9.
26. Dutta S, Al-Mrabt NM, Fullarton GM, et al. A comparison of POSSUM and GPS models in the predic-

tion of post-operative outcome in patients undergoing oesophago-gastric cancer resection. Ann Surg Oncol. 2011;18(10):2808–17.

27. Smith TB, Stonell C, Purkayastha S, et al. Cardiopulmonary exercise testing as a risk assessment method in non cardio-pulmonary surgery: a systematic review. Anaesthesia. 2009;64(8):883–93.

28. Older P, Smith R, Courtney P, et al. Preoperative evaluation of cardiac failure and ischemia in elderly patients by cardiopulmonary exercise testing. Chest. 1993;104(3):701–4.

29. Forshaw MJ, Strauss DC, Davies AR, et al. Is cardiopulmonary exercise testing a useful test before esophagectomy? Ann Thorac Surg. 2008;85(1):294–9.

30. Moyes L, Mccaffer C, Carter R, et al. Cardiopulmonary exercise testing as a predictor of complications in oesophagogastric cancer surgery. Ann R Coll Surg Engl. 2013;95(2):125–30.

31. Turan A, Koyuncu O, Egan C, et al. Effect of various durations of smoking cessation on postoperative outcomes: a retrospective cohort analysis. Eur J Anaesthesiol. 2017;34:1–10.

32. Yoshida N, Baba Y, Hiyoshi Y, et al. Duration of smoking cessation and postoperative morbidity after esophagectomy for esophageal cancer: how long should patients stop smoking before surgery? World J Surg. 2016;40(1):142–7.

33. Dettling DS, Schaaf MVD, Blom RL, et al. Feasibility and effectiveness of pre-operative inspiratory muscle training in patients undergoing oesophagectomy: a pilot study. Physiother Res Int. 2013;18(1):16–26.

34. Melis M, Mcloughlin JM, Dean EM, et al. Correlations between neoadjuvant treatment, anemia and perioperative complications in patients undergoing esophagectomy for cancer. J Surg Res. 2009;153(1):114–20.

35. Muñoz M, García-Erce JA, Cuenca J, et al. On the role of iron therapy for reducing allogeneic blood transfusion in orthopaedic surgery. Blood Transfus. 2012;10(1):8–22.

36. Findlay JM, Gillies RS, Millo J, et al. Enhanced recovery for esophagectomy: a systematic review and evidence-based guidelines. Ann Surg. 2014;259(3):413–31.

37. Li L, Wang Z, Ying X, et al. Preoperative carbohydrate loading for elective surgery: a systematic review and meta-analysis. Surg Today. 2012;42(7):613–24.

38. Yuill KA, Richardson RA, Davidson HI, et al. The administration of an oral carbohydrate-containing fluid prior to major elective upper-gastrointestinal surgery preserves skeletal muscle mass postoperatively – a randomised clinical trial. Clin Nutr. 2005;24(1):32–7.

39. Jenkins TK, Lopez AN, Sarosi GA, et al. Preoperative enteral access is not necessary prior to multimodality treatment of esophageal cancer. Surgery. 2018;163(4):770–6.

40. Sihag S, Kosinski AS, Gaissert HA, et al. Minimally invasive versus open esophagectomy for esophageal cancer: a comparison of early surgical outcomes from the Society of Thoracic Surgeons National Database. Ann Thorac Surg. 2016;101(4):1281–8.

41. Luketich JD, Pennathur A, Awais O, et al. Outcomes after minimally invasive esophagectomy: review of over 1000 patients. Ann Surg. 2012;256(1):95–103.

42. Luketich JD, Pennathur A, Franchetti Y, et al. Minimally invasive esophagectomy: results of a prospective phase II multicenter trial-the eastern cooperative oncology group (E2202) study. Ann Surg. 2015;261(4):702–7.

43. Biere SS, Cuesta MA, van der Peet DL. Minimally invasive versus open esophagectomy for cancer: a systematic review and meta-analysis. Minerva Chir. 2009;64(2):121–33.

44. Palanivelu C, Prakash A, Senthilkumar R, et al. Minimally invasive esophagectomy: thoracoscopic mobilization of the esophagus and mediastinal lymphadenectomy in prone position – experience of 130 patients. J Am Coll Surg. 2006;203(1):7–16.

45. Rucklidge M, Sanders D, Martin A. Anaesthesia for minimally invasive oesophagectomy. Contin Educ Anaesth Crit Care Pain. 2010;10(2):43–7.

46. Narayanaswamy M, McRae K, Slinger P, et al. Choosing a lung isolation device for thoracic surgery: a randomized trial of three bronchial blockers versus double-lumen tubes. Anesth Analg. 2009;108(4):1097–101.

47. Yamakazi T, Ohsumi H. The airway scope is a practical intubation device for a double-lumen tube during rapid-sequence induction. J Cardiothorac Vasc Anesth. 2009;23(6):926.

48. Molena D, Mungo B, Stern M, et al. Incidence and risk factors for respiratory complications in patients undergoing esophagectomy for malignancy: a NSQIP analysis. Semin Thorac Cardiovasc Surg. 2014;26(4):287–94.

49. Shen Y, Zhong M, Wu W, et al. The impact of tidal volume on pulmonary complications following minimally invasive esophagectomy: a randomized and controlled study. J Thorac Cardiovasc Surg. 2013;146(5):1267–73.

50. Lohser J, Slinger P. Lung injury after one-lung ventilation: a review of the pathophysiologic mechanisms affecting the ventilated and the collapsed lung. Anesth Analg. 2015;121(2):302–18.

51. Rudin A, Flisberg P, Johansson J, et al. Thoracic epidural analgesia or intravenous morphine analgesia after thoracoabdominal esophagectomy: a prospective follow-up of 201 patients. J Cardiothorac Vasc Anesth. 2005;19(3):350–7.

52. Flisberg P, Törnebrandt K, Walther B, et al. Pain relief after esophagectomy: thoracic epidural analgesia is better than parenteral opioids. J Cardiothorac Vasc Anesth. 2001;15(3):282–7.

53. Bong CL, Samuel M, Ng JM, et al. Effects of preemptive epidural analgesia on post-thoracotomy pain. J Cardiothorac Vasc Anesth. 2005;19(6):786–93.

54. Wei L, Yongchun L, Qingyuan H, et al. Short and long-term outcomes of epidural or intravenous analgesia after esophagectomy: a propensity-matched cohort study. PLoS One. 2016;11(4):e0154380.

55. Davies RG, Myles PS, Graham JM. A comparison of the analgesic efficacy and side-effects of paravertebral vs epidural blockade for thoracotomy – a systematic review and meta-analysis of randomized trials. Br J Anaesth. 2006;96(4):418–26.

56. Blanco R, Parras T, McDonnell JG, Prats-Galino A. Serratus plane block: a novel ultrasound-

guided thoracic wall nerve block. Anesthesia. 2013;68(11):1107–13.

57. Forero M, Adhikary SD, Lopez H, et al. The erector spinae plane block: a novel analgesic technique in thoracic neuropathic pain. Reg Anesth Pain Med. 2016;41(5):621–7.

58. Gorissen KJ, Benning D, Berghmans T, et al. Risk of anastomotic leakage with non-steroidal anti-inflammatory drugs in colorectal surgery. Br J Surg. 2012;99(5):721–7.

59. Rushfeldt CF, Sveinbjørnsson B, Søreide K, Vonen B. Risk of anastomotic leakage with use of NSAIDs after gastrointestinal surgery. Int J Color Dis. 2011;26(12):1501–9.

60. Cavalcante AN, Sprung J, Schroeder DR, Weingarten TN. Multimodal analgesic therapy with gabapentin and its association with postoperative respiratory depression. Anesth Analg. 2017;125(1):141–6.

61. Navarro LH, Bloomstone JA, Auler JO Jr, et al. Perioperative fluid therapy: a statement from the international Fluid Optimization Group. Perioper Med (Lond). 2015;4:3.

62. Holte K, Sharrock NE, Kehlet H. Pathophysiology and clinical implications of perioperative fluid excess. Br J Anaesth. 2002;89(4):622–32.

63. Durkin C, Schisler T, Lohser J. Current trends in anesthesia for esophagectomy. Curr Opin Anaesthesiol. 2017;30(1):30–5.

64. Veelo DP, van Berge Henegouwen MI, Ouwehand KS, et al. Effect of goal-directed therapy on outcome after esophageal surgery: a quality improvement study. PLoS One. 2017;12(3):e0172806.

65. Klijn E, Niehof S, de Jonge J, et al. The effect of perfusion pressure on gastric tissue blood flow in an experimental gastric tube model. Anesth Analg. 2010;110(2):541–6.

66. Pathak D, Pennefather SH, Russell GN, et al.

Phenylephrine infusion improves blood flow to the stomach during oesophagectomy in the presence of a thoracic epidural analgesia. Eur J Cardiothorac Surg. 2013;44(1):130–3.

67. Ambrus R, Achiam MP, Secher NH, et al. Evaluation of gastric microcirculation by laser speckle contrast imaging during esophagectomy. J Am Coll Surg. 2017;225(3):395–402.

68. Ohi M, Toiyama Y, Mohri Y, et al. Prevalence of anastomotic leak and the impact of indocyanine green fluorescein imaging for evaluating blood flow in the gastric conduit following esophageal cancer surgery. Esophagus. 2017;14(4):351–9.

69. McCulloch P, Ward J, Tekkis PP, et al. Mortality and morbidity in gastro-oesophageal cancer surgery: initial results of ASCOT multicentre prospective cohort study. BMJ. 2003;327(7425):1192–7.

70. Tandon S, Batchelor A, Bullock R, et al. Perioperative risk factors for acute lung injury after elective oesophagectomy. Br J Anaesth. 2001;86(5):633–8.

71. McKevith JM, Pennefather SH. Respiratory complications after oesophageal surgery. Curr Opin Anaesthesiol. 2010;23(1):34–40.

72. Chebbout R, Heywood EG, Drake TM, et al. A systematic review of the incidence of and risk factors for postoperative atrial fibrillation following general surgery. Anaesthesia. 2018;73(4):490–8.

73. Amar D, Burt ME, Bains MS, Leung DH. Symptomatic tachydysrhythmias after esophagectomy: incidence and outcome measures. Ann Thorac Surg. 1996;61(5):1506–9.

74. Amar D. Postoperative atrial fibrillation: is there a need for prevention? J Thorac Cardiovasc Surg. 2016;151(4):913–5.

75. Carney A, Dickinson M. Anesthesia for esophagectomy. Anesthesiol Clin. 2015;33(1):143–63.

第 9 章

经裂孔食管切除术

Francisco Schlottmann，Marco G. Patti

引言

经裂孔食管切除术(THE)合并颈部吻合术是食管癌的外科手术方式之一。适当的患者选择很重要，应尽量避免既往有纵隔手术史或放疗后出现纵隔粘连以及 T4 期肿瘤患者。远端食管癌患者比较适合，因为癌灶累及区域的大部分解剖游离操作可以在直视下完成。理论上，THE 的优势主要包括：不行胸廓切开术，以避免呼吸并发症；一旦发生吻合口瘘，感染一般局限在颈部而避免了纵隔感染。与经胸食管切除术(TTE)相比，该术式因无法进行后纵隔淋巴结清扫而在肿瘤的根治性治疗原则上受到质疑。然而，回顾性分析、前瞻性研究和荟萃分析均显示 THE 和 TTE 的患者生存率没有明显差异，预后的决定性因素不是术式的选择，而是手术时疾病的分期以及癌症的生物学行为。

本章重点阐述 THE 的技术要点以及常见并发症的预防和治疗。

外科技术

手术当日晨患者收住院。术前准备时，胸部硬膜外穿刺置管，皮下注射 5000U 肝素，麻醉诱导前静脉注射抗生素，下肢使用充气加压装置。置入鼻胃管，行单腔气管置管。在桡动脉穿刺置管过程中有必要监测血压，尤其在实施纵隔钝性分离时。患者取平卧位，并在双肩间垫高床单。双上肢于手术床两侧固定，头部轻度右偏。手术消毒区域上自左耳，下至耻骨，两侧至腋后线，为留置胸管做准备。如果纵隔分离过程中进入胸膜腔，则需要留置胸管。

THE 包括腹部、纵隔和颈部三部分(图9.1)。

腹部

经腹部正中切口入腹，切口从剑突延伸至脐部。可使用自动牵开器，尤其用于抬高左右肋弓，以获得良好的膈下视野。应仔细探查腹腔，以排除肝脏转移灶、癌播散以及腹水等情况。

离断左三角韧带以利于向右牵引肝左叶，从而显露肝胃韧带和膈肌食管裂孔。切开肝胃韧带一直到右侧膈脚，保留胃右动脉。打开覆盖在食管表面的膈食管膜。如果有从胃左动脉发出的异位肝左动脉，则用丝线结扎离断。打开右侧膈脚和食管间隙，进入后纵隔。如果肿瘤与周围组织界限清晰，

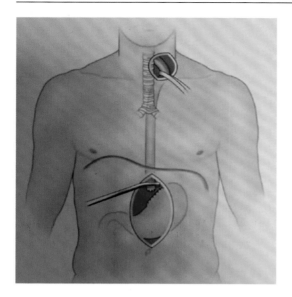

图 9.1　经食管切除术。(Reproduced with permission from Atlas of Esophageal Surgery, P. Marco Fisichella, Marco G. Patti editors, Springer)

解剖游离等操作动作要轻柔。

辨识清楚胃网膜右动脉后，于幽门侧打开胃结肠间大网膜，然后沿着胃大弯向左切开大网膜。结扎离断沿途所遇胃短血管至左侧膈脚，此过程中要特别注意避免损伤脾脏。此问题常发生于为了视野显露而向外牵拉脾脏时，尤其是在处理上部胃短血管时。使用腹腔镜下 5mm 双极电凝来电凝和离断这些血管替代结扎离断，可以将脾脏损伤的风险降到最低。如果发生脾脏的小裂伤，电凝并使用纱布压迫可达到止血目的。继续于食管与左侧膈脚间解剖游离，游离完毕以彭氏引流管环绕套出食管。如果是远端食管肿瘤或者食管胃结合部肿瘤，且肿瘤比较游离、与周围组织界限清晰时，解剖分离过程可以在直视下完成。完成此过程后，离断胃冠状静脉、胃左动脉，并清扫此区域淋巴结，血管的处理可使用配备血管钉仓的内镜切割缝合器于血管根部离断。分离胃后部附着的结缔组织。

以 Kocher 手法游离十二指肠，分离其与胆囊和肝门之间的结缔组织，然后行幽门成形术，纵向切开幽门，以 3-0 丝线横向全层间断缝合。我们选择该术式而不行幽门括约肌切开术，可以确保所有的幽门括约肌纤维完全离断且避免了黏膜可能出现小破口的顾虑。若采用腹腔镜行游离胃的腹部手术，幽门注射肉毒素也是一种常用的选择。

一般在距 Treitz 韧带 30~40cm 处远端空肠行喂养性空肠造口术，以 3-0 丝线间断缝合制作韦氏隧道，并将空肠袢缝合固定于腹壁。

颈部

沿左侧胸锁乳突肌前缘微 6cm 切口（图 9.2）。切开颈阔肌，显露并离断肩胛舌骨肌。向旁边牵开颈动脉鞘，钝性分离显露椎前颈膜。结扎甲状腺下动脉，喉返神经常位于该血管的内侧深面。用手指将气管和喉挡至内侧，勿使用金属牵开器以避免损伤神经（图 9.3 和图 9.4）。然后以直角钳环绕食管，并以狭窄的彭氏引流管套出（图 9.5）。

纵隔

大部分纵隔游离过程可以在直视下完成，把食管裂孔环的食管前方部分多游离 1~2cm 将有利于显露和操作。离断迷走神经前后支。可以使用双极电凝钳（处理胃结肠大网膜和胃短血管时相同的器械）来完成大部分的纵隔游离过程，一般可以一直向上游离至隆突水平。其余的游离过程在非直视下操作，为了避免对纵隔重要结构造成损伤，必须遵守一些操作规则。很重要的一点是在食管中留置一根粗的鼻胃管并始终保持游离手与其接触。起始阶段沿着椎前筋膜向上分离后纵隔面，分离食管和脊柱。然后，术者翻转手掌，向后贴着食管的前壁向上完成前纵隔面的游离（图 9.6）。这种方法可以把气

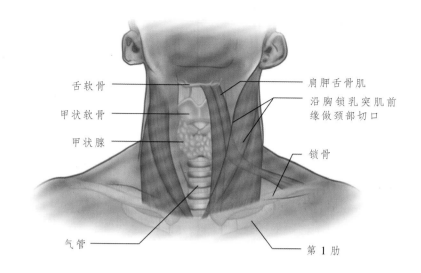

　　图 9.2　颈部切口。

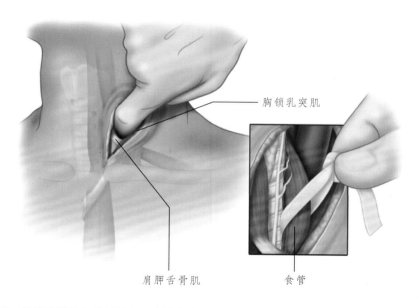

图 9.3　气管食管沟和喉返神经一直被术者的手指保护着。食管由一根彭氏橡胶引流管套出。

道有效地隔离到前方。此时食管已处于易于游离状态，中上段食管两侧的结缔组织较容易分离，一直分离至前述颈部游离的水平而上下贯通。非直视下食管游离过程的风险最高，务必动作轻柔、操作细致。以下可能发生的并发症需要引起高度重视：

　　●**低血压**。常因术者手的机械性压迫所致。在游离过程开始前保持良好的灌注压可以有效预防该并发症，一旦发生，撤出游离手可以立刻缓解症状，直至血压恢复正常再继续操作。

　　●**心律失常**。常为自限性，多因心包刺激造成。

　　●**破入一侧或两侧胸膜腔**。如果发生，

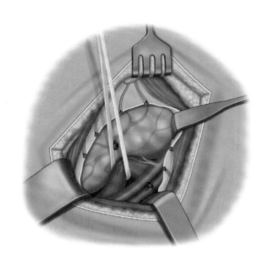

图 9.4　甲状腺中静脉和甲状腺下动脉已结扎离断。

需要在一侧或两侧放置胸管。

●**出血**。保持游离手一直贴着食管壁操作很关键，这样分离过程中食管的供应血管在远端进入食管处离断并收缩闭合血管腔而尽量减少出血。大出血一般继发于奇静脉撕裂。一旦发生出血，需立即紧密填塞压迫纵隔，并立即行开胸手术止血。

●**气管撕裂伤**。气管膜部的撕裂伤很少见，显著的表现是呼吸机充入气体大量流失和患者明显的通气不足。一旦发生气管撕裂伤，应将单腔气管导管进一步置入左主支气管，以避免吸入性潮气量明显下降。隆突上方附近的撕裂伤一般通过右侧开胸切口行修补术，更高水平的撕裂伤可从颈部切口进行修补，必要时可部分劈开胸骨。

可以使用内镜下直线切割缝合器来制作管状胃，其血供来源于胃右动脉和胃网膜右动脉。在颈部离断食管，于远端食管系一根宽的彭氏橡皮引流管，一端随食管一起上提至颈部，另一端留在膈肌以下。然后将下端彭氏引流管与胃底顶点缝合连接，通过轻柔上提引流管并配合下方推送，将管状胃上提至颈部切口。注意胃的方向勿扭转，大弯侧应朝向患者左侧。然后行间断缝合，以适当缩窄食管裂孔，预防腹腔脏器，如结肠等疝入胸腔，当然也需预防过窄而压迫胃部血管。

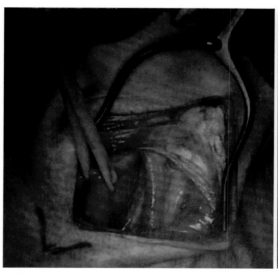
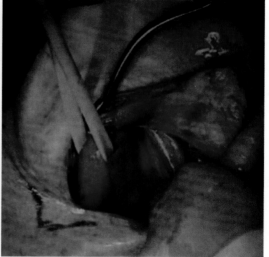

图 9.5　左侧颈部术野。被血管环绕的颈段食管，图示胸锁乳突肌、颈动脉、颈内静脉被向外牵拉，气管和甲状腺被向内牵拉。（Reproduced with permission from Atlas of Esophageal Surgery, P. Marco Fisichella, Marco G. Patti editors, Springer）

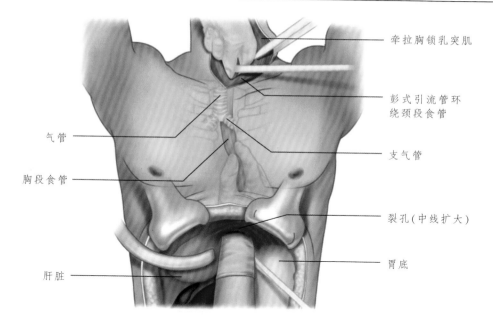

牵拉胸锁乳突肌

彭式引流管环
绕颈段食管

气管

支气管

胸段食管

裂孔(中线扩大)

肝脏

胃底

图 9.6　经裂孔游离食管。

吻合过程

如果管状胃上提至左侧锁骨上 4~5cm 时仍无明显张力,我们一般选择侧-侧、半切割缝合式吻合法。离断的食管端置于胃前壁将食管断端的左、右两侧分别固定于胃前壁,为了预防食管黏膜向近端回缩,可在食管断端的前壁和两侧壁分别以 4-0 丝线全层缝合。然后于贴近食管断端的位置在胃壁上做 2cm 切口,置入配备血管钉仓的 30mm 内镜下直线切割缝合器,钉仓一侧臂置入胃内,另一侧臂置入食管内,此时鼻胃管完全退至口咽部。激发切割缝合器后,食管的后壁与胃的前壁完成吻合。检查切缘出血情况,细小的渗血点可以直接电凝止血。随后将鼻胃管经食管一直送入胃内。吻合口前壁分两层吻合,黏膜层以 3-0 可吸收线连续缝合(一般从左、右两个角开始分别用 3-0 丝线连续缝合,中间汇合后打结),浆肌层以 3-0 丝线行间断垂直褥式内翻缝合。如果食管胃侧-侧吻合有张力,则选择手动端-端吻

合法,黏膜层以 3-0 可吸收线连续缝合,浆肌层以 3-0 丝线行间断垂直褥式内翻缝合。

分层缝合颈部切口之前需留置 10 号 Jackson-Pratt 负压引流管(一般从上半部切口旁的皮肤穿出),置于吻合口附近和上纵隔。如果发生吻合口瘘,负压引流管的吸引功能使其较彭氏橡胶引流管能更有效引流。尤其是当患者处于直立状态时,彭氏引流管不能有效预防漏出物扩散到纵隔。

缝合关闭腹部切口,手术结束。在患者未拔除气管插置管时行床边胸片检查,如发现气胸,则置入胸管。待患者清醒,呼吸、循环等参数达标后再拔管,不要急于拔管,若需紧急再次行气管置管,患者头部后仰操作会增加吻合口张力,不利于吻合口的安全。

术后过程

我们一般术后第 3 天拔除鼻胃管,第 5 天行吞钡造影。如果未发现吻合口瘘,先给予患者流质饮食,逐渐过渡到可以耐受的软

食。当患者经口进食热量不够时，可以在夜间周期性给予管饲以补充热量摄入。

（艾波　译）

参考文献

1. Orringer MB, Sloan H. Esophagectomy without thoracotomy. J Thorac Cardiovasc Surg. 1978;76:643–54.
2. Hulscher JB, Tijssen JG, Obertop H, van Lanschot JJ. Transthoracic versus transhiatal resection for carcinoma of the esophagus: a meta-analysis. Ann Thorac Surg. 2001;72:306–13.
3. Orringer MB, Marshall B, Chang AC, Lee J, Pickens A, Lau CL. Two thousand transhiatal esophagectomies: changing trends, lessons learned. Ann Surg. 2007;246:363–72.
4. Chang AC, Ji H, Birkmeyer NJ, Orringer MB, Birkmeyer JD. Outcomes after transhiatal and transthoracic esophagectomy for cancer. Ann Thorac Surg. 2008;85:424–9.
5. Connors RC, Reuben BC, Neumayer LA, Bull DA. Comparing outcomes after transthoracic and transhiatal esophagectomy: a 5-year prospective cohort of 17,395 patients. J Am Coll Surg. 2007;205:735–40.

第 10 章

Ivor Lewis 食管切除术

Nassrene Y. Elmadhun, Manjit S. Bains

引言

食管癌切除术是一项相对复杂的术式，直到近 100 年来才得以迅速发展。1913 年，Franz Torek 通过经左侧胸部入路，成功开展了首例食管癌切除术；该患者依靠颈部食管造口及胃造口存活了 12 年[1]。日本外科医生 Ohsawa，以及美国外科医生 Adams 和 Phemister 先后于 1933 年和 1938 年，分别报道了胸内胃食管重建的食管切除术；1942 年，美国 Sweet 教授对经左胸食管切除术进行了详细阐述，使得左胸内胃食管重建的食管切除术得以迅速推广[2,3]。虽然 Sweet 的食管切除方法为现代食管外科术奠定了基础，但经左胸食管切除术具有相当大的挑战性，尤其是主动脉弓后食管的非直视下分离。1946 年，英国威尔士的外科医生 Ivor Lewis 提出了一种不需要做横膈膜切口的经右侧胸部入路的胸段食管切除术式，可以在全程直视下完成胸段食管的切除[4]。Ivor Lewis 术式逐渐成为近端和中段食管癌的首选手术切除方式，而经左胸入路的 Sweet 术式仍作为远端食管癌的切除选择。

Ivor Lewis 教授将该食管切除术分成两个阶段来完成。第一阶段为经腹正中线开腹，进行胃的游离。约 1 周后，通过右侧胸部入路行食管切除术和食管胃吻合术。随后，该术式演变成可一个阶段完成，但其仍然被视为食管切除术的金标准。

适应证

Ivor Lewis 食管切除术的常见适应证包括：中远端食管癌，需要行大部分食管切除的食管运动障碍和起源于 Barrett 食管长段的远端肿瘤。Ivor Lewis 术式可全程直视下游离胸段食管，并进行系统性的胸部淋巴结清扫。

禁忌证

对于位于食管上 1/3 的肿瘤，Ivor Lewis 术式不能保证足够的阴性边缘，所以这类患者应考虑进行全食管切除术和颈部吻合术。相对禁忌证包括：既往开胸手术史、胸膜腔闭锁、肺功能差。

内镜评估

如果患者拟行食管切除术，应由外科医生为患者进行内镜检查，旨在明确肿瘤的近端和远端范围。对于起源于 Barrett 食管的肿瘤，其切除范围需要距肿瘤上下缘 5cm，包括整段 Barrett 食管黏膜。此外，内镜评估胃的受累程度是至关重要的，可能需要食管胃十二指肠镜的反转检查。内镜检查也可以清除残留的胃和肠道内容物。

气管隆突（气管隆嵴）距离门齿 25cm。对于胸段食管肿瘤位于气道附近的患者，应行支气管镜检查，以排除气管、隆突或主支气管受累。

外科技术

腹部操作

患者取仰卧位，于上腹部腹正中线做小切口，用于腹部探查，以排除远端转移，如腹膜种植或肝脏转移等，并探查肿瘤是否累及邻近结构。上腹部腹正中线上的探查小切口，可从脐部延伸到胸骨。剑突与胸骨体是分离的，可将剑突切除以实现最大限度地暴露。放置一个自持式牵开器，如 Goligher、Buchwalter 或 Omni 牵开器。肝脏左叶用一个自持牵开器向头侧牵拉，离断肝胃韧带直到右侧膈肌脚。采取钝性分离或能量器械的方式，从右侧开始解剖食管裂孔和下段食管的前后面。腹段食管被周围组织包围，可借助彭式引流管缠绕食管，以提供牵引力，辅助由食管裂孔进入纵隔内游离胸下段食管。食管前方的心包，后方的主动脉外膜，以及两侧胸膜反折间的所有组织都应一并切除。尽可能多地借助腹部切口，完成经食管裂孔的胸下段食管游离是至关重要的；因为在经右胸高肋间切口的情况下，进行食管裂孔处的游离是相当困难的。

在离断胃结肠韧带（即大网膜）进入小网膜囊的过程中，应注意避免损伤胃网膜血管弓；然后，使用能量器械，如超声刀或 Ligasure

闭合器，继续沿着胃大弯侧向脾脏方向游离（图 10.1）。胃短血管在靠近脾脏的部位发出，并向左侧膈肌脚走行。

大网膜的边缘需沿着胃大弯侧保留下来，不仅可用于包埋吻合口，还可作为胸内管状胃和气管之间的支撑物。胃的后部与胰腺之间是游离的，但如果存在粘连，需要先进行分离。传统的 Kocher 手法可以将十二指肠从腹膜后附着物中游离出来。当幽门可以牵拉至右侧膈肌脚而无张力时，说明胃游离已经足够。此时，用血管切割吻合器将胃左动脉周围的所有淋巴结组织离断到标本侧（图 10.2）。

管状胃的裁剪取决于肿瘤对胃的侵犯程度。理想情况是沿着胃大弯侧裁剪，使其呈管状，且宽度保持在 4~5cm（图 10.3）；然而有些外科医生认为，如果管状胃较窄，可以改善胃的排空。胃右动脉需要常规保留。但是，如果为了保证足够的切缘，离断胃右动脉也是安全的。沿胃小弯侧的横断通常始于近端 2/3 和远端 1/3 胃的交界处。大体标

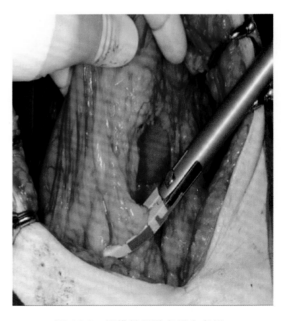

图 10.1　沿横结肠游离胃大弯侧。

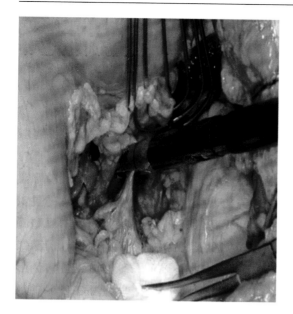

图 10.2　骨骼化的胃左动脉被切割吻合器离断。同时,包绕在食管裂口、胰腺和脾动脉周围的脂肪和淋巴组织也随标本一并切除。

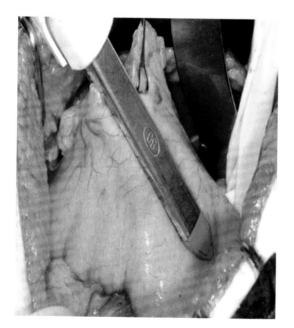

图 10.3　在保证足够肿瘤切缘的情况下,使用切割吻合器制作管状胃。

本上的切缘需要保证距离肿瘤上下界约 5cm。胃的最近端应与大体标本保持连续,以便管状胃可以被上提到胸腔内(图 10.4)。上

述部分的离断在胸腔内完成,随后切割吻合器的钉合线可以用 Lembert 线间断缝合以加固。

根据外科医生的经验,可以进行幽门成形术、幽门肌切开术或注射肉毒素,以促进胃的排空。一项荟萃分析纳入了 9 项前瞻性随机对照研究,553 例接受食管切除术的患者被随机分配至行或不行幽门肌切开手术组;结果显示,接受幽门肌切开手术组患者的胃出口梗阻发生风险更低 (风险比为 0.18,95% 置信区间为 0.03~0.97,$P<0.046$),但手术死亡率、吻合口瘘发生率,以及肺部并发症发生率无显著差异[5]。虽然,最近的研究对幽门成形术或幽门肌切开术在食管切除术后的作用提出了挑战,但尚需更大型的前瞻性研究来证实[6]。

空肠营养管需要置入约 40cm 至 Treitz 韧带。我们常规开展营养性空肠造口术,以便术后的肠内营养支持和肠道功能恢复。当患者能够耐受经口进食后,可停止经空肠造

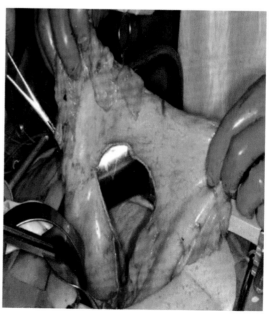

图 10.4　已制作好管状胃,但大体标本与管状胃的最近端尚未被离断。

口管的肠内营养支持。上述所有腹部操作完成后，缝合腹部切口，转换体位，开始胸部操作。

胸部操作

患者体位重新摆放至左侧卧位，右侧朝上，为经右侧胸腔入路做好准备。单肺通气能够改善对后纵隔的暴露。采取保留前锯肌的右后外侧切口，于第四或第五肋间隙进入胸腔。待肺完全萎陷后向前牵拉，首先离断下肺韧带。沿心包打开食管后方的胸膜直至隆突水平。清扫左、右主支气管间的隆突下淋巴结。用血管切割吻合器纵向离断奇静脉。在奇静脉水平，需仔细辨认迷走神经的走行及分支，应避免牵拉喉返神经而造成损伤。食管前方的胸膜可从奇静脉水平开始向下打开，直到进入食管裂孔。食管周围的脂肪和淋巴结组织均应清扫至大体标本侧。从椎体到心包，食管被环状游离。应小心夹持或用丝线结扎遇到的所有淋巴管，以避免造成乳糜胸。起源于主动脉的食管动脉分支也需要用能量器械离断或用丝线结扎。游离的食管向胸前牵拉，以获得足够的边缘（通常为5~7cm）。将鼻胃管向后拉，以避免无意中将其缝入吻合口内。

吻合过程

虽然我们更习惯使用端-端钉环吻合器进行食管和胃的吻合，但文献报道过多种吻合技术，包括手工缝合（单层与双层）、钉合（端-端圆形钉合与侧-侧线性钉合）和混合技术[7-10]。相关研究尚未明确哪一种吻合技术更佳。在一项荟萃分析中，对囊括超过1400例患者的12项前瞻性随机对照研究进行评价，与手工缝合技术相比，端-端圆形钉合技术的吻合口瘘发生率（风险比为1.02，95%置信区间为0.66~1.59）和术后死

亡率（风险比为1.64,95%置信区间为0.95~2.83）未见差异[10]；但吻合口狭窄发生率增加（风险比为1.67,95%置信区间为1.16~2.42），手术时间缩短。

外科医生的偏好和经验是决定食管胃吻合术式选择的最重要因素。在使用端-端钉环吻合器进行食管胃吻合术时，我们首先在食管近端放置一个自动荷包线器，食管会被明显分开（图10.5）。将吻合器的钉砧置入近端食管腔内，用荷包线牢固地缠绕钉砧后打结（图10.6）。随后，将管状胃拉入胸腔；在这个过程中，需要确保管状胃没有发生扭转。在管状胃的一侧做切口，用来放置端-端钉环吻合器；在吻合完成后，闭合该切口。需要根据血管的分布和走行，以及与切割吻合器钉合线的距离来综合选择吻合部位。应避免吻合口张力的产生和多余胃组织的残留。我们可以通过管状胃的侧切口来检查吻合口周围是否都被端-端钉环吻合器钉合，同时还可在直视下将鼻胃管推进管状胃内。随后，切割吻合器用于裁去多余的胃组织并闭合管状胃。大体标本的切缘送冰冻病理切片检查。可使用缝合线对切割吻合器钉合线的

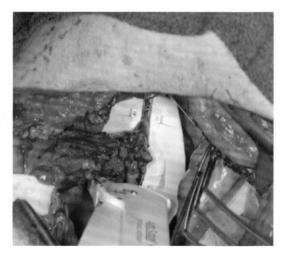

图10.5 在选定的吻合部位，借助自动荷包线器进行荷包缝合。

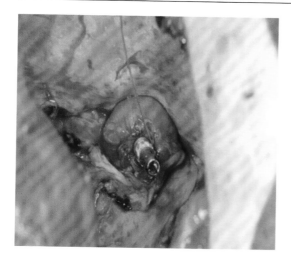

图 10.6　将端–端钉环吻合器的钉砧置于食管腔内，并用荷包线结扎固定。

浆肌层进行加固缝合，从而包埋钉合线。

側–侧线性吻合方法，是指通过在胃内距切割吻合器钉合线边缘至少 2cm 的位置，做长约 1.5cm 的切口来完成。在食管开口端和胃之间用一根丝线缝合。直线切割吻合器的一端置于胃内，另一端置于食管腔内；然后，闭合直线切割吻合器并击发，在食管和管状胃之间形成一个共同的通道。取出直线切割吻合器；在直视下，引导鼻胃管向下穿过吻合口。食管和管状胃共同的前开口可以采用双层手工缝合，或者采用直线切割吻合器钉合[7-10]。

传统的双层手工缝合吻合方法，是指在离钉合线边缘至少 2cm 的胃表面，标记直径 2cm 的圆圈，以避免遗留钉合线周围的胃缺血带。每端缝合两个转角，食管和胃之间以一列间断的丝线缝合，其可作为吻合口的后壁。胃的缝合应包括浆肌层，食管的缝合应包括纵向肌层和环形肌层。从食管的一个角缝合到另一个角，管腔逐渐被打开。胃上直径 2cm 的标记线也被锐性切开，与相对食管侧逐层缝合。食管黏膜层和胃壁全层缝合为吻合口的环周状内层；在最后一针缝合前，

直视下经吻合口将鼻胃管向管状胃内推进。外层用丝线间断缝合。

吻合术完成后，用保留的大网膜包裹管状胃，并将其垫在钉合线和气管之间，以防止可能发生的支气管胸膜瘘。多余的胃组织需要移回腹部，并将管状胃与膈肌上的食管裂孔缝合，以防止食管裂孔旁疝的发生。同时，管状胃需要固定在纵隔胸膜上，以消除吻合口的张力。于管状胃前后方放置胸管引流，后方胸管或 JP 引流管与管状胃平行放置在距其约 1cm 处（图 10.7）。最后，逐层缝合胸部切口。

并发症

Ivor Lewis 食管切除术具有较大的围术期风险；但是，如能够注重操作细节，是可以减少并发症发生的[11-13]。在一项针对 228 例接受开放式 Ivor Lewis 食管切除术患者中开展的回顾性研究显示，10% 的患者发生严重并发症，其中 7% 的患者发生心血管并发症，4% 的患者出现吻合口瘘，3% 的患者需要二次手术止血，1% 的患者发生乳糜胸，2% 的患者 30 天内死亡[14]。

吻合口瘘

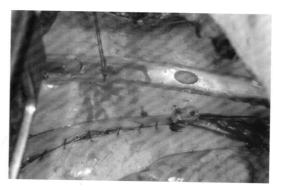

图 10.7　胸管与管状胃平行放置，距离管状胃约 1cm；其可在吻合口瘘发生时，收集经瘘口流出的液体。

吻合口瘘通常在术后第 1 周内出现，有脓毒症和胸管引流量较多的症状，并伴有混浊或胆汁样引流液。食管造影或使用水溶性造影剂的 CT 检查可显示瘘口、胸腔感染和包裹性积液的位置和大小（范围）。引流通畅的吻合口瘘患者，可以采取保守治疗，使用抗生素控制感染，以及静脉营养支持的方法。也可通过内镜下放置覆膜支架封闭瘘口，从而加速瘘口愈合[15,16]。对于瘘口较大且伴有脓毒症的患者，应首先采取经皮穿刺引流胸腔内包裹性积液和抗生素治疗。如果采取这些措施后症状改善不明显，应考虑行积极的手术探查，包括清创、引流、胸膜纤维板剥脱；必要时，还可进行食管改道术。

吻合口狭窄

由于缺血、吻合口瘘或使用小口径的环形吻合器，在 Ivor Lewis 食管切除术后数周至数月内可发生吻合口的良性狭窄[17,18]。对于吻合口狭窄的治疗，首先应进行内镜和（或）造影评估，以排除肿瘤的复发；然后使用锥形或球囊扩张器扩张。为了改善吻合口狭窄，患者常需要多次扩张。有些患者也可学会并能够耐受"自助式"食管扩张法。此外，亦可暂时放置可回收的自动扩张食管支架，以治疗吻合口狭窄[19]。

乳糜胸

乳糜胸表现为胸导管内的乳糜液异常流出，引流液呈浆液性或乳白色。乳糜胸可以通过检测胸腔引流液中的甘油三酯含量来诊断。少量乳糜胸（定义为 24 小时内胸腔引流量<1L）可通过禁食和全胃肠外营养支持进行保守治疗。如果乳糜液持续引出，或大量乳糜胸（定义为 24 小时内胸腔引流量>1L），则可利用介入放射技术进行淋巴管造影和胸导管栓塞等干预，或者选择经胸或经腹手术来结扎胸导管[20]。

管状胃缺血

血液供应受损可引起管状胃缺血；通常在手术后 2~3 天内出现，并导致早期的临床恶化症状。最初，患者可能出现心动过速、心律失常或需氧量增加的症状。此外，因为管状胃缺血引起的脓毒症会迅速发展，所以在进行食管镜检查时，降低镜下评估严重缺血的标准是至关重要的。在严重缺血和血流动力学不稳定的情况下，再次手术只需要去除管状胃、颈部食管造口，并充分引流；而对于消化道的分期重建，可在日后完成[21]。

结论

开放式 Ivor Lewis 食管切除术治疗中、远端食管癌久经考验。合适的术前患者选择和对手术技巧的细节掌握，能够最大限度地实现 R0 切除，并减少术后并发症的发生。

（余向洋 译　阿不都艾尼·吐尔洪 校）

参考文献

1. Dubecz A, Schwartz SI. Franz John A. Torek. Ann Thorac Surg. 2008;85(4):1497–9.
2. Churchill ED, Sweet RH. Transthoracic resection of tumors of the esophagus and stomach. Ann Surg. 1942;115(6):897–920.
3. Sweet RH. The treatment of carcinoma of the esophagus and cardiac end of the stomach by surgical extirpation; 203 cases of resection. Surgery. 1948;23(6):952–75.
4. Lewis I. The surgical treatment of carcinoma of the oesophagus; with special reference to a new operation for growths of the middle third. Br J Surg. 1946;34:18–31.
5. Urschel JD, Blewett CJ, Young JE, Miller JD, Bennett WF. Pyloric drainage (pyloroplasty) or no drainage in gastric reconstruction after esophagectomy: a meta-analysis of randomized controlled trials. Dig Surg. 2002;19(3):160–4.
6. Gaur P, Swanson SJ. Should we continue to drain the pylorus in patients undergoing an esophagectomy? Dis Esophagus. 2014;27(6):568–73.

7. Kim RH, Takabe K. Methods of esophagogastric anastomoses following esophagectomy for cancer: a systematic review. J Surg Oncol. 2010;101(6):527–33.

8. Law S, Fok M, Chu KM, Wong J. Comparison of hand-sewn and stapled esophagogastric anastomosis after esophageal resection for cancer: a prospective randomized controlled trial. Ann Surg. 1997;226(2):169–73.

9. Beitler AL, Urschel JD. Comparison of stapled and hand-sewn esophagogastric anastomoses. Am J Surg. 1998;175(4):337–40.

10. Honda M, Kuriyama A, Noma H, Nunobe S, Furukawa TA. Hand-sewn versus mechanical esophagogastric anastomosis after esophagectomy: a systematic review and meta-analysis. Ann Surg. 2013;257(2):238–48.

11. Mathisen DJ, Grillo HC, Wilkins EW Jr, Moncure AC, Hilgenberg AD. Transthoracic esophagectomy: a safe approach to carcinoma of the esophagus. Ann Thorac Surg. 1988;45(2):137–43.

12. Ellis FH Jr, Heatley GJ, Krasna MJ, Williamson WA, Balogh K. Esophagogastrectomy for carcinoma of the esophagus and cardia: a comparison of findings and results after standard resection in three consecutive eight-year intervals with improved staging criteria. J Thorac Cardiovasc Surg. 1997;113(5):836–46. discussion 46–8.

13. Visbal AL, Allen MS, Miller DL, Deschamps C, Trastek VF, Pairolero PC. Ivor Lewis esophagogastrectomy for esophageal cancer. Ann Thorac Surg. 2001;71(6):1803–8.

14. Griffin SM, Shaw IH, Dresner SM. Early complications after Ivor Lewis subtotal esophagectomy with two-field lymphadenectomy: risk factors and management. J Am Coll Surg. 2002;194(3):285–97.

15. Dasari BV, Neely D, Kennedy A, Spence G, Rice P, Mackle E, et al. The role of esophageal stents in the management of esophageal anastomotic leaks and benign esophageal perforations. Ann Surg. 2014;259(5):852–60.

16. Salminen P, Gullichsen R, Laine S. Use of self-expandable metal stents for the treatment of esophageal perforations and anastomotic leaks. Surg Endosc. 2009;23(7):1526–30.

17. Cassivi SD. Leaks, strictures, and necrosis: a review of anastomotic complications following esophagectomy. Semin Thorac Cardiovasc Surg. 2004;16(2):124–32.

18. Park JY, Song HY, Kim JH, Park JH, Na HK, Kim YH, et al. Benign anastomotic strictures after esophagectomy: long-term effectiveness of balloon dilation and factors affecting recurrence in 155 patients. AJR Am J Roentgenol. 2012;198(5):1208–13.

19. Kim HC, Shin JH, Song HY, Park SI, Ko GY, Youn HK, et al. Fluoroscopically guided balloon dilation for benign anastomotic stricture after Ivor-Lewis esophagectomy: experience in 62 patients. J Vasc Interv Radiol. 2005;16(12):1699–704.

20. Mishra PK, Saluja SS, Ramaswamy D, Bains SS, Haque PD. Thoracic duct injury following esophagectomy in carcinoma of the esophagus: ligation by the abdominal approach. World J Surg. 2013;37(1):141–6.

21. Wormuth JK, Heitmiller RF. Esophageal conduit necrosis. Thorac Surg Clin. 2006;16(1):11–22.

第 11 章

Mckeown 食管切除术

Ian Wong, Simon Law

引言

对于鳞状细胞癌,胸内食管癌多位于食管中、下部。对于腺癌,75%位于食管远端或食管胃结合部。Lewis 和 Tanner 分别于 1946 年和 1947 年首次描述了经腹、经右胸的二切口食管切除术。1976 年,McKeown 首次描述了三切口食管切除术,该术式自剖腹探查开始,然后经右胸及颈部切口进行操作。随后三切口食管切除术被诸多学者推崇。该术式可保证距原发肿瘤最大近端切缘,且行上纵隔淋巴结清扫时(尤其对于鳞状细胞癌),因上段食管已充分游离,在颈部进行食管胃吻合尤为重要。尽管文献报道颈部吻合口瘘的发生率高于胸内吻合口瘘,但通过颈部切口可获得充分引流,因此临床上更容易治疗。当行颈部吻合时,管状胃可通过后纵隔、胸骨后及皮下不同路径上提至颈部。临床上,管状胃不同上提路径的选择尤为重要,如需行结肠间置术或姑息性切除或计划行纵隔辅助放疗时,首选胸骨后入路。本章将介绍该术式的外科技术要点及术中操作难点。

外科技术

McKeown 食管切除术涉及胸段食管游离、淋巴结清扫;腹腔探查、胃的游离、淋巴结清扫;经颈部切口食管胃吻合术。自 1976 年被首次报道,该术式已被进行过多次革新,包括:①手术方法。开放手术电视胸腔镜手术、腹腔镜手术、混合或机器人辅助手术。②手术操作步骤。McKeown 食管切除术最初自腹腔开始操作,而后进行胸部和颈部操作。现在大多数中心从胸腔操作开始,然后进行腹部和颈部操作,其优点是术中患者只需更换一次体位。③管状胃。由最初全胃过渡到目前直径 3~4cm 的管状胃,既增加了管状胃长度,又有效减少了胃排空延迟。④吻合技术。不同医学中心倾向于采用不同的吻合方法,包括缝合材料、吻合层数及线性和圆形吻合器的应用。无论如何改进,该术式的基本操作步骤均包括胸部、腹部和颈部三部分,下面进行详细描述。

胸部操作

患者取左侧卧位，行右侧胸廓切开术。单腔气管插管联合右主支气管封堵优于双腔气管插管下单肺通气。因单腔插管创伤小不易弯曲，术中有利于气管和左主支气管的压迫暴露，便于完成上纵隔淋巴结清扫。其缺点是封堵器在术中容易发生移位，影响封堵效果，需与麻醉医生密切沟通与合作。如果术前未计划行上纵隔分离，可采用双腔气管插管，以获得更好的肺萎陷和暴露。

通常选取右胸第 5 肋间行前外侧胸廓切开术。也可依据肿瘤位置（上纵隔）、淋巴结清扫和患者的解剖特点，选取第 4 肋间切口行胸廓切开术。可通过人工切断第 5 或第 6 肋后部扩大胸廓暴露，但需仔细分离，以避免肋间血管蒂的损伤。肋骨断端可通过涂抹骨蜡控制出血。进一步利用两个肋骨撑开器双向牵拉，缓慢撑开肋骨形成对角线以扩大肋间暴露。有时会遇到胸腔广泛粘连，需仔细分离，但会增加手术时间。

从下肺韧带开始游离食管。沿着心包后表面进行分离，向上解离至下肺静脉根部，并向后解离至左侧胸膜。对于局部进展期肿瘤，应连同左侧胸膜和部分心包整块切除。解离食管后方的纵隔胸膜，与心包平面纵隔相通，充分游离下段食管。用丝线牵拉下段食管。沿着纵隔胸膜向下环形解离，直至食管膈肌裂孔，同时暴露膈肌角，整块切除膈上淋巴结。可通过分离膈肌裂孔上方主动脉和奇静脉识别胸导管。胸导管结扎可预防乳糜胸，并用金属夹标记作为乳糜漏的影像学标记。沿着后纵隔胸膜向上解离至奇静脉弓水平。分离并结扎奇静脉弓，奇静脉弓下方的右主支气管动脉可一并结扎。淋巴结清扫时需切除主动脉表面的组织和胸导管。沿着心包平面向前解剖达右主支气管和气管分叉处。仔细清扫隆突下和双侧支气管周围淋巴结。清扫该处淋巴结时可能会出血，但通常为自限性，可用纱布压迫控制出血。术中应避免呼吸道受到锐器伤或热损伤。中下段食管切除至此结束。如果肿瘤体积较大，难以压迫暴露，可于食管下端将食管闭合并切断，牵拉食管残端辅助暴露。

在上纵隔，沿着右侧迷走神经后方解离气管和食管之间的间隙。沿着胸膜开口自奇静脉弓上方解离直至胸顶。暴露主动脉弓，沿着脊柱和左侧胸膜解离食管。可用另一根丝线悬吊食管增加暴露。上纵隔和喉返神经旁淋巴结清扫对鳞状细胞癌非常重要。沿着右侧迷走神经向上解离气管食管沟的胸膜，直至暴露右锁骨下动脉。钝性解剖后可见纤细、白色的右侧喉返神经分支发自右侧迷走神经，而后走行于右锁骨下动脉内脂肪组织。可通过神经探测仪检查神经位置及其完整性。右侧喉返神经旁通常可发现肿大的淋巴结（图 11.1）。这些淋巴结往往与颈部气管食管沟淋巴结相连续。术中应仔细解剖神经周围组织，避免使用电刀和超声装置造成热损伤。

继续解离气管膜部食管直至暴露左侧气管软骨环。向前旋转气管并压迫，牵拉食

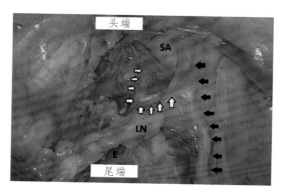

图 11.1　右侧喉返神经旁淋巴结清扫。SA，锁骨下动脉；E，食管；LN，淋巴结。黑色箭头，右侧迷走神经；白色箭头，右侧喉返神经。

管以暴露左侧气管食管沟。钝性分离组织，沿着气管左侧可辨认左侧喉返神经。交感神经与左侧喉返神经伴行，有时易与喉返神经混淆。神经位置和完整性可通过神经探测仪检测（图11.2）。清扫主动脉下淋巴结时需注意避免损伤肺动脉导致出血。胸腔食管解离至此结束。在胸腔置入24F引流管至顶部。笔者更喜欢应用外接负压装置的19F圆形引流管，其舒适性及可塑性更佳。仅在以下情况需置入传统胸管：胸腔广泛粘连行松解术后，为了有效排除漏气而需要连接水下密封装置。检测肺复张，缝合肋骨，逐层关闭肌肉及皮肤。

腹部操作

患者取头高足低仰卧位。通常做上腹部正中切口或双侧肋下切口。笔者更喜欢选择肋缘下切口，更容易暴露上腹部、裂孔及左侧膈下区域，尤其在肥胖患者中，此区域的暴露更为困难。通过在脾脏后方放置纱布使脾脏向前移动，以防止损伤。自胃结肠韧带胃网膜右血管弓远处游离胃。操作时应避免胃回缩损伤血管弓。打开小网膜囊，向脾脏

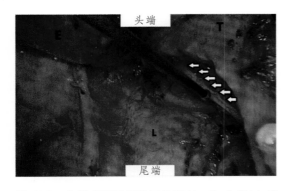

图11.2　左侧喉返神经淋巴结清扫。E，食管（向后牵拉）；T，气管（向前牵拉），L，左肺。白色箭头，左侧喉返神经（淋巴结清扫后）。左侧喉返神经的完整性可通过球形间断神经刺激仪检测。

方向进一步解剖分离。大网膜不需完全切除，但网膜保留过多会导致管状胃体积较大，使得颈部牵拉难度增加。胃网膜左、右血管弓之间交通通常并不完整。胰尾处可作为胃网膜左血管的起始标志，在此处进行分离。胃短血管应分别采取丝线结扎或能量装置分离。术中应避免损伤脾脏。小的脾撕裂伤可通过简单压迫或术中止血装置止血。预防脾损伤的方法之一就是贴近胃壁进行解剖分离。将胃底向内旋转，分离膈肌腹膜暴露左侧膈肌脚。继续分离肝胃韧带直至暴露胃右血管起始部。分离胃和胰囊之间粘连，暴露胃十二指肠动脉。

切断肝胃韧带，暴露右侧膈肌脚、腹腔干分支及胰腺上区域。常可见起源于胃左动脉变异的肝右动脉。大的血管支损伤可能会导致肝功能不全，甚至肝坏死，可自胃左动脉起始部进行解剖，清扫周围淋巴结，自肝左动脉起始部远端结扎胃左动脉以保留肝左血管。为了更好地解剖腹腔干区域，可将胃小弯向前牵拉，向下牵拉胰腺以增加暴露。从胰腺上缘进行解剖，在右侧沿肝动脉的表面进行解剖分离，以肝十二指肠韧带为解剖标记。应避免损伤起源于肝总动脉的胃右动脉。在左侧，沿着弯曲的脾动脉进行清扫。可于脾静脉前方或门静脉后方探及胃左（冠状）静脉。冠状静脉应单独解剖分离。若此区域淋巴管较多，应予以结扎、钳夹或使用能量装置电凝，防止发生乳糜漏。向上牵拉胃，可垂直显露胃左动脉，并在其起始部进行分离结扎，并继续向膈肌裂孔方向沿着主动脉表面进行淋巴结清扫。整个解剖过程中应避免出血过多。自右侧膈肌脚和腹段食管之间解离食管韧带，与左侧的解剖平面相交通。充分暴露游离整个食管裂孔和腹段食管。若局部进展期下段食管癌侵犯此区域，可连同膈肌整块切除。腹段食管可环绕食管带、

引流管或乳胶管,以便牵拉食管。此时胃的游离完成,待切除标本后可进行管状胃制作。

颈部操作

颈部食管靠近左侧,因此笔者选择左侧锁骨上切口。自中线沿着胸锁乳突肌内侧做颈部切口。利用电刀分离颈部带状肌群,暴露下方的甲状腺。向右侧暴露甲状腺和气管,暴露颈动脉鞘。可见甲状腺中静脉,予以结扎,增加术野暴露。沿着颈动脉鞘和椎前筋膜内侧的解剖平面,可见胸顶手术操作的痕迹。可用手指或食管带自脊柱前方和气管后方游离食管。应格外小心喉返神经,胸部淋巴结清扫会导致神经骨骼化,从而缺乏对周围组织的保护(图 11.3)。此处对颈部淋巴结清扫不做讨论。颈段食管可在距离肿瘤足够距离处切断。打开食管近端残端并予以丝线固定。将食管远端残端关闭并以胸腔牵引管固定。将食管标本连同胸管远端一并自腹部牵出。

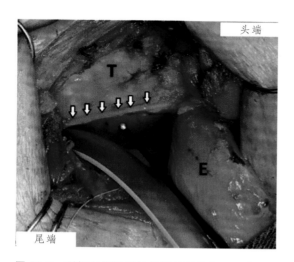

图 11.3　颈部左侧喉返神经淋巴结清扫。T,气管,E,食管近端(横切回缩)。白色箭头,使用球头间断神经探测仪检测左侧喉返神经。胸管固定于远端食管残端并由后纵隔路径输送至腹腔。

管状胃制作与吻合

移除食管标本并将胃移至腹腔外后,即可制作管状胃。在胃小弯侧胃左动脉第三分支远端的胃左、右血管弓连接部结扎离断血管弓。选择此处进行结扎是出于肿瘤学考虑。有文献证实,多数淋巴结转移靠近胃左动脉起始部,而其第三分支的远端淋巴结转移风险可忽略不计。将胃拉直并轻轻延展,在胃底标记出最高点。以较小的角度用直线切割闭合器从血管弓分割点朝向胃底顶端制作狭窄的管状胃(图 11.4 和图 11.5)。理论上,狭窄管状胃的排空比全胃更好。Heineke-Mikulicz 幽门成形术纵向切开幽门肌肉,并采用两层连续可吸收线缝合,以进一步加强排空效果。McKeown 倡导的幽门切开术同样有效。检查管状胃灌注,在胸导管远端标记胃底顶端。将管状胃置于透明无菌袋内,自后纵隔牵引至颈部。术者需关注小弯轴和线性切割残端,以确保管状胃无旋转。止血后,关闭腹腔,无须引流。

食管胃吻合术可以采用手工吻合,也可以使用圆形或线性吻合器吻合。小的圆形吻合器会增加吻合口狭窄率。采用不同吻合方式时,吻合口瘘的发生率并无差异。笔者更喜欢采用手工吻合,更符合经济学原则,对管状胃的长度和位置依赖更少,可控性更强。打开胃底顶端进行吻合(图 11.6)。采用双针可吸收缝线以单层连续缝合方式进行吻合。从食管和胃远端开始,以连续缝合的方式完成后壁缝合,并跨过近端角至近端前壁。然后用针的另一端完成自远端向近端的前壁缝合,将缝合线一并置入吻合口内侧(T型缝合)直到近端。吻合完成前,将 16F 鼻胃管在直视下插入管状胃。将缝合针两侧结扎固定,吻合完成。结扎处附近放置金属夹可

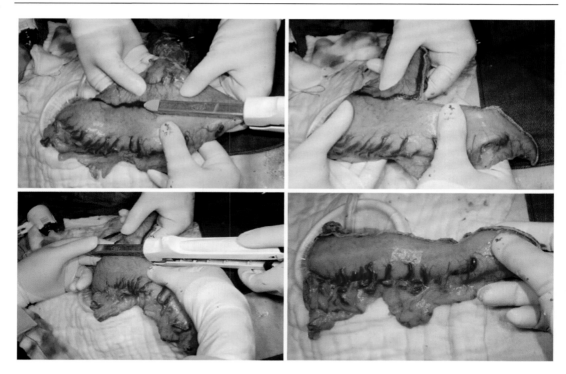

图 11.4　管状胃重建。应用线性吻合器从胃底顶端沿着预先设计好的路径朝向小弯侧（胃左动脉起始部第三分支末端），制作长 3~4cm 的狭窄管状胃。

作为术后吻合口瘘的标记。将 15F 圆形带槽引流管置入吻合口附近。分层关闭颈部肌肉和皮肤。

辅助治疗、隐患和术中并发症

对于每一种手术并发症，预防都胜于治疗。但发生术中并发症时，需要及时、冷静处理。

肺实质和气道损伤

对于既往有肺损伤的患者，如结核病或其他炎性疾病，术前评估其会发生广泛胸膜粘连。肺实质损伤可能导致明显的漏气，进而导致气胸和术后肺气肿。术中应与麻醉医生沟通，通过呼吸机参数来积极检查此类肺损伤，并寻找正压通气下是否有任何提示肺损伤的肺泡产生。若漏气不严重，可通过保

守治疗或利用市售的组织胶或纤维密封胶进行处理。术后应置入正常胸腔引流管并保持低压力。对于难治性病例，可能需要行化学性胸膜固定术。对于较大的缺损或严重的气道损伤，应咨询胸外科医生进行修复，甚至置入支架封堵。

主动脉或大血管损伤

沿主动脉进行淋巴结清扫术时，我们通常在无血管平面上工作。但是，在晚期肿瘤或既往行新辅助治疗患者中，增生病变或组织纤维化导致解剖界限模糊。主动脉外膜变薄或发自主动脉的小肋间动脉或支气管动脉撕裂会导致大出血。这种血管缺损往往很小，术者应保持冷静，可利用手指压迫暂时控制。与麻醉医生的沟通很重要，以应对潜在的大量失血和血液制品输注的必要性。通

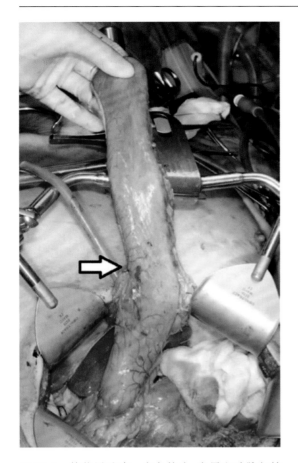

图 11.5　管状胃重建。白色箭头,自胃左动脉起始部远端第三分支离断小弯侧血管弓。线性闭合器也可自此处到达胃底顶端。通过将管状胃完全提起至颈部的张力检测管状胃是否足够长。

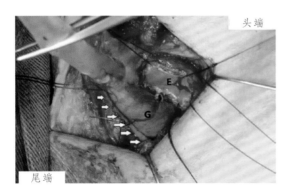

图 11.6　食管胃吻合术。E,打开近端食管残端,采用丝线缝合固定在 3、6、9、12 点方向。蓝色丝线是减压管的临时固定针。G,管状胃顶端固定于胸管并由后纵隔牵拉至颈部。白色箭头,线性闭合器沿着小弯侧朝向前方。

过确认解剖和损伤部位,较小的缺损可以通过缝合进行修复。对患者术中和术后血压进行严密监测非常重要。对于较大的缺损,应咨询心外科医生进行体外循环修复。如果患者情况不稳定,可考虑进行分期重建手术。

喉返神经损伤

喉返神经旁淋巴结清扫的重要性无须赘述。另一方面,食管癌术后声带麻痹的风险可高达 60%~70%。由于喉返神经解剖结构的变异及其对热损伤和牵拉损伤的高度敏感性,技术革新已帮助我们不断地识别神经和潜在地防止损伤。间断喉返神经监测在甲状腺手术中的重要性已得到很好的证实。延长的探针和棒状前端可深入胸腔,该探测仪同样适用于食管切除术。新一代连续神经监测系统通过自主周期性刺激迷走神经,以确保电路的完整性。任何声带肌电图幅值的下降或神经传导潜伏期超出阈值将触发警报,通知外科医生潜在的神经损伤。笔者认为神经监测可以帮助外科医生提高淋巴结清扫的质量并预防潜在并发症(图 11.7)。

管状胃缺血

管状胃缺血虽然少见,但是一种潜在的致命并发症。管状胃缺血会导致败血症,进一步延长患者住院时间,甚至需要再次手术,导致辅助治疗延迟,发生显著的残留并发症。传统上,管状胃血供的测定主要依靠肉眼评估管状胃颜色、搏动和切缘出血情况。尽管已采用多种方法来提高探测率(例如,激光多普勒血流仪、透氧饱和度、分光光度法等),但没有一种方法是可靠的。近年来,吲哚菁绿血管造影术广泛用于实时定量评估管状胃血供情况。根据市场上不同的硬

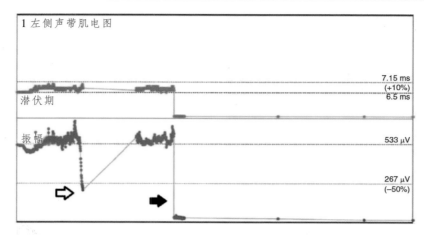

图 11.7 术中连续左侧喉返神经监测,自主周期性刺激读数。白色箭头,声带肌电图瞬时下降幅度超过基线值的 50%,可能由较小的牵引力所致。黑色箭头,潜伏期和幅度持续下降至最小读数,可能由神经离断或迷走神经探针脱落所致。

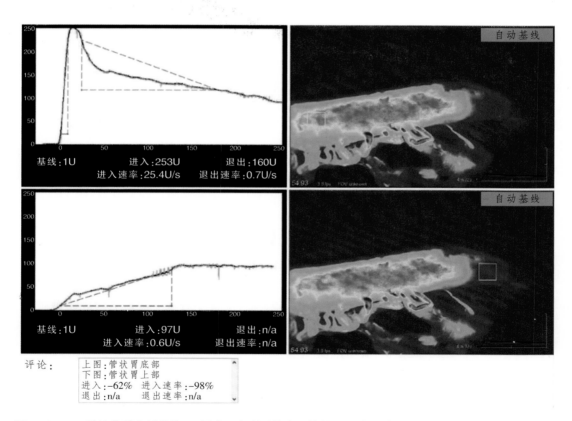

图 11.8 ICG 灌注数据分析软件。上图中正方形图像表示管状胃远端(胃窦),显示出良好的 ICG 进出情况,如曲线中的陡坡所示。下图中正方形的图像表示管状胃近端(胃底),显示 ICG 缓慢进入,无流出。血液灌注差的部分被切除,吻合位点的选择应综合评估血液灌注和管状胃长度。

件和软件系统,有些可能会为外科医生提供荧光或叠加的彩色图像,以确定令人满意的血液供应临界值。数据分析可以详细显示吲哚菁绿在管状胃特定位置的流入和流出速度。该方法可改变术中决策,确保吻合部位的血供令人满意(图 11.8)。

结论

近年来,三切口食管切除术不断发展,但其基本手术理念仍被保留。成功的外科手术取决于患者的选择、手术技巧、并发症的预防以及谨慎处理潜在的并发症。能量装置等新技术,以及吻合器械和其他辅助设备的应用使得手术更安全,进而可获得更满意的手术效果。

（段晓峰 译　陈保富 校）

第 12 章

En Bloc 食管切除术

Steven R. DeMeester

保留迷走神经的食管切除术

20 世纪 80 年代,日本的 Akiyama 教授报道了保留迷走神经的食管切除术[1]。对于患有高级别上皮内瘤变或者黏膜内肿瘤治疗失败或不愿意接受内镜治疗的患者,我们一般采取这种治疗方式。在这些患者中,我们保证了迷走神经的完整性,并且发现与采取标准食管切除术伴迷走神经切除治疗的患者相比,其倾倒综合征和腹泻的发病率明显降低[2,3]。由于没有切除淋巴结,保留迷走神经的食管切除术只适用于高级别上皮内瘤变或黏膜内肿瘤(T1a)患者。在具有可见病变的患者中,确认肿瘤是否局限于黏膜内至关重要。由于黏膜下浸润会带来较大的淋巴结转移风险,因此不能采取保留迷走神经的手术。鉴于内镜超声不能确定黏膜内与黏膜下浸润的准确性,我们常规采取黏膜切除术来最终确定肿瘤浅表病变的浸润深度[4],从而有助于帮助我们评估采取保留迷走神经的食管切除术是否合适。目前,大部分具有高级别上皮内瘤变或黏膜内腺癌的患者都采取内镜下切除和消融治疗,因此保留迷走神经的食管切除术的使用已经明显减少[5]。

En Bloc 食管切除术

En Bloc 食管切除术最初进行右侧开胸手术,然后进行正中切口剖腹术,最终通过左侧颈部切口在颈部进行吻合。胸腔部分的切除操作包括切除奇静脉及其周围淋巴结、胸导管,以及与被切除的食管相连续的低位气管旁、隆突下、食管旁及裂孔旁淋巴结。通常,组织切除区域的两侧为游离的纵隔胸膜,前面为心包及气管膜部,后面为主动脉及椎体。腹腔清扫包括沿肝动脉和门静脉,切除从肝门到腹腔干,腹腔干周围及沿胃左动脉和胃小弯的淋巴结。此外,所有肝动脉头侧的腹膜后组织均被切除,包括邻近下腔静脉和右膈肌脚的组织。在左侧,切除脾动脉周围的组织和淋巴结,以及覆盖在肾上腺和左膈肌脚上的组织。通常情况下,采用管状胃进行重建。然而,当计划使用结肠替代食管进行重建时,腹部清扫还包括切除近端 2/3 的胃、网膜,以及沿胃大弯近端 2/3 的淋巴结。

En Bloc 切除的目标是尽量减少不完全或 R1 切除的风险,避免肿瘤局部区域复发,最大限度地切除潜在的受累淋巴结。2001

年,我们发表了最初采用 En Bloc 食管切除术的 100 例连续病例报道,结果表明单纯采用手术治疗的食管腺癌患者的 5 年总体生存率为 52%,Ⅰ期、Ⅱa 期、Ⅱb 期、Ⅲ期、Ⅳ期(AJCC)患者的 5 年生存率分别为 94%、80%、77%、24%、29%[6]。在随访中(平均随访时间 40 个月),69% 的患者为无疾病状态。虽然有 31% 的患者出现系统性疾病,但是局部区域肿瘤复发的患者只有 1 例(1%)。Altorki 和 Skinner 也报道了 En Bloc 食管切除术相似的良好局部控制率和生存率[7]。这些数据反驳了认为食管癌在诊断时已是全身性和不可治愈的观点,En Bloc 食管切除术后的局部低复发率与经裂孔食管切除术 20%~40% 的局部复发率形成鲜明对比[8]。由于食管切除术后的局部复发通常会迅速导致患者死于癌症,因此局部控制仍然是该疾病治疗的目标之一,也是外科医生的基本目标。

如前所述,En Bloc 食管切除术的设计目的是为食管远端腺癌提供最佳的切除方式。鉴于气管旁和颈部淋巴结很少累及,该术式不包括 3 野淋巴结清扫。En Bloc 食管切除术也适用于食管胃结合部的肿瘤,因为这部分肿瘤的淋巴结转移模式与食管远端腺癌的淋巴结转移模式相似[9]。通常情况下,En Bloc 食管切除术切除的淋巴结在 25 个以上,一般为 40~60 个淋巴结。虽然这可能看起来有点过度,因为许多食管切除术只切除 10 个淋巴结甚至更少,但是多项研究已经证实更为广泛的淋巴结切除对患者生存有益。我们的一项多中心研究结果显示,切除 23 个或更多的淋巴结可以使生存率达到最佳,可靠地实现这种淋巴结切除的唯一方法是 En Bloc 食管切除术[10]。这些研究进一步加强了 En Bloc 食管切除术在食管腺癌根治性治疗中的价值。

目前,大多数局部晚期肿瘤患者在食管切除术前接受新辅助化疗或新辅助放化疗。新辅助治疗可以使肿瘤变小,一些病例甚至可以达到完全根治。对于这部分患者,一些外科医生认为切除的方式无关紧要,因为新辅助治疗已经"清除"了边缘,手术切除的目标仅仅是为了切除残留的食管原发病变(如果有的话)以及紧邻的淋巴结。但是,在对接受新辅助治疗患者分别进行经裂孔食管切除术与 En Bloc 食管切除术的生存率分析中,我们发现 En Bloc 食管切除术明显提高了生存率,尤其是对于最终切除样本中仍然有残留病变的患者[11]。有趣的是,即使在病理完全缓解的患者中,En Bloc 食管切除术也有提高生存率的趋势。这看似很难解释,因为按照推断,所有的病变都已经被新辅助治疗根治。为什么切除的方式对这些患者很重要?有几项研究阐明了这一发现。首先,在一项评估初次切除术后淋巴结阴性患者与接受新辅助治疗后淋巴结阴性患者生存率的研究中,两者之间存在显著差异,初次切除术后淋巴结阴性患者的生存率明显高于接受新辅助治疗后淋巴结阴性患者的生存率[12]。这表明尽管假设病理完全缓解,接受新辅助治疗的患者仍然存在隐匿的疾病。另一个因素是病理学家通常只使用常规的 HE 染色评估每个切除淋巴结的一小部分。在另一项研究中,我们使用常规染色评估 8 例淋巴结阴性患者发生微转移疾病的频率[13]。免疫组织化学结果显示,这 8 例患者中有 3 例患者存在微转移。这表明基于淋巴结病理学评估的局限性,常存在未被识别的淋巴结。本研究还表明,存在淋巴结微转移患者的生存率会受到影响,在常规 HE 染色的基础上,这些淋巴结是对淋巴结分期的补充。根据这些研究,即使是在接受新辅助治疗后病理完全缓解的患者中,En Bloc 食管切除术可能提高生存率这一观点也是有意义的。

经裂孔食管切除术与 En Bloc 食管切除术的比较

关于淋巴结切除术的方式和范围能否改变手术治疗食管腺癌患者生存率的争论仍在继续。然而,越来越多的证据表明确实如此。我们对匹配的一系列患者进行回顾性分析,对 T3N1 期食管腺癌患者分别进行 En Bloc 食管切除术或经裂孔食管切除术,至少切除并检查 20 个淋巴结[14]。当患者有广泛的淋巴结侵犯,即 9 个或更多的淋巴结受累时,采取不同手术方式患者的生存率相似。这并不奇怪,因为我们之前的研究表明,这部分患者出现全身性复发是十分普遍的[15]。相比之下,8 个或以下淋巴结受累的患者行 En Bloc 食管切除术后 5 年生存率明显提高。因为所有的患者至少随访 5 年,所有的死亡都是由于癌症,因此这个证据是令人信服的,表明切除的方式对生存率有影响。这些发现被随后的一项来自荷兰的随机对照试验所证实,该试验对 En Bloc 食管切除术与经裂孔食管切除术进行对比[16]。对于累及 8 个或以下淋巴结的患者,相比经裂孔食管切除术,En Bloc 食管切除术后患者的生存率明显提高。然而,对于累及 8 个以上淋巴结的患者,手术方式对生存率没有影响。Sihvo 等人分析了芬兰人群中定义明确且稳定的食管远端或食管胃结合部(GEJ)腺癌患者的治疗结果。研究表明,与没有进行广泛淋巴结切除的患者相比,En Bloc 食管切除术联合 2 野淋巴结清扫患者的生存率明显提高[17]。有趣的是,在 Sihvo 等人的研究中,En Bloc 食管切除术后的 5 年生存率为 50%,这与包括我们前面详细介绍的其他系列报道中 En Bloc 食管切除术后的 5 年生存率几乎相同。同样的,在他们的研究中,非 En Bloc 食管切除术后的 5 年生存率为 23%,反映了许多其他有或没有进行新辅助化疗患者行经裂孔食管切除术后的生存率。

微创食管切除术

在 20 世纪 90 年代末,外科医生开始探索微创食管切除术的可能性。随后,全腹腔镜技术以及胸腔镜/腹腔镜或 Ivor Lewis 微创食管切除术得到发展。全腹腔镜技术的缺点包括在肺血管和纵隔高位的气管附近游离的固有风险,以及无法完成系统性胸腔淋巴结切除。然而,腹腔镜技术最适用于保留迷走神经的食管切除术,因为食管在纵隔腔外,不需要任何的游离,并且只有高度不典型增生或黏膜内癌患者不需要切除淋巴结。对于癌症晚期患者,胸腔镜/腹腔镜联合的方法具有清扫胸内淋巴结的优势。为了避免颈部清扫和喉返神经潜在的损伤,许多中心倾向于采用 Ivor Lewis 微创式在胸廓内进行食管胃吻合术。重要的是,虽然只有极少数高度专业化的食管中心可以进行微创 En Bloc 食管切除术,但是胸腔镜手术可以完整地进行系统的 En Bloc 食管切除术,包括切除胸导管和奇静脉。

结肠代食管术

食管的重建通常是食管切除术中最具挑战性的部分,并且无疑是患者最关注的部分。不幸的是,目前没有可以模仿健康食管功能的替代器官。相反,它们都缺乏有效的蠕动和反流的屏障。然而,尽管存在这些缺点,现有的食管替代器官可以使大多数患者恢复正常饮食,对于因大肿瘤或严重狭窄而进行食管切除术的患者,其吞咽功能通常能得到明显改善。

最常见的食管替代器官是胃。胃上提的优势包括手术时间相对较短、胃移动便捷、只需要吻合一次,以及通过右侧胃大弯的胃网膜动脉弓可以提供广泛而可靠的血液供应。胃上提的缺点包括胃底经常出现相对缺血,颈部食管吻合口瘘和狭窄的发病率可高达 30%。此外,胃分泌黏膜与酸敏感的食管鳞状上皮黏膜长期并存,没有中间屏障,可导致食管反流并发症,包括 Barrett 食管和腺癌。最后,对于在食管胃结合部附近存在大肿瘤的患者,使用胃代食管可能会导致肿瘤切除不完全,因为沿胃小弯的缝合线可能在距肿瘤几厘米的范围之内。

相反,使用结肠代替食管可以很好地切除食管胃结合部附近的肿瘤。结肠具有耐酸性,由于其长度较长,可防止食管黏膜暴露于反流的胃液中,从而降低在残留的食管中发生 Barrett 食管的风险。一般情况下,结肠替代物断端通过左结肠动脉和边缘动脉获得良好的血液供应,由于结肠末端灌注良好,大多数患者的食管结肠吻合口可以很好地愈合。我们发现,与食管胃吻合术相比,食管结肠吻合术的狭窄率明显降低[18]。此外,由于结肠位于远端食管癌放疗的范围之外,因此在接受新辅助放化疗的患者中采用结肠间置术可以将健康的、未经放射的组织与食管吻合。结肠作为替代物的另一个优点是即使在咽水平进行重建,长度也不是问题。然而,结肠间置术与胃上提手术相比,结肠的移动更加困难,需要吻合三处而不是一处,并且手术时间更长。此外,使用结肠作为移植物时要特别注意手术细节,以确保移植早期和晚期的成功。

在应用结肠替代食管之前,应进行结肠镜检查或双重对比剂钡灌肠造影,以评估移植物息肉及其他病变,目的是在移植前解决这些问题或避免使用结肠替代食管。此外,我们经常通过内脏动脉造影来评估肠系膜下动脉的通畅性、边缘动脉的完整性,以及异常解剖结构,包括肠系膜上动脉出现的早期分支或两条中结肠动脉。标准的结肠移植在腹主动脉瘤手术后不可能实现,因为肠系膜下动脉经常在术中被结扎。其他不鼓励使用结肠的情况包括溃疡性结肠炎、广泛的憩室病、憩室炎史、婴儿时患有先天性巨结肠,或者有结肠切除史。

对于所有食管替代移植,麻醉管理都很重要,但在采取结肠间置术时尤为重要。特别是需要充分维持血容量,并在预期游离更大空间的同时增加额外的液体。由于结肠的肠系膜小血管对升压剂或血管收缩剂非常敏感,血管痉挛或收缩可能导致这些小血管形成血栓,进而使得移植的结肠无法使用,因此不应使用这些药物。同样,在整个过程中维持正常的酸碱平衡也是至关重要的。

左结肠、右结肠、横结肠均可作为移植物。不管计划使用哪段结肠进行移植,升结肠、降结肠以及肝曲和脾曲均可被游离。在游离结肠和肠系膜的过程中,将小肠装入袋中有利于操作。最常见的是,横结肠以顺蠕动的方式吻合,移植肠段的血供基于肠系膜下动脉、左结肠动脉升支、Drummond 边缘动脉,以及中结肠动脉左右分支间的交通支。由于移植肠段的近端几乎总在中结肠干的右侧,所以维持中结肠动脉分支之间的交通支是至关重要的。

当使用结肠移植时,我们通常将吻合口置于颈部。通过使用脐带线测量左耳到剑突的距离决定结肠所需的长度,将线剪成相应长度。下一步,将脾曲/降结肠提到裂孔处,小心地将左结肠的血管张力降到最低,并且将 3-0 丝线打结作为标记。然后将脐带线置于结肠上，从标记缝线开始向近端展开。通常，脐带线末端在肝曲处或升结肠远端。第二根 3-0 丝线缝在此处做标记，重新测量结肠以确定缝线的位置。

肠系膜的游离沿小网膜囊横结肠系膜根部的胰腺下缘开始。通常可以明显地看到结肠中静脉向下延伸到该区域，并且通过仔细游离，可以找到肠系膜上静脉(SMV)与结肠中静脉的连接处。在某些情况下，存在副结肠中静脉，并且通过单独的入口汇入 SMV。需要认识到一个重要的变异，即胃网膜静脉在汇入 SMV 之前可与结肠中静脉或更常见的副结肠中静脉连接。如果使用结肠，胃网膜静脉是残余胃窦的主要引流，如果采取胃上提术，胃网膜静脉也十分重要，因此保留胃网膜静脉至关重要。下一步，确定结肠中动脉并游离至肠系膜上动脉(SMA)起源处。通常最简单的方法是，操作时在 Treitz 韧带内侧肠系膜的根部将横结肠朝头端提起。SMA 就位于 SMV 的外侧。重要的是要找到起源于 SMA 的结肠中动脉，确保没有会因分离远端血管而导致损伤的早期分支。此时，解剖结构已经明确，但是没有结扎或分离血管。

接下来，游离结肠近端缝线处的肠系膜，并清理肠壁为分离做准备。在肠系膜深处可见连接中结肠循环和右结肠血管的血管弓。使用动脉夹夹住该血管弓，在这些血管下方中央朝中结肠血管方向分开肠系膜。一般来说，这部分肠系膜是无血管的，但是偶尔也会遇到小的动脉或静脉分支。用细动脉夹或微血管夹夹住动脉分支。继续沿中结肠血管朝 Treitz 韧带方向游离，这里的肠系膜大部分也是无血管的。任何小的动脉分支都要用动脉夹或微血管夹夹住。在接近脾曲时，应注意防止损伤肠系膜下静脉。

当游离至结肠远端的缝线时，肠系膜的游离就完成了。这时缝线之间横结肠的动脉供应仅来源于左结肠动脉的上升支和中结肠动脉。触及中结肠动脉的搏动，然后用动脉夹夹住中结肠动脉的近端起点并复查其搏动。此时移植物的血供仅由左结肠动脉的上升支灌注。多普勒信号用于检查确定结肠是否缺血。通常移植物远端(即近端缝线附近)会最先出现痉挛，但随着时间的推移，其会逐渐扩张，并且一段良好的结肠在使用动脉夹夹住几分钟后，与肠壁相邻的肠系膜小血管会出现明显的搏动。近期，我们通过 SPY 装置(加拿大多伦多，Novadaq)使用吲哚菁绿注射液评估术中灌注。一旦移植物的血供令人满意，就将夹住的动脉结扎并分离，相应的静脉也一样。理想情况下，只结扎一条中结肠动脉和静脉，但通常存在副小静脉或动脉，需要将其分离。

然后使用 GIA 吻合器在近端缝线位置将结肠断开，并将其笔直提起。如果肠系膜限制了移植物的矫直，则利用透光法避开所有血管，沿切线将其切开。这可以使移植物几乎变直。在进行食管切除术时可以暂时将移植物置入骨盆。

移植的结肠可以置于后纵隔或胸骨后。小心地将移植物包裹在照相袋中，穿过指定的空间以减少创伤并保持解剖对齐。一旦移植物进入颈部，使用单层全厚度的 4-0 单丝可吸收缝线进行食管-结肠端-端吻合。尽管由于远端梗阻引起食管扩张导致食管与结肠的大小往往是接近的，仍然必须考虑两者直径的差异。完成近端吻合后将移植物牢牢地拉入腹部。将移植物拉入颈部的照相袋并移除可以更好地完成操作。下一个重要的步骤是用永久性缝线将移植的结肠与裂孔的左膈肌脚缝合。这有助于防止移植物在胸内冗余，也可以防止其他腹部器官疝入后纵隔。一些中心报道了移植的结肠在左膈肌脚固定失败可能会因冗余导致相对较高的再手术率。

当将移植物置于胸骨后时,建议通过移除胸骨柄的左半部分、锁骨头,以及左侧第1肋的内侧部分来打开胸廓入口,以容纳移植物,并且防止移植物在从颈后过渡到胸骨下的过程中受压。同样,应该检查胸骨后的通路出口。建议向前将膈肌与胸骨下表面和胸腔内侧部分分开,以为移植物创造空间。如果肝的左外侧段较大,可能需要将其切除,以避免在移植物下行与残胃汇合的过程中产生干扰。此外,在一些患者中,心包可能起到支架的作用,导致移植物在下行与残胃汇合的过程中发生急性成角。如有必要,可将心包从前–后方向打开,然后横向闭合,松解成角。再次将结肠缝合在膈肌左侧,以防止冗余及腹部器官疝入胸骨下腔。

然后用 GIA 吻合器将移植结肠远端离断,保留裂孔下方约 10cm 的腹腔内结肠。由于过多的腹腔内结肠会导致淤血和反流,因此必须避免保留过多的腹腔内结肠。在离断结肠时要十分小心,防止损伤供应移植物的肠系膜血管。除非保留迷走神经,否则将胃切除,只留下胃窦,并进行幽门成形术。结肠与胃吻合使用双层 3-0 丝线缝合。当保留迷走神经,只切除食管胃结合部时,无须行幽门成形术。在这种情况下,游离胃短血管,使移植的结肠从裂孔进入胃后部,在胃后部进行结肠–胃吻合术。

最后一步是结肠造口术。当使用横结肠作为移植物时,造口的吻合位于结肠–胃吻合处附近的左上象限。有时需要游离结肠远端几厘米以便实施吻合,但也要注意避免损伤供应移植物的肠系膜血管,并防止游离的结肠末端缺血。小心地将鼻胃管插入胃内,缝合肠系膜缺损,行空肠造口术。

结肠间置术中的问题处理

横结肠的循环变异有许多种,其中一些比较常见。一种情况是胃网膜静脉在汇入 SMV 之前与中结肠静脉或副静脉汇合,这条静脉必须保留。另一种常见的情况是中结肠动脉的近端分叉为左右两支。这些血管之间的交通支必须保留,所以结扎中结肠动脉时要靠近分叉处。在某些情况下,为了分离中结肠血管和保护左右支之间的交通支,必须使用侧壁钳夹住 SMA。然而,一些患者的 SMA 发出两支中结肠动脉。对于这部分患者,要么使用其他部分结肠进行移植,移植物以中结肠血管为基础;要么将其中一支中结肠动脉与乳房内动脉或颈部血管吻合,以为移植物提供血供。我们的经验是,当移植物存在两条单独的中结肠动脉时,发生缺血的风险很高,因此如果使用该段结肠而不通过额外地吻合血管来提供血供是不明智的。两条静脉相对常见,如果其中一条较小且静脉之间有明显的侧支循环,则对移植物的影响不大。然而,如果有三条静脉或两条主要分支静脉之间没有交通支,则要引起重视。在这种情况下,应该考虑要么放弃移植结肠,要么在中结肠静脉和无名静脉之间进行微血管吻合,并将结肠置于胸骨后。无论动脉或静脉的解剖如何,移植物近端没有多普勒信号意味着需要对移植物进行额外的血管吻合,以提供血供,需在 48 小时内行食管造口术并重新检查结肠,否则就应放弃横结肠,使用其他的替代物。

如果无法获得或使用横结肠,左结肠或右结肠可用作置入的移植物。与左结肠相比,右结肠肠壁薄、体积大,它可以基于中结肠血管以顺蠕动的方式使用,如果需要使用结肠并且有两条独立的中结肠动脉起源于SMA，其是一个合理的选择。包括盲肠在内的右结肠通常会延伸到颈部，如果没有的话，则回肠末端的一部分可以保留在盲肠上。移植的升结肠的血供来自中结肠动脉右支和右结肠动脉之间的血管弓。

左结肠可用作移植物，并且左结肠的管壁厚度和管腔直径相比右结肠更适合用于食管置换术。左结肠的缺点是其需要基于中结肠血管以逆蠕动的方式使用，并且降结肠发生憩室病的可能性更大。

结论

与其他类型的食管切除术相比，En Bloc 食管切除术无论是采取开放术式还是微创术式，都能提供最佳的局部控制和淋巴结切除效果。这些因素可转化为改善局限性 N1~2 淋巴结疾病患者的生存率。然而，由于全身性疾病发病风险较高，具有广泛的 N3 淋巴结疾病患者无法从 En Bloc 食管切除术中获益。尽管典型的重建方式是胃上提术，但是结肠是一种很好的移植替代物。

（郑开福 译　赵晋波 校）

参考文献

1. Akiyama H, Tsurumaru M, Kawamura T, Ono Y. Esophageal stripping with preservation of the vagus nerve. Int Surg. 1982;67:125–8.
2. Banki F, Mason RJ, DeMeester SR, et al. Vagal-sparing esophagectomy: a more physiologic alternative. Ann Surg. 2002;236:324–35. Discussion 35-6.
3. Peyre C, DeMeester SR, Rizzetto C, et al. Vagal-sparing esophagectomy: the ideal operation for intramucosal adenocarcinoma and Barrett's with high-grade dysplasia. Ann Surg. 2007;246:665–74.
4. Maish MS, DeMeester SR. Endoscopic mucosal resection as a staging technique to determine the depth of invasion of esophageal adenocarcinoma. Ann Thorac Surg. 2004;78:1777–82.
5. Zehetner J, DeMeester SR, Hagen JA, et al. Endoscopic resection and ablation versus esophagectomy for high-grade dysplasia and intramucosal adenocarci-noma. J Thorac Cardiovasc Surg. 2011;141:39–47.
6. Hagen JA, DeMeester SR, Peters JH, Chandrasoma P, DeMeester TR. Curative resection for esophageal adenocarcinoma: analysis of 100 en bloc esophagec-tomies. Ann Surg. 2001;234:520–30. Discussion 30-1.
7. Altorki NMD, Skinner DMD. Should en bloc esopha-gectomy be the standard of care for esophageal carci-noma? Ann Surg. 2001;234:581–7.
8. Urba S, Orringer M, Turisi A, Iannetoni M, Forastiere A, Strawderman M. Randomized trial of preoperative chemo-radiation versus surgery alone in patients with locoregional esophageal carcinoma. J Clin Oncol. 2001;19:305–13.
9. Leers JM, DeMeester SR, Chan N, et al. Clinical characteristics, biologic behavior, and survival after esophagectomy are similar for adenocarcinoma of the gastroesophageal junction and the distal esophagus. J Thorac Cardiovasc Surg. 2009;138:594–602. Discussion 1-2.
10. Peyre CG, Hagen JA, DeMeester SR, et al. The number of lymph nodes removed predicts survival in esophageal cancer: an international study on the impact of extent of surgical resection. Ann Surg. 2008;248:549–56.
11. Rizzetto C, DeMeester SR, Hagen JA, Peyre CG, Lipham JC, DeMeester TR. En bloc esophagectomy reduces local recurrence and improves survival com-pared with transhiatal resection after neoadjuvant therapy for esophageal adenocarcinoma. J Thorac Cardiovasc Surg. 2008;135:1228–36.
12. Leers JM, Ayazi S, Hagen JA, et al. Survival in lymph node negative adenocarcinoma of the esophagus after R0 resection with and without neoadjuvant therapy: evidence for downstaging of N status. J Am Coll Surg. 2009;208:553–6.
13. Waterman TA, Hagen JA, Peters JH, DeMeester SR, Taylor CR, Demeester TR. The prognostic importance of immunohistochemically detected node metastases in resected esophageal adenocarcinoma. Ann Thorac Surg. 2004;78:1161–9. Discussion -9.
14. Johansson J, DeMeester TR, Hagen JA, et al. En bloc vs transhiatal esophagectomy for stage T3 N1 adenocarcinoma of the distal esophagus. Arch Surg. 2004;139:627–31. Discussion 31-3.
15. Peyre CG, Hagen JA, DeMeester SR, et al. Predicting systemic disease in patients with esophageal cancer after esophagectomy: a multinational study on the sig-nificance of the number of involved lymph nodes. Ann Surg. 2008;248:979–85.
16. Omloo JMT, Lagarde SM, Hulscher JBF, et al. Extended transthoracic resection compared with lim-ited transhiatal resection for adenocarcinoma of the mid/distal esophagus: five-year survival of a random-ized clinical trial. Ann Surg. 2007;246:992–1000. Discussion -1.
17. Sihvo EI, Luostarinen ME, Salo JA. Fate of patients with adenocarcinoma of the esophagus and the esoph-agogastric junction: a population-based analysis. Am J Gastroenterol. 2004;99:419–24.
18. Briel JW, Tamhankar AP, Hagen JA, et al. Prevalence and risk factors for ischemia, leak, and stricture of esophageal anastomosis: gastric pull-up versus colon interposition. J Am Coll Surg. 2004;198:536–41. Discussion 41-2.

第 13 章

微创食管切除术的基本原理

Kirsten Newhams, Blair A. Jobe

手术方式的选择：开放式与微创食管切除术的比较

随着越来越多的外科医生采用微创食管切除术，相关的研究数据也逐渐增多。荟萃分析研究表明，与开放手术相比，微创手术能显著减少术中出血量、降低肺部并发症发生率、提高患者总体生存率；但微创手术所需手术时间可能较长。从肿瘤学角度分析，两者在淋巴结清扫和 R0 切除方面无明显统计学差异。近年来更新的关于开放和微创食管切除术的随机对照临床研究结果表明，两者在无病生存期（DFS）和总生存期（OS）方面无显著差异[1-7]。最终，手术方式的选择往往取决于外科医生的经验和偏好。

微创食管切除术

微创手术除了需要考虑患者承受气腹的能力，还需要考虑某些特殊因素，如腹部、胸部既往手术史或其他重大疾病史，以及其他特殊禁忌证。尽管微创技术越来越成熟，食管切除术仍然会对患者造成较大的创伤，

而且术后并发症发生率也较高。充分的术前准备是改善患者预后的关键。特别是对于营养不良的患者，可以考虑通过术前空肠造瘘补充蛋白质或肠内营养，来改善患者的营养状况。此外，在临床实践中，食管切除术前 5 天开始采取免疫支持治疗和营养支持治疗已成为术前常规。对于一般状况较差的患者，应考虑术前进行物理治疗和肺部康复训练，以提高患者对手术的耐受性。完成术前分期后，就可以决定是否进行微创手术。手术方式的选择取决于疾病特点和外科医生的偏好、经验和能力。

术中因素

术中情况与患者预后息息相关，需要外科医生与麻醉团队进行充分的沟通。首先，合理使用补液及血管升压药物，尽可能避免术中患者出现容量负荷过重和血管的过度收缩；其次，术中应通过动脉置管进行有创血流动力学监测，采取双腔气管插管可保证术侧肺充分萎陷。最后，术中给予患者充分、有效的镇痛治疗，能进一步减少患者对手术的不良反应。

腹部操作

部分患者术前可能需要进行支气管镜再评估，以了解肿瘤侵犯程度，确保手术切除的可行性。完成上述步骤后，即可进行腹部手术操作。

患者取仰卧位，双臂水平外展，放置腰垫抬高上腹部。沿左侧肋弓下缘切口置入气腹针，完成腹腔充气。腹部共做 5 个切口，分布于腹部的左上象限和右上象限，包括一个位于剑突左侧 5mm 的切口，一个位于腹部右上象限 10mm 的切口，余下均为 5mm 切口（图 13.1）。

将 Nathanson 肝牵开器通过剑突右侧切口置入腹腔，并固定于患者右侧手术床的固定架上。

胃部的操作首先从离断肝胃韧带开始，从肝胃韧带的起始部至右侧膈肌脚离断该韧带，再沿左侧膈肌脚方向向前离断膈食管韧带。如果是恶性肿瘤手术，一个重要的步骤是在操作过程中从膈肌表面开始游离壁腹膜。游离腹段食管，切断双侧膈肌脚纤维，

扩大食管裂孔。此时沿纵隔方向游离需要十分谨慎，以防止突破胸膜后出现长时间的气胸，从而导致血流动力学不稳定。

将胃向下牵拉，以显露胃左动脉。游离胃左动脉附近的纤维脂肪组织，完成胃左动脉旁淋巴结清扫，最后用血管切割缝合器离断胃左动脉。

接下来处理胃大弯。确定左、右胃网膜血管弓的分隔区，于该区域打开大网膜，保护胃网膜血管弓不受损伤，以确保未来管状胃的血供。沿胃大弯向左侧膈肌脚游离，离断脾胃韧带。然后将胃底部向上方抬高、牵拉，暴露胃后壁和附着物，充分游离，从而实现近端胃的完全游离。

下一步是胃结肠韧带的处理。操作过程中注意仔细辨认并避开胃网膜血管非常重要，因为这些胃网膜血管将用于保证管状胃的良好血供。从左侧开始向胆囊方向，即幽门外侧进行游离（图 13.2）。

如果需要行幽门成形术来促进胃排空，可以在幽门两侧的 12 点钟和 6 点钟位置做

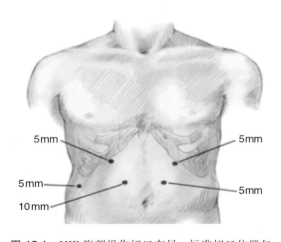

图 13.1　MIE 腹部操作切口布局。标准切口位置包括腹部左上象限和右上象限共计 5 个切口。在右上象限、腹部中线右侧位置做一个 10mm 切口，其余 5mm 的切口位于右侧肋弓下缘和左侧肋弓下缘。

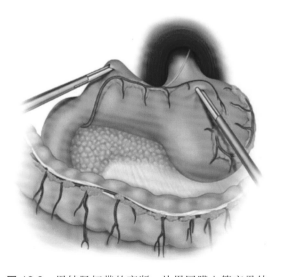

图 13.2　胃结肠韧带的离断。从胃网膜血管交界处开始沿着大弯侧游离胃结肠韧带，一直游离至幽门外侧。切忌损伤胃网膜血管，因为胃网膜血管将用于维持管状胃的血供。

两针缝合固定。用超声刀将幽门和十二指肠球部纵向切开。然后以横向方式间断缝合(即 Heineke–Mikulicz 幽门成形术)(图 13.3)。

　　完成胃的游离后,接下来制作管状胃。管状胃的起始位置一般选择在距离幽门括约肌近端 6cm 左右的胃小弯侧,也可以根据肿瘤位置和距离肿瘤足够长度切缘来进行合理调整。使用内镜下直线切割缝合器进行管状胃的制作,切开缝合的起始位置时需要注意,于距离胃小弯边缘约 1cm 位置行胃组织的切割缝合。切割缝合时将胃底轻轻拉向脾脏,保持管状胃的形状和走行平顺,防止"螺旋状切割缝合"所导致的缺血,及时使胃壁保持自然状态至关重要,避免过度牵拉。然后向近端连续切割缝合,保证管状胃直径为 4~5cm(图 13.4)。

　　于胃底将管状胃完全离断后,采用吲哚青绿荧光成像方法评估管状胃的血供情况。将管状胃的两端重新缝合固定在一起,在后续胸部操作中维持其正常解剖结构的同时,使其以正确方向被牵拉进入胸腔,避免扭转(图 13.5)。

　　如果术前没有实施空肠造瘘,此时可通过右下象限两个切口完成。距离 Treitz 韧带 30~40cm 远端空肠处,于肠系膜对侧行间断缝合,将空肠无张力固定在前腹壁上。将探针从前腹壁穿刺进入空肠。经探针充气以确定其在肠腔内的位置。将金属导丝经穿刺针送入空肠,将扩张器和套管沿着金属导丝置入空肠,而后拔除金属导丝和扩张器,通过

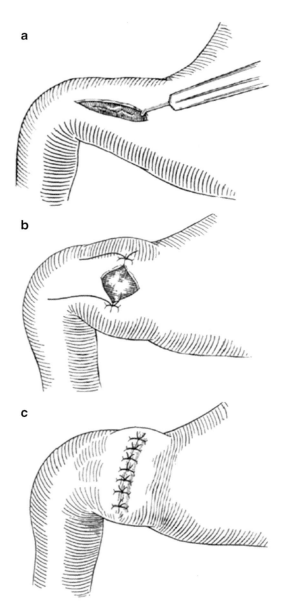

图 13.3 (a)纵向切开幽门。(b)12 点钟和 6 点钟方向固定缝合。(c) 横向缝合。(Reproduced with permission from Atlas of Esophageal Surgery, P. Marco Fisichella, Marco G. Patti editors, Springer)

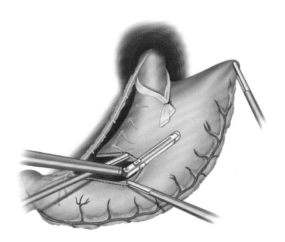

图 13.4 管状胃的制作。管状胃的制作过程中需要仔细确认其宽度,连续切开。

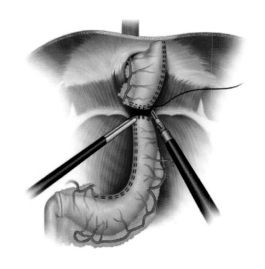

图 13.5 管状胃与标本的固定。管状胃成形后,用内镜缝合设备将其固定于近端离断的胃组织上,以便牵拉进入胸腔。

套管置入空肠造瘘管。可经造瘘管注入少量空气,促使空肠造瘘管到达空肠远端合适位置。拔出套管,再次确认造瘘管的位置。沿空肠造瘘管行环形荷包缝合,从而固定空肠营养管。在其远端再次缝合,并将空肠固定在前腹壁上,防止肠扭转。

最后处理食管裂孔,此时可以经食管裂孔向上游离贲门和胸段食管。环形游离食管,向胸腔方向游离至少 5cm,使得胸腔操作时食管更容易进入胸腔。仔细止血,移除所有戳卡,缝合所有切口。

此时患者做好胸部操作准备。

胸部操作

胸部纵隔操作需要在充分人工气胸后进行(充分的肺萎陷)。患者取左侧卧位,胸腔下方放置腋垫。摆放手术体位时应注意保护好患者的骨性突起和相关重要神经不受压迫和牵拉损伤。右臂抬高前伸,并做适当支撑固定。支气管镜检查确认双腔气管插管

的位置,确保右肺充分萎陷。

于腋前线第 8 肋间切口置入 10mm 戳卡。待左侧单肺通气后,置入胸腔镜,探查胸腔内是否有转移性病灶。如有必要,可建立人工气胸以促进右肺萎陷。于腋后线后方第 10 肋间切口置入第 2 个 10mm 戳卡。在肩胛下角后方做 5mm 切口。于腋前线第 4 肋间切口置入 10mm 戳卡,最后一个 5mm 切口位于两个 10mm 戳卡之间的腋前线上(图 13.6)。

接下来,于膈肌中心腱处缝合一针,缝线从右侧腋前线切口中拉出,用止血钳固定。该步骤起到了牵拉膈肌的作用,使食管裂孔充分暴露。使用扇形牵开器将右肺向前方牵拉,离断下肺韧带。随后,沿食管走行方向打开后纵隔胸膜,向上游离至奇静脉弓。在整个解剖过程中,避免损伤胸导管非常重要。用血管切割缝合器离断奇静脉弓。向上游离至胸腔入口水平时,应注意避免损伤喉返神经。

谨慎处理食管裂孔。沿心包表面继续游离食管床,沿右主支气管膜部分离,清扫食管旁第 7 水平的相关淋巴结。完成食管环形分离后,Penrose 引流管绕食管一周牵拉暴

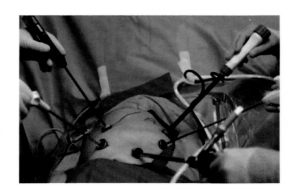

图 13.6 MIE 胸部操作的戳卡位置。在腋前线第 8 肋间、腋后线后方第 10 肋间以及前腋线第 4 肋间放置 3 个 10mm 戳卡。在肩胛下角后缘放置一个 5mm 戳卡,最后一个 5mm 戳卡放置在两个 10mm 戳卡之间的腋前线位置。

露(图 13.7)。充分游离食管左侧壁,对于来自主动脉的食管动脉支和支气管动脉,可以采用能量器械夹闭后离断。当食管从食管床充分游离后,便可将腹腔内的管状胃上提入胸腔。如果计划行颈部吻合术,外科医生将进行第三阶段的手术。

若计划进行胸内吻合,应在奇静脉弓水平用切割缝合器离断近端正常食管。外科医生将右侧切口延长至 5cm,放置切口保护套。然后将管状胃和切除标本分离,通过该切口取出标本。切缘组织进行冰冻切片病理评估。

将直径为 25mm 的吻合器钉砧头经前切口送入待吻合的胸上段食管管腔内,并收紧缝线固定。使用超声刀于管状胃近端小弯侧切开(切口平行于吻合平面),将 25mm 圆形端-端吻合器通过前切口置入胸腔,并经管状胃近端切开处送入管状胃腔内,测量吻合长度和张力后,旋转吻合器尾翼,穿刺器于胃大弯侧胃壁适当位置穿出并与食管端钉砧对接,从而实现端-侧吻合(图 13.8)。

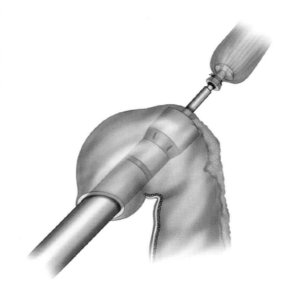

图 13.8　胸腔端-侧吻合术。采取端-侧吻合的方法时,在微大弯侧置入吻合器之前,需要确认管状胃在胸腔内的正确位置,防止扭转。

使用切割缝合器切除多余的胃组织,闭合胃壁切口。使用胃镜检查吻合口完整性和胃状管的放置情况。

在吻合口附近放置一根 10mm 的引流管,并从右下腋前线切口处引出。胸腔镜下进行多节段肋间神经阻滞。将一根 28 号胸引管置于胸顶,并在麻醉医生膨肺时根据情况调整其位置。图 13.9 显示了管状胃与胸段食管吻合术。

颈部操作

进行颈部吻合术时,患者取仰卧位,头部偏向右侧并固定。确定胸锁乳突肌前沿,沿胸锁乳突肌走行做约 5cm 的切口。将胸锁乳突肌向后方牵拉,暴露肩胛舌骨肌。在颈动脉鞘和气管之间向后方游离。如果遇到甲状腺中静脉,可以将其离断。显露出椎体前方的食管后壁。继续向下方游离至胸廓入口处。然后将食管连同管状胃从颈部切口中牵

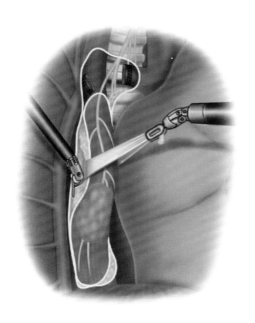

图 13.7　食管牵引带可用于环绕食管牵引,便于在胸腔镜手术期间进行食管左侧壁解剖分离。

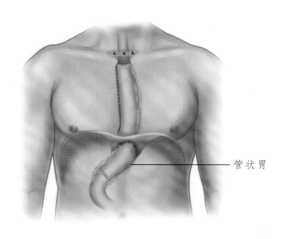

管状胃

图 13.9   管状胃与胸段食管的吻合。

拉出来。于合适位置切断近端食管。

　　下一步进行颈部吻合术。于胃壁前方做 1.5cm 切口行胃壁切开术。将颈段食管与管状胃对接，食管后壁与胃前壁对齐。可于计划吻合部位两端缝合两根预制线，以便牵拉对齐。将直线切割缝合器底座支架端和钉仓支架端分别置入胃状管和食管腔内，行后壁切开吻合。手工双层间断缝合管状胃和食管前壁开口。颈部切口内留置 10mm 引流管。在引流管周围分层缝合颈部切口。

　　最后，利用胃镜检查吻合情况和鼻胃管位置，再次行支气管镜检查，以清除气道内分泌物。

术后护理

　　保留鼻胃管直到胃肠减压减少和消失，或食管造影确认无吻合口瘘，通常在术后 4~6 天拔除鼻胃管。通常在术后第 5 天或食管造影确认愈合良好后，将手术时留置的胸腔闭式引流管退出 1~2cm，并重新缝合固定。通常在术后 1~3 天开始经空肠造瘘管启动肠内营养支持治疗，早期需缓慢进行，并根据患者耐受性逐渐加量。

　　食管切除术后护理需要专业的、多学科团队相互配合，从而形成符合循证医学规律的专科护理方法。术后护理的关键包括：患者早期活动、避免容量负荷过重、慎用血管活性药物、呼吸道管理、尽可能少用阿片类药物的多种镇痛模式的应用、早期肠内营养启动和预防静脉血栓栓塞性疾病。建立包括营养师、物理和康复治疗师、呼吸治疗师和重症医学医生等多学科团队与护理团队通畅的沟通渠道和机制。

（徐建峰　译　闵先军　校）

参考文献

1. Hoppo T, Jobe BA, Hunter JG. Minimally invasive esophagectomy: the evolution and technique of minimally invasive surgery for esophageal cancer. World J Surg. 2011;35(7):1454–63.
2. Lv L, Hu W, Ren Y, et al. Minimally invasive esophagectomy versus open esophagectomy for cancer: a meta analysis. Onco Targets Ther. 2016;9:6751–62.
3. Luketich JD, Alvelo-Rivera M, Buenaventura PO, et al. Minimally invasive esophagectomy. Ann Surg. 2013;238:486–94. 494–95.
4. Luketich JD, Nguyen NT, Weigel T, et al. Minimally invasive approach to esophagectomy. JSLS. 1998;2:243–7.
5. Orringer MB. Transhiatal esophagectomyy without thoracotomy. Oper Tech Thorac Cardiovasc Surg. 2005;10(1):63–83.
6. Straatman J, van der Wielen N, Cuesta MA, et al. Minimally invasive versus open esophageal resection: three-year follow-up of the previously reported randomized controlled trial: the TIME trial. Ann Surg. 2017;266(2):232–6.
7. Swanstrom LL, Hansen P. Laparoscopic total esophagectomy. Arch Surg. 1997;132:943–7. 947–9

第 14 章

微创 Ivor Lewis 食管切除术

Simon R.Turner, Daniela Molena

引言

微创 Ivor Lewis 食管切除术(MIE)是一套具有挑战性的技术操作,要求外科医生同时熟练掌握胸腔镜及腹腔镜操作。熟练的技术操作可保证患者围术期并发症及肿瘤疗效更佳,患者预后良好,而手术时间只比开放手术稍有延长[1-6]。因避免了开放手术切口,尤其是开胸切口,微创手术患者出血更少、疼痛更轻、术后肺部并发症发病率更低[4,5,7-9]。与开放式食管切除术相比[4,6],尽管有些研究显示微创 Ivor Lewis 食管切除术后再次手术率略微增加,且有统计学意义,但两种术式术后吻合口瘘发生率无差异[5-9]。重要的是,两种术式的肿瘤学效果,包括切除的完整性、淋巴结清扫数、术后复发率和 3~5 年生存率基本一致,即使微创食管切除术没有改善[7-9]。微创食管手术潜在的肿瘤学获益包括因可视化改进,淋巴结清扫更为彻底,尤其对于肥胖患者,与手术压力和输血相关的免疫功能障碍也明显减轻。与开放式食管切除术相比,患者术后 1 年的生活质量也有所提升[10]。

外科技术

患者行左侧双腔气管插管,留置两根大口径静脉导管,置入一根桡动脉导管和一根导尿管。如果患者术前未行上消化道内镜检查,在做手术切口前应进行内镜检查,以确定肿瘤切除范围及任何相关的 Barrett 食管炎,评估胃部条件是否适合制作管状胃,并评估幽门的开放程度。检查时将充入胃内的空气量降至最低,以免妨碍腹腔镜手术操作。可用内镜吸出并经口放置胃管以完全排空胃。

患者取仰卧位,背部垫豆袋。双足固定在有衬垫的踏板上。手臂舒适地紧贴侧腹部固定。充分暴露腹部手术区域。腹腔镜手术操作时逐渐将体位调整至头高足低位,以利于上腹部的手术视野暴露,并避免突然性低血压

腹部切口设置

直视下在左锁骨中线的肋缘下做 10mm 切口,腹部充入 CO_2 建立气腹,压力为 15mmHg,随后设置其他切口,位置如下:前

正中线镰状韧带正下方设置 10mm 切口，右肋缘下设置第三个 10mm 的切口，右上腹设置一个 5mm 的切口，用于置入朝向肝镰状韧带下间隙的操作器械。左上腹区域设置一个 5mm 的附加切口备用。将 Nathanson 肝脏牵开器置于剑突下方以抬高肝左叶并暴露裂孔（图 14.1）。主刀医生站在患者右侧，左手持无创抓钳，右手拿超声刀（新泽西萨默维尔市，Ethicon），主要操作由其完成。第一助手站在患者的左侧，两手各持一把抓钳协助牵拉显露。扶镜助手站在主刀医生同侧足侧。游离胃大弯，尤其是胃结肠韧带时，需要主刀医生站在患者左侧进行操作。

腹部淋巴结清扫及胃游离

首先分离肝胃韧带，向上直达右侧膈肌脚。显露胃左动脉、脾动脉及肝总动脉，彻底清扫周围淋巴结。清扫从胰腺上缘开始，显露肝总动脉，将胃左动脉根部及脾动脉骨骼化。一旦确定胃左动脉，向上分离清扫淋巴结，与胃标本一起整块切除，从根部显露胃左动、静脉，使用血管切割吻合器离断（图 14.2）。将胃从后壁向前腹壁牵拉挑起，显露清扫位于胃左动脉根部和膈脚之间的腹腔干淋巴结。

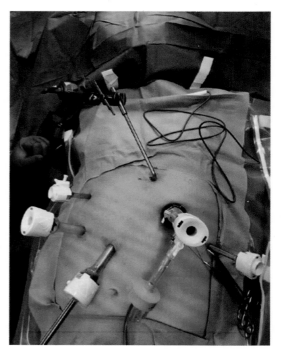

图 14.1 腹部切口设置。

重新回到食管裂孔。解剖游离食管裂孔周围并达胸腔后纵隔。从膈食管附着点朝 His 角游离左侧膈脚，在保证食管裂孔宽度合适及肿瘤纵向切缘足够的前提下尽可能保留左、右膈脚肌。如果担心食管胃结合部有肿瘤侵犯，需要完整切除膈肌脚。若切除后导致食管裂孔过大则需要修补，以防切除

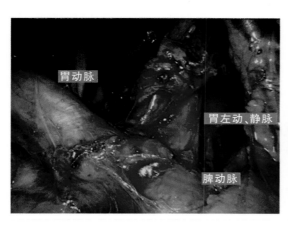

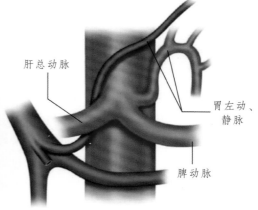

图 14.2 向上骨骼化显露肝总动脉和脾动脉，利用血管切割吻合器从根部离断胃左动、静脉。

后因腹内缺少粘连,腹腔内容物经食管裂孔周围管状胃间隙疝入纵隔,这是微创食管切除术后较常出现的并发症。腹段食管周围及经裂孔向上均无须过度游离,以免出现气胸或早期出现血流动力学不稳定。

腹部操作全程需要小心仔细处理胃,有助于保护胃黏膜下层侧支血管,这是吻合区域中管状胃的唯一供血血管。分离胃大弯侧时应谨慎,轻柔地向前、向右侧牵拉胃,显露胃结肠韧带。此时可见胃网膜右动脉,必须保留以保证管状胃血液灌注。沿大弯侧向胃底分离胃结肠韧带,在此过程中注意与这条动脉保持安全距离直至最后,尽管有时也会有一两条需要保留的胃短动脉。在该水平之上区域,分离时尽可能更靠近胃以保证安全。这样做可以使胃短动脉距脾脏面保留长残端。继续沿大弯向胃底左侧膈脚方向分离,小心避免损伤脾脏。通常主刀医生站在患者左侧,更容易分离胃底与周围粘连区域。此站位也有助于分离胃后壁与后腹膜之间的粘连,识别并离断胃后动脉分支。

一旦胃底完全游离,继续向幽门方向游离胃结肠韧带。将远端胃和结肠之间的附着点完全分开以减少吻合处的张力,有助于降低结肠经食管裂孔疝出的风险。充分游离幽门,将结肠与胃和近端十二指肠之间完全分开。幽门几乎到达食管裂孔,不需要也不鼓励使用 Kocher 手法过度游离十二指肠,这可能会导致十二指肠经食管裂孔疝入胸腔,造成管状胃扭转。

幽门排空引流和空肠造瘘营养

幽门排空引流并非每例患者所必需。应根据患者术前胃镜检查显示的内镜下幽门情况进行个体化决策。如果幽门呈基线广泛开放状态,则无须行幽门排空引流术。如果没有,则使用经腹穿刺针将 100U 肉毒杆菌加 5mL 生理盐水注入幽门括约肌,使管状胃在术后排空等功能较差时处于排空状态。最终,随着患者逐渐适应新的解剖结构,肉毒杆菌的作用逐渐消失,慢性胆汁反流、误吸和倾倒综合征均得到预防。

接下来,将手术床放平行空肠造口术。上提结肠,找到 Treitz 韧带。选择空肠近端贴近腹壁的一段肠管,造口位置选择在左中腹部。使用 4 根可吸收缝线围绕计划的造口点缝成一个远离肠系膜的菱形图案。每条缝线都用卡特-汤普森筋膜封闭装置穿过腹壁,并用可吸收线松散固定。然后使用塞丁格手法进行经皮空肠造口术（图14.3）。要小心操作以确保引流管在肠腔而非肠壁内顺行。一旦置入引流管,4 条锚定缝线系在外部皮下层,将空肠固定到前腹壁。接下来在距空肠造口点约 2cm 远的位置进行反扭曲缝合,用不可吸收缝线将引流管固定在皮肤上。空肠造口术完成后,横结肠和网膜回到标准位置。

经裂孔食管切除术

手术床恢复到头高足低位,开始行经裂孔食管切除术。将 1/2 英寸（1 英寸=2.54cm）的 Penrose 引流管通过固定夹固定在食管远端,用于牵拉。行经裂孔食管切除术时使用引流管辅助牵拉,尽可能高地游离到下肺静脉水平。食管周围淋巴结,包括心包后方、食管前方的淋巴结应与食管标本一起整块切除。如果此时发生气胸,要使胸膜开口足够宽以避免气体密闭在胸腔内产生张力。如果气胸引起血流动力学不稳,可以采用以下几种补救措施:降低腹腔内注入压力,增加胸腔内气道压力,避免患者取幅度较大的头高足低位。大多数情况下,上述措施能解决问题,而不需要置入胸管。

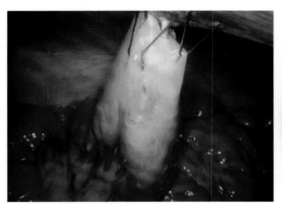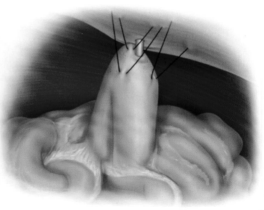

图 14.3　使用可吸收缝线行菱形缝合，将空肠环固定在腹壁上，缝线间置入穿刺针，将 14 号套管置入肠腔，并经套管放置空肠营养管。

制作管状胃

选择幽门胃小弯朝头侧方向作为管状胃的起始点，操作过程中注意撤出经口胃管，以免钉在直线切割器上。朝膈脚方向将管状胃与标本分开。管状胃宽度为 4~5cm，制作过程中通过在胃底高点拉伸延展胃保持钉线平直（图 14.4 和图 14.5）。

距胃底方向约 3cm 停止使用直线切割

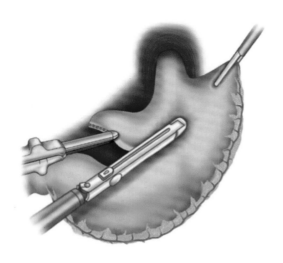

图 14.4　在胃底伸张牵拉胃以避免扭曲和折叠。从幽门上方开始制作管状胃，延展胃小弯使管状胃保持足够长度。

器，以确保管状胃和标本以合适的方向被拉入胸腔。最后，将 Penrose 引流管经裂孔送入胸腔，后续该引流管会经胸腔引出。移除肝脏牵开器，确切止血，按照标准方式关闭所有切口。

胸腔操作体位及切口设置

患者取左侧卧位，身体稍向前倾靠在豆袋上，手臂和腋窝屈曲放置在支撑面上。此时麻醉改为单肺通气。在直视下经腋后线第 7 肋间放置直径 10mm 套管。其余切口设置如下：在第 9 肋间第一个切口后方放置一个 10mm 的摄像头套管，腋中线第 4 或第 5 肋间设置 10mm 切口，第 7 肋间肩胛骨下角和脊柱间设置 5mm 切口（图 14.6）。胸腔内注入 CO_2 建立人工气胸，压力为 8mmHg，通过压力使膈肌变平，使肺贴向前纵隔并减少纵隔运动。

胸腔镜下切除

分离下肺韧带并切除相关淋巴结。在食管前方打开纵隔胸膜，先向头端分离上达奇静脉水平，用血管切割缝合器离断奇静脉。接下来，向下游离至膈肌，同法游离食管后

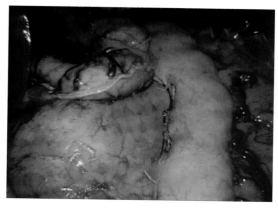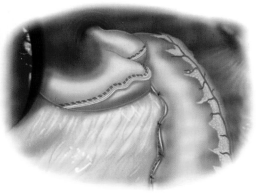

图 14.5　管状胃制作无须一次性完成，以便向胸腔内提拉标本，管状胃上间断缝合成形的钉线在向上提拉的过程中有助于减少胃损失和胃壁血肿。

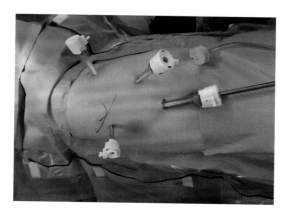

图 14.6　胸部切口设置。

方的纵隔胸膜。由于切除是在食管下段进行的，因此与先前在腹部经食管裂孔进行的游离最终汇合。定位 Penrose 引流管，用于分离牵拉。自纵隔床中完全游离食管，再次向上分离至奇静脉水平。实际上，由于胸导管走行不固定且辨别困难，在胸内食管游离过程中胸导管易受损伤，尤其是肥胖患者中或新辅助放疗后，在食管周围、解剖平面之外游离时这种损伤更易发生。游离过程中应注意识别并夹闭来自胸导管的淋巴管分支和发自主动脉的食管动脉分支。胸导管本身的预防性结扎与减少术后乳糜胸之间并无相关性，但如果怀疑胸导管或其分支有损伤，应

在食管裂孔上方行胸导管结扎术。荧光成像可能有助于显示胸导管的解剖结构，有利于胸导管的保护或结扎，尽管这不是常规必要操作[11]。

切除隆突下淋巴结完成淋巴结清扫术，注意避免损伤或切断气道。避免损伤气管和两侧主支气管，对于预防术后气管食管瘘至关重要。在气道附近操作时要小心使用能量装置，尤其在清扫隆突下淋巴结时。在手术过程中，即使是看不见的气道轻微热损伤，经过几天均会变成气道全层损伤和瘘管形成。此外，应保留供应气道的支气管动脉分支以防止缺血。要始终确保双腔气管导管的气囊不过度膨胀，否则将增加左主支气管受损风险。

食管胃吻合术

在奇静脉水平打开纵隔胸膜，食管的游离范围向上达奇静脉水平、纵隔胸膜上方 2cm。保留的胸膜将作为最终吻合时的支撑物。确认移除经口胃管和食管温度探针后，使用直线切割缝合器在奇静脉水平离断食管。如非必要，应避免将吻合口设置在胸腔过高位置以减少张力，但至少要达到奇静

脉水平,以避免管状胃在腹腔内留存过多导致反流。接下来,麻醉医生经口轻轻送入一个圆形吻合器钉砧(明尼苏达州明尼阿波利斯,Orvil,Medtronic)。抓住钉砧两边的缝线以帮助引导并保持钉砧水平。一旦在胸顶看到经口送入的管腔端尖端,在钉砧中心做小切口。抓住胃管的末端,在麻醉医生引导下将钉砧自切口处拉出(图14.7)。

轻轻向上牵拉远端食管,将样本和管状胃拉入胸腔。避免过度牵拉和造成管状胃扭曲。管状胃走行应保持平直,钉线端应朝向患者的右侧。此时可使用专用荧光成像相机,如精确定位系统(加拿大安大略省,Novadaq)评估管状胃。根据荧光的弥散速度、形状,可以识别管状胃任何灌注不良区域。标记观察到的灌注不良区域,在灌注良好区域进行吻合,吻合后切除灌注不良部分[11]。

使用直线切割器将标本与管状胃分离,注意保持足够的切缘,并留出足够的空间置入圆形吻合器头行食管胃端–侧吻合术(图14.8)。标本以回收袋取出,术中送检评估近端和远端切缘。在确认切缘无累及后再进行

吻合。抓住管状胃近端头部,烧灼直线切割器钉打开管状胃,保证宽度足够置入圆形吻合器头。将吻合器头置入钉砧,在管状胃灌注良好区域行无张力吻合,将管状胃大弯侧的血管弓朝向气管侧,用于发生吻合口瘘时保护气管(图14.9)。移除吻合器头,利用直线切割器横向切除打开的近端管状胃,注意与吻合口至少间隔1~2cm,以避免局部缺血

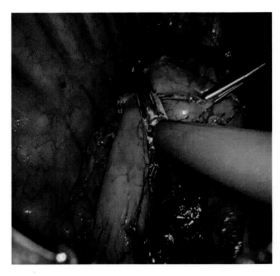

图14.8　向前纵隔区域牵拉切除的样本,与管状胃完全分离,以确保食管裂口水平管状胃的安全切缘。

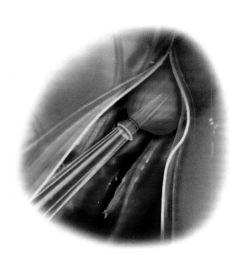

图14.7　经食管残端开口取出圆形吻合器钉砧,开口位置尽可能贴近食管残端钉线,进行吻合时这些钉线会被圆形吻合器头切除。

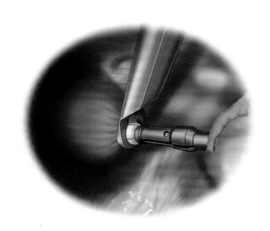

图14.9　吻合时要使用专为圆形吻合器钉砧设计的抓钳。大弯侧血管弓贴着气道以防吻合口瘘形成气管食管瘘。保留的纵隔胸膜用于包埋吻合口。

（图 14.10）。此时，可将吻合口稍缩回到上纵隔胸膜下。用可吸收线将管状胃固定在胸膜上。用网膜或心包脂肪包绕支撑管状胃，将其与气管分开。在麻醉医生协助下在直视下将鼻胃管头端经吻合口置入远端管状胃内。最后，用不可吸缝线将管状胃固定在膈肌裂孔上，防止管状胃周围食管裂孔疝发生。放置单根 28 号直胸管，重新复张膨肺，常规关闭胸部切口。

术后护理

患者在手术室中拔除气管插管，在麻醉后护理室心电监护下过夜。鼻胃管接负压吸引，禁食。术后第 2 天可以开始经空肠造瘘管营养，并根据预案推进。如果出量满意、管状胃在 X 线下无扩张，通常在术后第 3 天或第 4 天拔除鼻胃管。食管造影不能可靠地识别或排除亚临床吻合口瘘，不需要常规进行。术后第 5 天左右，患者可以开始进食清流质。空肠造瘘管营养开始后，尤其是术后第 3 天或第 4 天，排除吻合口瘘及乳糜漏可能，即拔除胸管。必须仔细注意患者的出入液量平衡。大多数患者受益于术后第 3 天左右开始并持续到出院的利尿治疗。患者应该每天步行 1 英里（1 英里=1.61km）并至少每小时进行一次诱发式肺量测量法训练。

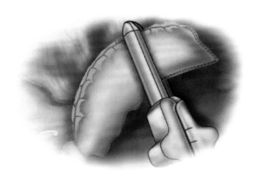

图 14.10　用直线切割吻合器切除打开的近端管状胃。

任何临床病程中的意外情况，如发热、咳嗽或心律不齐，可能是吻合口瘘或肺炎等更严重的术后并发症的信号。通常需要静脉注射或口服造影剂行胸部增强 CT 扫描进行适当评估。大多数无并发症的患者通常在术后第 7 天左右出院。患者出院后可以逐渐过渡为经口饮食，随着经口热量摄入的增加，空肠造瘘管营养逐渐减量。空肠造瘘管通常在出院 2 周第一次随访时拔除。

结果

几项研究比较了 MIE 和开放式食管切除术。Biere 等人将 5 个中心收治的 115 例患者随机分为 MIE 组或开放式食管切除术组[5]。MIE 组在术中失血量（200mL 对 475mL，$P<0.001$）、住院时间（11 天对 14 天，$P=0.044$）、喉返神经损伤（2% 对 14%，$P=0.012$）、可视疼痛模拟量表（2 分对 3 分，$P<0.001$）和几项短期生活质量评价等方面较开放式食管切除术组均更胜一筹，仅在手术时间上（329 分钟对 299 分钟，$P=0.002$）劣于开放式食管切除术组。Takeuchi 等人将日本 700 余所医院收治的 7030 例接受食管切除术的患者分为 MIE 组与开放式食管切除术组，进行倾向性配对比较[4]。在术中失血量（442mL 对 608mL，$P<0.001$）、术后机械辅助通气时间超过 48 小时（8.9% 对 10.9%，$P=0.006$）、肺不张发生率（3.6% 对 5.1%，$P=0.002$）和浅表感染发生率（6.7% 对 8.7%，$P=0.022$）等方面，MIE 组均优于开放式食管切除术组。而在术后吻合口瘘、肺炎、术后总并发症发生率或手术及术后 30 天死亡率方面，两组无差异。但 MIE 组在手术时间（526 分钟对 461 分钟，$P<0.001$）、喉返神经损伤发生率（10.3% 对 8.1%，$P=0.002$）和需要再次手术率（7% 对 5.3%，$P=0.004$）方面劣于开放式食管切除术组。Sihag 等人回顾性地研究比较了

美国胸外科医生协会 STS 数据库中的 3740 例 MIE 与开放式食管切除术患者[8]。MIE 组在术后住院时间（9 天对 10 天，$P<0.001$）、术后输血率（14.1%对 18.7%，$P=0.002$）和伤口感染发生率（2.3%对 6.3%，$P<0.001$ 等方面均优于开放式食管切除术组。但在手术时间（443 分钟对 312 分钟，$P<0.001$）、脓胸发生率（4.1%对 1.8%，$P<0.001$）、需要再次手术率（9.5%对 4.4%，$P<0.001$）、出院前食管狭窄需要扩张率（5.5%对 1.9%，$P<0.001$）等方面，开放式食管切除术组优于 MIE 组。上述研究和其他研究的主要结果总结见表 14.1。

手术要点

腹部操作

在左上腹部增加一个 5mm 的切口允许主刀医生和第一助手双手工作，有利于暴露术野。当涉及经验较少的受训者时尤其有用，但是随着专业知识的积累，该切口可以省略，不会影响手术效果。

应最大限度地减少对胃大弯侧的抓握，因为此区域将变成管状胃。在胃游离操作的每个阶段，都要仔细规划抓钳的位置，这样就不必不断调整抓钳。尽可能直接将胃挑起

表 14.1 针对特定手术和肿瘤学预后的最佳手术方法

结果	Biere[5]	Takeuchi[4]	Sihag[6]	Tapias[7]	Palazzo[9]
住院时间	MIE	ND	MIE	MIE	MIE
ICU 住院时间/辅助通气	ND	MIE	ND	MIE	–
手术时间	OE	OE	OE	ND	
术中失血/输血	MIE	MIE	MIE	MIE	MIE
吻合口瘘	ND	ND	ND	ND	ND
喉返神经损伤	MIE	OE	–	ND	
体表/切口感染	–	MIE	MIE		
肺炎/脓胸	–	MIE	OE	ND	MIE
疼痛	MIE	–	–	–	
再次手术	ND	OE	OE		
切缘	ND	–		ND	ND
切除淋巴结	ND			ND	MIE
手术/30 天死亡率	ND	ND	ND	ND	ND

MIE，微创食管切除术（蓝色）；OE，开放式食管切除术（黄色）；ND，无差异（灰色）。

而不去抓握。

避免过早经食管裂孔行胸腔游离操作，应在腹部手术操作后期进行，可避免早期气胸及由此引起的低血压。即使后期确实发生气胸，但通常因为时间短而不需要放置胸腔引流管。

使用 Carter–Thompson 筋膜闭合装置和内缝线（爱尔兰都柏林，Covidien）极大程度上方便了空肠造瘘术的实施，而这曾经是微创食管切除术开始阶段令人沮丧的地方。

胸部操作

在胸腔内充入 CO_2 有助于显露和稳定手术区域。

沿前–后方向游离食管面的纵隔胸膜后，尽早定位经腹部放置的 Penrose 引流管，可为食管的游离解剖提供牵引。

保留奇静脉上方的纵隔胸膜，于胸膜荷包包绕缝合吻合口，并在此区域固定悬吊管状胃，以对抗患者直立时重力对吻合口的影响。

食管完全游离后，清扫隆突下淋巴结通常最容易。

通过荧光染色、管状胃的颜色和（或）多普勒信号评估管状胃血供，有助于选择理想的吻合位置。

术中问题排除

在腹部操作阶段，低血压很常见，通常与患者体位或气胸相关。如果出现低血压，先从调整患者的头高足低位开始。如果这种方法能够解决问题，给予患者足够的适应时间逐渐重新恢复头高足低位。如果怀疑有气胸，确保胸膜开口延伸足够宽，以防止胸腔产生生理张力。降低 CO_2 充入压力对上述两种情形都有帮助。与麻醉团队沟通，一般情况下避免因反射性短暂低血压而过量输注

静脉液体，以及由此导致的相关术后心脏和肺部并发症。

确保双侧支气管插管气囊不过度膨胀。否则，左主支气管的膜部管壁因膨胀被过度拉伸，易导致在游离食管及清扫隆突下淋巴结过程中受到损伤。

进行吻合时，仔细检查管状胃避免扭转。管状胃的直线切割器切缘应平直并朝向患者右侧（取侧卧位时患者朝向天花板）。大弯侧的血管弓应朝向左侧并位于管状胃与气道之间。

（姚仕华　译）

参考文献

1. Luketich JD, Pennathur A, Franchetti Y, Catalano PJ, Swanson S, Sugarbaker DJ, et al. Minimally invasive esophagectomy: results of a prospective phase II multicenter trial-the Eastern Cooperative Oncology Group (E2202) Study. Ann Surg. 2015;261(4):702–7.
2. Mungo B, Lidor AO, Stem M, Molena D. Early experience and lessons learned in a new minimally invasive esophagectomy program. Surg Endosc. 2016;30:1692–8.
3. Litle VR, Buenaventura PO, Luketich JD. Minimally invasive resection for esophageal cancer. Surg Clin North Am. 2002;82(4):711–28.
4. Takeuchi H, Miyata H, Ozawa S, Udagawa H, Osugi H, Matsubara H, et al. Comparison of short-term outcomes between open and minimally invasive esophagectomy for esophageal cancer using a nationwide database in Japan. Ann Surg Oncol. 2017;24(7):1821.
5. Biere SS, van Berge Henegouwen MI, Maas KW, Bonavina L, Rosman C, Roig Garcia J, et al. Minimally invasive versus open oesophagectomy for patients with oesophageal cancer: a multicenter, open-label, randomized controlled trial. Lancet. 2012;379:1887–92.
6. Sihag S, Kosinski AS, Gaissert HA, Wright CD, Schipper PH. Minimally invasive versus open esophagectomy for esophageal cancer: a comparison of early surgical outcomes from the Society of Thoracic Surgeons National Database. Ann Thorac Surg. 2016;101:1281–9.
7. Tapias LF, Mathisen DJ, Wright CD, Wain JC, Gaissert HA, Muniappan A. Outcomes with open and minimally invasive Ivor Lewis esophagectomy after neoadjuvant therapy. Ann Thorac Surg. 2016;101:1097–103.
8. Straatman J, van der Wielen N, Cuesta MA, Daams F, Roig Garcia J, Bonavina L, et al. Minimally invasive

versus open esophageal resection: three-year follow-up of the previously reported randomized controlled trial: the TIME trial. Ann Surg. 2017;266(2):232–6.

9. Palazzo F, Rosato EL, Chaudhary A, Evans NR, Sedecki JA, Keith S, et al. Minimally invasive esophagectomy provides significant survival advantage compared with open or hybrid esophagectomy for patients with cancers of the esophagus and gastroesophageal junction. J Am Coll Surg. 2015;220(4): 672–9.

10. Maas KW, Cuesta MA, van Berge Henegouwen MI, Roig J, Bonavina L, Rosman C, et al. Quality of life and late complications after minimally invasive compared to open esophagectomy: results of a randomized trial. World J Surg. 2015;39:1986–93.

11. Turner SR, Molena D. The role of intraoperative fluorescence imaging during esophagectomy. Thorac Surg Clin. In Press.

第15章

混合食管切除术

Marco G. Patti，Jason Long，Francisco Schlottmann

我们的患者

患者为 58 岁男性，有 20 年胃灼热病史。近年来，他接受了家庭医生的治疗，先是使用 H2 阻滞剂，后改为每天使用质子泵抑制剂。近 3 年来，患者出现反流进行性加重，夜间为甚，患者经常醒来时发现嘴里含着食物，并出现咳嗽。考虑到这些夜间症状，患者说服家庭医生将他介绍给胃肠病专科医生进行全面检查。最终，获得以下检测结果。

- 高分辨率食管测压显示下食管括约肌(LES)压力低，食管运动乏力，以及一个 7cm 大小的裂孔疝。
- 动态 pH 值监测是在患者停药后使用带有两个锑传感器的导管进行的，这两个锑传感器在测压检测的 LES 上缘上方 5cm 和 20cm 处测量酸反流。远端食管反流评分为 89 分(正常<14.7 分)，近端食管反流评分为 12 分。食管内酸清除时间明显延长。
- 上消化道内镜检查证实了裂孔疝的存在。此外，还显示了一段长 10cm 的 Barrett 上皮，且在食管胃结合部上方 2cm 处有一个 8mm 的结节。活组织检查显示整个节段多灶性重度不典型增生。内镜下黏膜切除结节病理检查显示腺癌延伸至深切缘。

- PET CT 显示无实质性器官转移。

在咨询了胃肠病专科医生和外科医生后，患者决定接受食管切除术。

外科技术

混合食管切除术结合了腹腔镜下制备管状胃的方法，而后行保留右侧肌肉开胸式食管切除术、胃上提术和食管胃吻合术。在手术开始之前，麻醉医生放置了一根硬膜外导管、一根双腔气管导管和一根动脉导管。

腹腔镜手术操作

患者平卧于充气垫上，双腿伸展于脚架上，膝盖弯曲 20°~30°。穿着充气压力袜以预防深静脉血栓。外科医生站在患者的两腿之间，一名助手站在患者的右侧，另一名助手站在患者的左侧。如果主刀医生惯用右手，器械护士会站在患者的左足处(图 15.1)。

手术使用了 5 个穿刺套管。穿刺孔 A 位于剑突下方中线约 18cm 处，用于插入 30° 范围。穿刺孔 B 和 C 位于右肋缘和左肋缘下方约 2cm 处(形成约 120°的角度)，用于解剖。穿刺孔 D 位于右锁骨中线穿刺孔 A 的水平，方便肝脏牵引器和双极器械打开胃

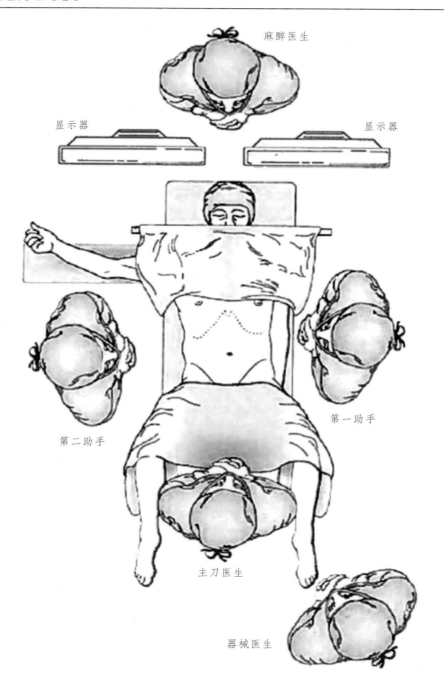

麻醉医生

显示器　　　　　　　　　　　　　　显示器

第二助手　　　　　　　　　　　　第一助手

主刀医生

器械医生

图 15.1　手术组围绕手术台的站位。（Reproduced with permission from Atlas of Esophageal Surgery, P. Marco Fisichella, Marco G. Patti editors, Springer）

结肠网膜。穿刺孔 E 位于左锁骨中线穿刺孔 A 的水平，方便使用爪形肠钳，可置入双极器械以离断胃短血管，以及置入切割缝合器离断胃冠状静脉和胃左动脉。如果要进行幽门成形术，则在穿刺孔 A 和 D 之间再做另一个穿刺孔，通常位于穿刺孔 A 和 D 下方约 5cm 处（图 15.2）。

从确定胃网膜右动脉开始解剖并打开

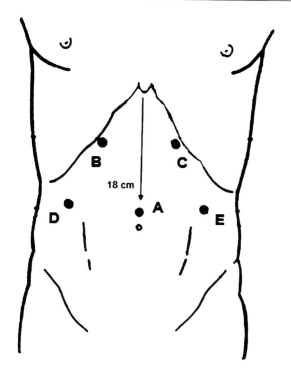

图 15.2　腹部穿刺孔位置。

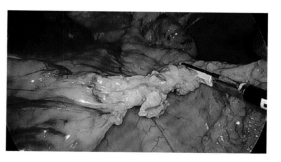

图 15.3　沿胃大弯解剖。

尽可能牵拉将其提高。使用引流管有助于胸内解剖，并可经胸腔取出引流管。为了尽可能多地切除淋巴结，一直解剖冠状静脉和胃左动脉至根部，然后经穿刺孔 E 置入带血管钉仓的腔镜，用切割缝合器离断血管(图 15.4 和图 15.5)。完成这一步后，胃的血供来自胃右动脉和胃网膜右动脉。然后烧灼离断胃后壁和胰腺之间的粘连。我们不采取 Kocher

胃结肠网膜(图 15.3)。继续离断所有胃短血管，一直到膈肌脚的左侧，然后分离膈肌脚与食管。确定胃右动脉并打开肝胃韧带。从右侧膈肌脚游离出食管。如果有左肝副动脉自胃左动脉发出，则将其分别处理。然后游离膈食管膜，在后纵隔解剖出长约 5cm 的食管。在食管、左侧膈肌脚和胃之间形成一个窗口，穿过一根 Penrose 引流管包绕食管，并

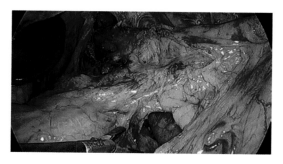

图 15.4　一直分离冠状静脉和胃左动脉到达其根部。

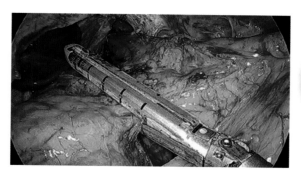

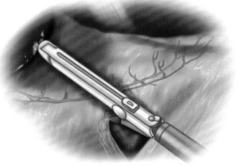

图 15.5　用带 45mm 血管钉仓的 Endo-GIA™ 吻合器(明尼苏达州明尼阿波利斯,Covidien)离断冠状静脉和胃左动脉。

手法进行游离。

以往我们常规进行腹腔镜下幽门成形术。在过去几年我们省略了这一步骤。我们制作胃管，而不是使用全胃，对于有胃排空延迟的病例，我们通过内镜将肉毒素注射到幽门。

完成最终检查后拔出穿刺套管，缝合穿刺部位，行局部麻醉，以无菌敷料覆盖。

胸腔手术操作

在完成腹腔镜手术后，患者取左侧卧位。经第 5 肋间切口行保留肌肉开胸术（图 15.6）。于第 6 肋后段切除一段长 1.5cm 的肋骨，以便撑开器定位，以达到最佳的手术野显露。在排除转移后，游离下肺韧带，打开奇静脉上方及下方的纵隔胸膜。用带血管钉仓

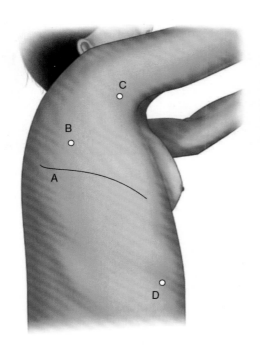

图 15.6　右侧开胸手术患者的体位。（A）经第 5 肋间行开胸手术。（B）肩胛下角。（C）腋后线。（D）髂前上棘前方的第 8 或第 9 肋间穿刺孔用于韧带解剖和放置胸管。

的 Endo-GIA 线性切割缝合器离断奇静脉（图 15.7）。然后从奇静脉上方约 3cm 处开始游离食管，一直向下游离食管到食管胃结合部，这样就连通了先前经腹腔镜完成的纵隔食管剥离（图 15.8）。将胃向上提拉进入胸腔，沿食管胃结合部下方约 8cm 处的小弯开窗，用 Endo-GIA 切割缝合器沿小弯横断胃上部（图 15.9）。制作管状胃后静脉推注 5mg

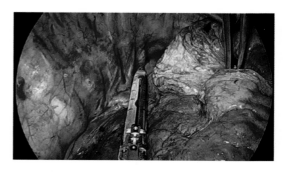

图 15.7　用带 45mm 血管钉仓的 Endo-GIA™ 吻合器（明尼苏达州明尼阿波利斯，Covidien）用于离断奇静脉。

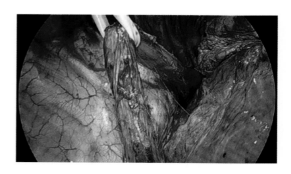

图 15.8　解剖胸段食管。

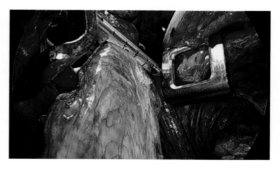

图 15.9　胸腔内制作管状胃。

吲哚菁绿（ICG），通过荧光成像评估管状胃的血液灌注充分（图 15.10）。

　　将食管置于胃前壁上，用无损伤钳夹住固定，避免黏膜与肌层分离，并在奇静脉上方约 3cm 处横断食管（图 15.11）。用 3-0 丝线全层缝合固定，以保持食管后壁与胃底前

壁对齐。在食管开口的四周缝合 3-0 丝线，以保持食管黏膜与其他层次的固定，避免置入切割缝合器时食管黏膜滑动（图 15.12）。切开食管横断端远侧的胃前壁，用 3-0 丝线间断缝合将胃切口固定于食管后壁。将 45mm 的 Endo-GIA 切割缝合器钉仓细头置入胃

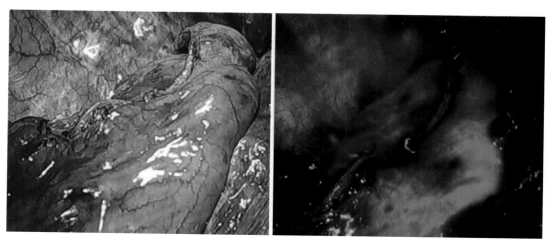

图 15.10　使用 ICG 荧光成像（加利福尼亚州圣何塞，Stryker Endoscopy）对管状胃灌注情况进行评估。

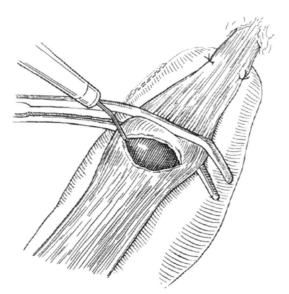

图 15.11　电灼打开食管。使用无损伤钳是避免黏膜与肌肉层分离的关键。（Reproduced with permission from Atlas of Esophageal Surgery, P. Marco Fisichella, Marco G. Patti editors, Springer）

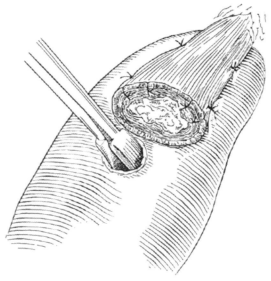

图 15.12　在置入切割缝合器时，在食管外侧和前方缝合支撑线以避免黏膜滑动。（Reproduced with permission from Atlas of Esophageal Surgery, P. Marco Fisichella, Marco G. Patti editors, Springer）

内,将钉仓粗头置入食管后,激发切割缝合器,从而在食管后壁和胃前壁之间完成4cm长的侧-侧吻合(图 15.13)。在直视下将鼻胃管送入胃腔,胃管头置于膈上。吻合口前方分两层缝合完成:内层用 3-0 可吸收线缝合,接着用 3-0 丝线间断缝合外层(图15.14)。

放置一根胸管,直视下观察到肺复张后,逐层关闭胸腔。

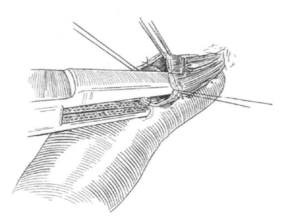

图 15.13 将切割缝合器钉仓细头置入胃内, 将钉仓粗头置入食管。(Reproduced with permission from Atlas of Esophageal Surgery, P. Marco Fisichella, Marco G. Patti editors,Springer)

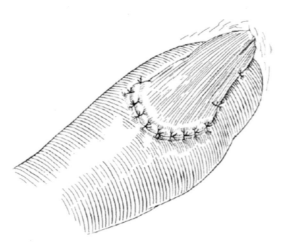

图 15.14 关闭吻合口前方。(Reproduced with permission from Atlas of Esophageal Surgery, P. Marco Fisichella,Marco G. Patti editors,Springer)

术后处理

患者在手术室内拔管,入住重症监护病房一晚,然后转到普通病房。术后第 4 天开始进流质饮食,术后第 6 天开始进软食,即可拔除胸管。患者于术后第 8 天出院。

评述

近年来,食管癌切除术的死亡率有所下降。选择患者和更佳的围术期护理有助于改善结果,但显然这一进步很大程度上要归功于食管切除微创技术的引入,即微创食管切除术(MIE)[1]。这种应用腹腔镜和(或)胸腔镜的技术基于如下考虑:与食管疾病的其他手术(如腹腔镜胃底折叠术或 Heller 肌切开术)相似,患者术后疼痛更轻,并发症更少,并且可以更快恢复日常活动。Nagpal 等[2]于2010 年发表了一项回顾性研究的荟萃分析,比较了 MIE 和开放式食管切除术,结果显示MIE(完全或混合)与减少出血、减少 ICU 停留时间、减少并发症(包括肺部并发症)和缩短住院时间相关。最近的两项前瞻性随机试验比较了开放式食管切除术和 MIE(全腔镜或腹腔镜游离胃后开胸手术),证实微创手术可以减少并发症,尤其是重大肺部并发症[3,4]。

最近,Messager 等代表 FREGAT 研究组发表了一项非常重要的研究结果[5]。在这项研究中,他们使用了法国医疗信息系统,这是一个覆盖法国所有医院的国家卫生服务前瞻性数据库。2010—2012 年间,3009 例患者接受了食管切除术及胃上提术,其中2346 例患者接受了开腹和开胸手术(开放组),663 例患者接受了腹腔镜胃游离术(LGM)后行开胸手术。倾向评分匹配后,LGM 组术后 30 天死亡率(POM)显著低于对照组(3.3%对 5.9%)。在匹配的人群中,多变量分析确定 LGM 是引起 POM 下降 40%的唯一变量。这些数据表明,为了降低与食管切除术相关的发病率和死亡率,这种方法应该广泛普及实施。

（田雷 译　任思家 校）

参考文献

1. Allaix ME, Herbella FA, Patti MG. Hybrid trans-thoracic esophagectomy with side-to-side stapled intra-thoracic esophagogastric anastomosis for esophageal cancer. J Gastrointest Surg. 2013;17:1972–9.

2. Nagpal K, Ahmed K, Vats A, et al. Is minimally invasive surgery beneficial in the management of esophageal cancer? A meta-analysis. Surg Endosc. 2010;24:1621–9.

3. Bierre SS, van Berge Henegouwen MI, Maas KW, et al. Minimally invasive versus open oesophagectomy for patients with esophageal cancer: a multi centre, open-label, randomized controlled trial. Lancet. 2012;379:1887–92.

4. Mariette C, Meunier B, Pezet D, et al. Hybrid mini-invasive versus open oesophagectomy for patients with oesophageal cancer: a multicenter open-label, randomized phase III controlled trial. The MIRO trial. J Clin Oncol. 2015;33(Suppl 3):abstr 5.

5. Messager M, Pasquer A, Duhamel A, et al. Laparoscopic gastric mobilization reduces postoperative mortality after esophageal cancer surgery. A French nationwide study. Ann Surg. 2015;262: 817–23.

第 16 章

食管切除术后的结肠代食管术

Michele Valmasoni, Stefano Merigliano

引言

结肠是历史上第一个被用于替代食管的肠段。Von Hacker 于 1914 年成功地进行了首例结肠代食管术。但是,在 20 世纪 60 年代后,由于血管化更加可靠、置换后效果更好并且术中只需一次吻合、技术更简单等原因,管状胃替代了结肠作为首选。目前,在食管因癌症切除后,仅在无法制作管状胃的情况下才会使用结肠替代食管。

适应证

结肠代食管术适用于因胃部手术史无法制作管状胃、因肿瘤学原因需要进行胃切除术、血管破坏或者其他的胃部病理因素,如腐蚀性烧伤等情况。也可作为前次管状胃替代食管失败后的选择。

结肠代食管术的禁忌证包括既往结肠手术史、明显的结肠病理改变(如憩室及肿瘤)或者相应结肠段血管不全。

术前评估

患者的术前准备包括肿瘤分期和大手术所必需的常规术前检查(特别注意患者是否合并糖尿病、心血管及肺部病变)。由于手术需要开胸操作以进行食管的切除和重建,所以需要对呼吸储备功能进行详细的评估。营养状态评估也是至关重要的,假如时间允许,在术前最好将患者的营养状态调整至最佳。

术前对结肠进行评估是必需的,应该通过钡餐造影或者结肠 CT 来排除结肠的病变并且测量结肠的长度。我们不常规进行内镜及血管造影检查,只有在特定的情况下(例如,血管病变史,存在肠血管功能不全的症状,既往腹部手术史等)才会进行上述检查。

术中体位

若行食管切除术,患者取左侧卧位,行右侧开胸手术。我们进行微创手术时也会使用这种体位。

　　在进行重建时,患者取仰卧位,双腿闭合,手臂贴于身体两侧。颈部应尽可能伸展,也可以在肩部下放置一个肩垫以使头部后仰。同时头部需要偏向右侧,以使左侧颈部能有充足的手术区域。

　　手术消毒区域为下颌至耻骨。在腹部操作时,可将无菌巾覆盖在颈部以保护颈部的手术区域。但是需要找到切换两个无菌区域(腹部和颈部)的方法。

左半结肠的制备

　　腹部切口可选择剑突–耻骨切口,使用腹部牵引器有助于充分暴露腹部术野。

　　初次进入腹腔:小心地松解粘连,避免损伤结肠及其肠系膜。若粗略地评估残胃(如果存在)足以用于远端的结肠胃吻合术,则需着重保存胃外侧的血管弓。如果剩余的胃不足以完成吻合,最好行胃切除术。

　　将大网膜(如果存在)向上牵拉,并沿横结肠切开胃结肠韧带以暴露横结肠。在这个阶段,如果大网膜的血供不充足,最好将其移除,否则建议保留,因为其可能有利于包裹腹腔内吻合口。

　　然后完全松解结肠,松解结肠肝曲及结肠脾曲,并继续向左解剖直至降结肠乙状结肠结合部,向右解剖直至盲肠。应特别注意识别位于左、右结肠顶部凹陷中的 Gerota 筋膜这一解剖标志,这样可以避免因打开结肠系膜而损伤血管系统及肾脏

　　当结肠完全松解时,可轻柔地垂直拉动结肠,使系膜伸展,以便能够评估整个血管解剖结构。在大多数情况下,使用灯光照明可以清楚地看见其血管分布(图 16.1)。

　　必须清楚地识别左、中、右结肠动脉以及边缘结肠动脉;必须检查其血管的完整性

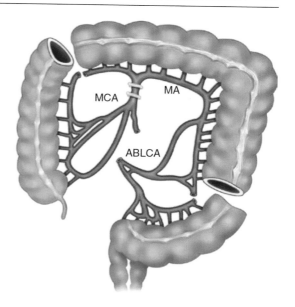

图 16.1　左侧结肠血管解剖。MCA,结肠中动脉;MA,边缘动脉;ABLCA,左结肠动脉升支。(Drawing by Gonzalo Etchepareborda)

(注意 Griffiths 点),我们建议也检查乙状结肠血管的完整性(图 16.2)。

　　此时,有必要测量重建必需的结肠段的长度。我们使用长的缝线或胶带,从左结肠动脉的起点开始测量,沿着边缘动脉弓(而非结肠)测量,经过并越过结肠中动脉以获得足够的长度(图 16.3)。在测量过程中,需考虑置换路径,因为胸骨后和皮下路径比后

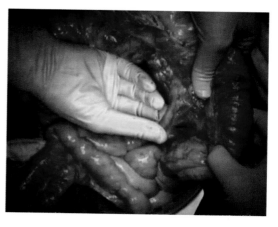

图 16.2　完全游离结肠后检查左结肠动脉。

纵隔路径更长。

　　一旦确定了置换所需要的结肠长度，在中结肠动脉和边缘血管弓附近的切开点处打开结肠系膜。在进行血管结扎之前，需使用血管钳夹闭结肠中动脉根部及切开处附近的边缘血管弓，以证实剩余血管的通畅性（注意保护中结肠动脉的 V 形分叉及左右分支）。数分钟后，我们对动脉血流进行数字化评估，对静脉血流进行肉眼观察。一些专家利用多普勒超声以确保血管通畅（图 16.4 和

图 16.5）。

　　结扎结肠中动脉及边缘血管弓后，使用直线切割吻合器切开结肠，我们通常会手工缝合以加强切缘（图 16.6 和图 16.7）。

颈部切开术

　　随后做左侧颈部切口，切开范围要足够宽，以保证食管或在食管造瘘中被吻合在皮肤的部分获得足够的术野及活动度（在食管

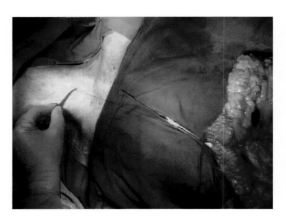

图 16.3　测量从左结肠根部至颈部的长度来决定所需的肠管长度。

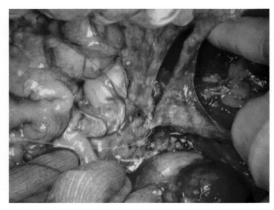

图 16.5　结扎中结肠动脉，需重点保护 V 形分叉及左右分支。

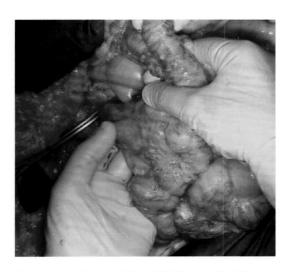

图 16.4　在使用血管钳夹闭结肠中动脉根部及右侧的边缘血管弓后，需重点检查来自左结肠动脉的血供是否充足。

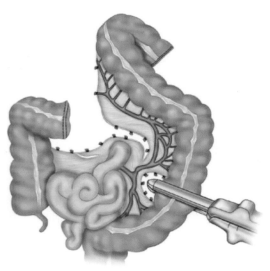

图 16.6　用直线切割吻合器离断结肠。(Drawing by Gonzalo Etchepareborda)

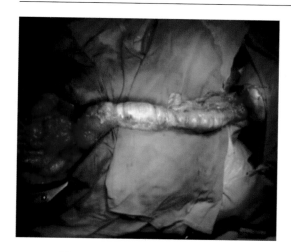

图 16.7　即将用于吻合的结肠段。

造口术中颈段食管应尽可能长）。

　　如果在同类手术中胸段食管已被游离充分，我们将纱布或特制的导管固定在腹段食管上，这样可以通过牵拉导管或纱布来从后纵隔通路取出食管，而不是通过切开颈部取出食管。在移动结肠时，我们更倾向于将结肠固定在纱布上而不是固定在食管上，因为在上提过程中有可能导致食管破裂。

　　如果后纵隔通路不可用，可切开颈部深筋膜以进入胸骨后间隙。我们移除左侧胸锁关节处的锁骨头，以确保结肠顺利通过，同时避免受压，否则可能导致局部缺血。根据我们的经验，很少需要离断胸骨。

结肠上提术

后纵隔路径

　　这种方法在解剖上是可行的，但并非总是可行的。如果在之前的手术中进行过食管切除术，纵隔粘连会使得该路径不可用。

　　在进行结肠移位之前，必须充分游离膈脚，这样可以使后纵隔路径足够宽，以便结肠通过。如有必要可切除部分右侧中心腱，

注意避免裂孔过大以避免内脏疝的发生。

　　结肠段用足够长的无菌塑料袋包裹（例如，用于覆盖腹腔镜光纤的塑料袋），以保证能在上提过程中对血管进行保护，然后将其固定在事先置入后纵隔的纱布上。小心地从颈部牵拉海绵，将结肠向上拉，用手帮助结肠通过膈肌，直至足够长度的结肠到达左颈外侧。从颈部取下塑料袋后，将食管离断并进行吻合。

　　进行食管结肠端-侧吻合术时，先使用 4-0 或 3-0（PDS）缝合线进行双层半连续的手工吻合，之后使用间断吻合加强。待食管-结肠后壁吻合完成后，将鼻胃管由吻合口送入结肠内。

胸骨后路径

　　在通过胸骨后路径将结肠拉到颈部之前，有必要去除剑突并分离膈肌以进入胸骨后间隙。然后，用手钝性解剖至颈根部，尽量避免打开胸膜（图 16.8）。在此阶段，需充分止血，因为在结肠上移后止血较困难。切记缝合膈肌的食管裂孔，以避免内脏疝气。

　　然后利用长卵圆钳将结肠从胸骨后上提至颈部进行吻合（图 16.9）。

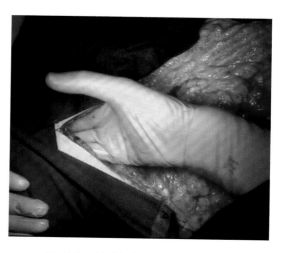

图 16.8　用手钝性游离胸骨后路径。

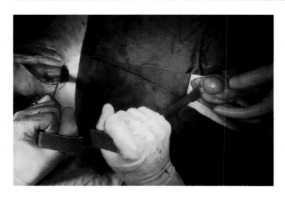

图 16.9　结肠在纱布的包裹下经胸骨后间隙进入颈部。

皮下路径

若因既往的胸骨切开手术史或放射治疗史等原因导致胸骨后路径不可用时，皮下路径仍然是最后机会。去除剑突可避免在上提过程中损伤结肠。皮下通道必须足够大以防止结肠在通过时受压，而空间过大会产生过多无效腔。如果皮肤的顺应性较差，则可使用扩张器扩张通路。

腹部吻合术

当颈部的食管结肠吻合术完成后，需确保结肠无弯曲，并且在吻合口处无张力。之后开始进行腹部吻合术。

用于替代食管的结肠必须在腹部离断以保证有足够的长度来完成近端（如结肠胃吻合术或结肠空肠吻合术）及远端的吻合。必须非常小心地游离所需的结肠，切缘可以尽量地靠近直肠部分以尽量保留边缘血管弓。我们建议切除部分无血供的结肠，以免发生吻合口缺血。

如果残胃足够进行吻合，则可以在胃的后侧进行胃结肠端-侧吻合术（手工缝合或胃切开术后使用环形吻合器进行吻合，或使用直线切割吻合器进行半机械吻合）。

若胃已被切除，胃结肠端-侧吻合需通过 Roux-en-Y 术式来实现。第二种吻合方式更加简单，可更好地抑制胆汁反流。

在进行近端吻合之前，应确保在吻合过程中，之前放置在结肠中的鼻胃管应始终位于结肠中。

在进行结肠空肠吻合术前，通过结肠吻合术（端-端吻合或侧-侧吻合）来完成结肠的重建。我们推荐采用双线的双侧半连续缝合来完成上述吻合术（图 16.10）。

我们建议始终进行预防性空肠造口术。

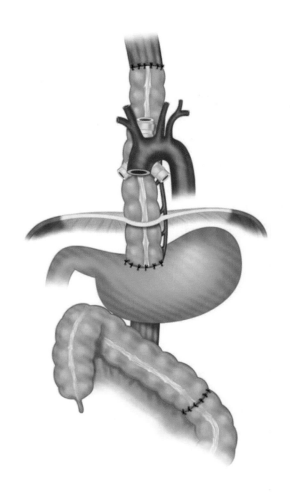

图 16.10　使用左半结肠替代食管后的状态。

右半结肠代食管：技术差异

结肠的游离操作与前文相同。但是，必须充分游离盲肠和回肠末端。应充分暴露回结肠动脉、右结肠动脉、回肠动脉，并用血管夹钳夹闭，以确保来自结肠中动脉的血供充足（图 16.11）。

前文已经介绍了如何测量所需结肠的长度，从结肠中动脉的根部开始测量。结扎回结肠动脉及右结肠血管后（必要时可结扎回肠动脉），从回结肠末端开始截取所需长度的结肠。同时需行阑尾切除术。结肠按前述方法转移至颈部（图 16.12）。

食管回肠吻合术可采用端–端或端–侧吻合，通常使用半连续的双层 4–0 缝线或 3–0 的可吸收单线来完成吻合。

腹部的吻合如前所述，远端吻合采用回肠结肠吻合术（图 16.13）。

术后护理

在术后早期，重要的是保持足够的循环容量（避免体液过多）和血压（可不使用血管收缩药），以避免微循环过少及发生吻合口缺血。

我们认为早期拔管很重要，同时患者

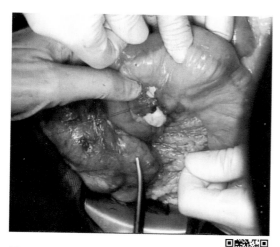

图 16.11　右侧结肠代食管术前准备：游离回肠末段。

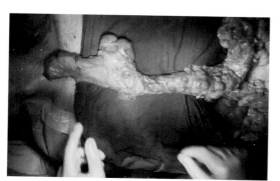

图 16.12　用于替代食管的回肠–结肠部分。

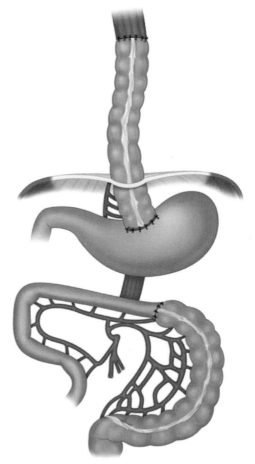

图 16.13　使用右半结肠替代食管后的状态。（Drawing Gonzalo Etchepareborda）

术后尽早恢复活动及使用诱发式肺量计对恢复亦有帮助。因此，术后最好采取止痛治疗。

通常在术后 7~8 天后通过消化道造影或内镜来检查吻合口是否愈合，吻合口愈合后方可拔除鼻胃管。然后，患者逐渐恢复进食，同时逐渐减少来自空肠造口的营养支持。

预后

文献报道的结果差异很大，吻合口瘘的发生率为 0~15%，结肠坏死率为 0~10%，术后死亡率为 0~16%。据报道，术前接受过化疗及放疗的患者发生吻合口瘘的风险更高[1-11]。

如果诊断及时，在内镜下证实结肠无缺血表现并且败血症得到控制的情况下，可以保守治疗吻合口瘘。我们建议打开颈部切口并充分引流以避免纵隔感染。

最严重的并发症是结肠坏死，通常需立即进行手术，尽可能多地保留结肠可以为后期重建留下机会。在这种情况下，预防败血症和充足的营养对于患者生存至关重要。

吞咽困难、反流和倾倒综合征在术后可能很常见，但是这些症状通常在几个月内采取保守治疗即可得到缓解。

病例描述中吻合口狭窄的发生率为 0~40%，通常可通过内镜扩张狭窄处得到有效治疗；只有极少数的病例需要重新手术。

从长远来看，结肠过长及过度松弛会导致结肠扭结的发生（文献中占病例的 0~40%）。我们认为，只有相关症状影响患者的生存质量时才会考虑再次手术，因为矫正手术并不容易，而且有可能会导致置换的结肠坏死。

关于长期生活质量，结果是令人满意的，并且在某些方面优于管状胃，因为此手术通常没有与胃酸或胆汁反流相关的问题[12,13]。

手术要点

- 在切除食管时，我们切除食管的肌层并且使保留的黏膜层呈柱状，这样更有助于后续的吻合。

- 在颈部进行食管结肠端-侧吻合术后，可以进行额外的缝合以使结肠末端与食管更相似，这样可以避免结肠末端形成无效腔而妨碍食物顺利通过结肠。

- 采用胸骨后路径时，即使通道足够大，我们也建议切除锁骨头。

- 特别注意保留结肠中动脉的 V 形分叉及左右分支；如有必要，可对肠系膜上动脉进行切线切除。

- 如果上提结肠后，无法明确结肠的血供是否充足（如存在黏膜充血、肿胀等表现），则仅进行食管结肠后壁吻合术并实施皮肤造瘘，确定结肠无坏死后行延期吻合。

- 结肠和膈肌之间可进行缝合来减少无效腔，但必须在食管结肠吻合术后操作，以免吻合口产生张力。

（史浩明 译）

参考文献

1. Mansour KA, Bryan FC, Carlson GW. Bowel interposition for esophageal replacement: twenty-five-year experience. Ann Thorac Surg. 1997;64(3):752–6.
2. Cerfolio RJ, Allen MS, Deschamps C, Trastek VF, Pairolero PC. Esophageal replacement by colon interposition. Ann Thorac Surg. 1995;59(6):1382–4.
3. Larson TC, Shuman LS, Libshitz HI, McMurtrey MJ. Complications of colonic interposition. Cancer. 1985;56(3):681–90.
4. Fürst H, Hartl WH, Löhe F, Schildberg FW. Colon interposition for esophageal replacement. Ann Surg. 2000;231(2):173–8.
5. Fürst H, Hartl WH, Löhe F, Schildberg FW. Colon interposition for esophageal replacement: an alternative technique based on the use of the right colon. Ann Surg. 2000;231(2):173–8.

6. Peters JH. Arterial anatomic considerations in colon interposition for esophageal replacement. Arch Surg. 1995;130(8):858–63.

7. Bakshi A, Sugarbaker DJ, Burt BM. Alternative conduits for esophageal replacement. Ann Cardiothorac Surg. 2017;6(2):137–43.

8. Fisher RA, Griffiths EA, Evison F, Mason RC, Zylstra J, Davies AR, et al. A national audit of colonic interposition for esophageal replacement. Dis Esophagus. 2017;30(5):1–10.

9. Yildirim S. Colonic interposition vs. gastric pull-up after total esophagectomy. J Gastrointest Surg. 2004;8(6):675–8.

10. Davis PA. Colonic interposition after esophagectomy for cancer. Arch Surg. 2003;138(3):303–8.

11. Freeman NV, Cass DT. Colon interposition: a modification of the Waterston technique using the normal esophageal route. J Pediatr Surg. 1982;17(1):17–21.

12. Thomas P, Fuentes P, Giudicelli R, Reboud E. Colon interposition for esophageal replacement: current indications and long-term function. Ann Thorac Surg. 1997;64(3):757–64.

13. Cense HA, Visser MRM, van Sandick JW, de Boer AGEM, Lamme B, Obertop H, et al. Quality of life after colon interposition by necessity for esophageal cancer replacement. J Surg Oncol. 2004;88(1):32–8.

第 17 章

围术期护理和术后并发症管理

Andrew R. Brownlee，Mark K. Ferguson

引言

食管切除术后并发症发生率较高。食管恶性肿瘤的合并症、手术发病率及缺乏评估患者手术适应证的可靠指标是导致并发症高发的部分原因。基于此，需要重视食管癌手术患者的选择，实施针对术后目标的围术期护理计划（如营养摄入、术后活动、疼痛管理），其核心目的是将围术期的并发症发生率和死亡率降至最低。

术后快速康复（ERAS）可以降低并发症发生率、减少住院费用、缩短住院时间[1-5]。在食管癌手术患者中，其也是安全可行的[6]。

术前管理

患者教育

食管切除术后，患者参与整个围术期护理变得越来越重要。外科医生有责任告知患者及其照顾者在康复中的重要作用。就食管癌手术而言，简短的手术谈话不足以告知患者手术内容、患者及家属在术前准备和术后康复中的作用，以及他们在术前准备和术后恢复过程中需要达到的目标。至关重要的是，按照统一的教育内容、通过多种方式尽早开始患者教育，为患者和家属量身定制教育方式，整个教育过程中需确保患者和家属理解教育内容。教育的资料包括印刷的讲义、问答环节、与食管癌术后患者对话及有关围术期经验的视频。

戒烟

吸烟者患肺部和伤口相关并发症的风险增加，而戒烟可以部分降低这些风险[7,8]。尽管目前没有确切可以减少并发症的戒烟时间标准，但最好超过 8 周[7-9]。一项随机对照试验的荟萃分析显示，与吸烟者相比，戒烟者的肺部并发症发生率整体减少了 41%。戒烟时间每增加 1 周，戒烟的临床获益可增加 19%[8]。行为干预（医生咨询以及通过家庭成员或电话随访持续干预）和药物干预（包括尼古丁替代疗法）的结合可以更好地实现戒烟，并且应与患者的初级保健团队一起进行。

运动

术前和术后运动疗法可降低食管癌手

术后的发病率、减轻术后疼痛、缩短住院时间[10,11]。尽管研究中使用的方案不同,但均表明术前和术后肺功能锻炼(如激励性肺活量测定法和步行疗法)是有效且易于实施的。

术后风险评估:恶心和呕吐

食管切除术患者术后发生恶心和呕吐(PONV)可能会延迟进食和下床活动时间,并增加误吸的风险。通过常规的术前筛查可以发现具有 PONV 风险的患者。Apfel 简化评分是一种用于 PONV 快速筛查的量表,其中女性、有 PONV 病史或晕车病、不吸烟以及术后使用阿片类药物的赋 1 分(表 17.1)[12]。Apfel 评分≥2 分的患者发生 PONV 的概率大于 39%,应考虑进行预防,如在手术等候区应用东莨菪碱贴片[12]。在术中没有禁忌证的情况下,应考虑给予所有患者低剂量丙泊酚[<20mg/(kg·min)]和昂丹司琼以降低 PONV 发生率[13]。

围术期并发症的预测因素

食管癌手术患者术后并发症的发生率为 59%(表 17.2)[14]。目前临床已经足够重视识别具有某种术后并发症高风险的患者,为降低风险并提供术后重点监测或干预措施提供了参考。

表 17.1 基于 Apfel 风险评分系统计算的 PONV风险

Apfel 评分	PONV 风险
0	10
1	21
2	39
3	61
4	79

女性、有 PONV 病史或晕车病、不吸烟以及术后应用阿片类药物分别赋 1 分;合计为 Apfel 评分[12]。

表 17.2 国际大型临床中心食管并发症的发生率[14]

并发症类型	发生率(%)
肺部	27.8
胃肠道	22.4
心脏	16.8
感染	14.2
神经/精神系统	9.4
泌尿系统	8.3
血栓栓塞	5.1
切口/膈膜	2.9
其他	6.8

常见并发症	发生率(%)
肺部感染	14.6
房性心律失常	14.5
吻合口瘘	11.4
胆漏	4.7
喉返神经损伤	4.2
胸导管损伤	1.3

肺

食管癌术后最常见的并发症发生部位是肺,其中 14.6%的患者发生肺炎。2/3 的食管癌术术后死于肺部并发症[15-17]。该并发症使患者术后死亡风险增加了 10 倍,且与预期寿命缩短显著相关[18,19]。术后肺部并发症的预测因素包括第一秒钟的低呼气量(FEV$_1$)、术前放疗、BMI 极限值、体力状态差和高龄[18-21]。考虑到肺部并发症的发生率和影响,目前已经开发出了一种风险评分系统。其可以根据 FEV$_1$ 的加权评分、一氧化碳(DLCO)弥散能力、患者年龄和体力状态评估术后肺部并发症的发生风险(图 17.1)[22]。

在 FEV$_1$ 降低、新辅助化疗后、DLCO 降低以及接受更高剂量放射治疗的患者中,术后肺部并发症更为常见[18]。此外,与体重指数正常的患者相比,体重指数低或非常高的患者发生肺部并发症的风险增加[21,23,24]。

由于肺部并发症的发病率和致死率均

评分赋值	0	1	2	3	4
年龄	<50	51~60	61~70	71~80	>80
体力状态（Zubrod/ECOG）	0	1	2	3	4
FEV_1(%)	≥100	90~99.9	80~89.9	70~79.9	<70
DLCO(%)	≥100	90~99.9	80~89.9	70~79.9	<70

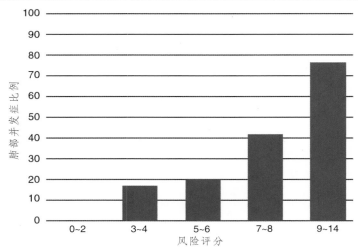

图 17.1 根据年龄、体力状态/东部合作肿瘤小组（ECOG）、第一秒用力呼气量（FEV_1）和肺一氧化碳弥散量（DLCO）得到的不同风险评分时术后肺部并发症的发生率。（From Reinersman et al.,with permission[22]）

较高,采取措施降低其发生率至关重要。这些措施包括术前呼吸功能锻炼（戒烟、吸气肌训练)[25,26]、包括术前频繁刷牙措施在内的口腔卫生改善[27]、加强术后肺部排痰,以及适当的术后疼痛管理[26]。

心血管

房性心律失常

14.5%的食管癌术后患者会发生房性心律失常,如心房颤动（AF)[28,29]。当发生 AF 时,应该高度怀疑伴随其他并发症,如吻合口瘘和肺炎。AF 作为一个独立的事件,其与住院时间延长、医疗干预增加以及患者痛苦增加有关。预防术后 AF 始于术前优化可改变的危险因素,如心脏病、吸烟和酗酒[30]。所有术前服用 β 受体阻滞剂的患者应在围术期继续服用。食管切除术属于高危手术,相关指南指出,任何保留左心室功能且未服用 β 受体阻滞剂的患者应在围术期预防性使用地尔硫䓬或胺碘酮治疗[30]。

主要不良心脏事件

简短的心脏病史、其他病史及对活动水平的评估足以确定哪些患者需要术前进行心脏检查。活动水平应当根据代谢当量（MET）进行分类。主要心脏不良事件（MACE）的风险可以使用修订的术前心脏风险指数来计算（图 17.2)[31],其中包括手术类型、充血性心力衰竭病史、缺血性心脏病病史、脑血管疾病或肌酐> 2mg/dL。低风险（发生 MACE 的风险<1%）的患者无需额外检查。在 MACE 发生风险增加的患者中,如果可以爬楼梯或以 3~4mph（1mph=1.61km/h,相当于≥4MET）在水平地面上行走,则无须进行心脏方面检查。对于风险增加且运动能力<4MET 或无法

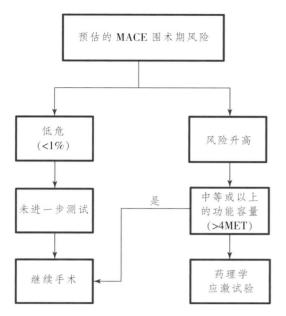

图 17.2　使用修订心脏风险指数。MACE，主要心脏不良事件；MET，代谢当量。(Modified from Fleisher et al. with permission[31])

确定的患者，建议进一步行心脏方面的检查[31]。

静脉血栓栓塞

食管癌术后发生肺栓塞、深静脉血栓形成和静脉血栓栓塞（VTE）的风险分别约为 2%、4% 和 5%，超过 80% 的 VTE 事件发生在术后住院期间。住院 VTE 的危险因素包括男性、白人、长期机械辅助通气和其他主要手术并发症。出院后 VTE 的危险因素是高龄和主要术后并发症。预防 VTE 的措施包括药物和机械措施，应在麻醉诱导前开始且常规进行。目前尚无关于术后预防持续时间的共识。然而，老年患者和具有重大术后并发症的患者很可能从较长预防周期（4~6 周）中获益[32]。

术中管理

体液管理

围术期维持体液正常的体液管理可改善术后胃排空和肠功能的恢复，并降低并发症发生率[33-35]。可以通过术中和术后严格监测液体的摄入和输出，避免不必要的静脉输液（包括输血）以及适当选择患者的"允许性少尿"来实现[36]。

维持体温

维持正常体温可以减少伤口感染、心脏并发症、出血和输血需求[37-40]。因此，准确、无创、持续的术中温度监测至关重要。所有接受食管癌手术的患者均应使用空气加热装置。术中发生低体温时，应使用温热液体静脉输注。为了快速恢复体温，可以采用腹腔或胸腔灌注温盐水。

麻醉注意事项

围术期疼痛管理应该是预设的和多模式的。术前开始神经阻滞以及手术过程中持续应用可以减少麻醉剂、阿片类药物和肌肉松弛剂的剂量[41]。非甾体抗炎药联合对乙酰氨基酚和加巴喷丁类药物可减少术后镇痛的需要[41]。所有患者均应考虑使用低剂量丙泊酚[$<20\mu g/(kg \cdot min)$]以减少吸入性麻醉药的剂量，可降低 PONV 发生风险[13]。

碳水化合物预负荷

术前 2 小时，采取高热量（12.5% 的碳水化合物，400mL）的碳水化合物预负荷可降低胰岛素抵抗，改善胃排空，改善患者的健康状况并缩短住院时间[42]。重要的是，目前无证据表明其会增加围术期吸入风险。

术后管理

疼痛管理

食管癌术后控制疼痛的目标是促进深呼吸、防止肺不张并促进早期活动，同时减少阿片类药物的使用。疼痛管理的目标是使疼痛评分达到 4 分（满分 10 分）。实施在术中采取局部和区域麻醉以及手术结束时使用对乙酰氨基酚、非甾体类药物和巴喷丁类的多模式镇痛方案，同时可使用少量的麻醉药用于突破性疼痛。如果在初次使用麻醉镇痛药后疼痛评分仍>4 分，可以考虑加用患者自控镇痛系统（PCA）。在接受开胸手术的患者中，可以采用神经阻滞，没有明确的证据表明椎旁阻滞或硬膜外阻滞孰优孰劣。一些研究表明，采取椎旁阻滞可减少与手术相关的较小并发症，而采取硬膜外麻醉可减少使用其他镇痛剂[43]。应及早并定期评估患者，以适当调整镇痛方案，并加强深呼吸和下床活动。

早期活动

手术患者早期活动可以减少疼痛评分和术后肺部并发症，同时提高患者满意度[44]。在手术后数小时内尽早下床是安全可行的[45]。患者术后回到病房后可以在椅子休息，应鼓励他们在手术当天开始活动。

饮食和营养

食管癌患者术前和术后体重减轻比较普遍[46]。传统观念中，在手术前一天的午夜之后，患者被要求禁食禁饮。长时间禁食会加重患者手术应激反应，增加胰岛素抵抗，造成蛋白质流失，损伤胃肠功能[47-50]，还会延长达到蛋白质平衡和合成代谢的时间。从患者的角度出发，禁食会使患者出现不必要的症状，如口渴、饥饿、头痛和焦虑。相反，术后早期加强营养会缩短达到蛋白质代谢平衡的时间，减少切口和肺部感染，降低吻合口瘘的发生率，并缩短住院时间[51]。如果术后引流很少且没有影像学证据显示胃肠道扩张，则可以术后第一天去除鼻胃管，并立即开始进行清淡的流质饮食。

常规术后吻合口评价

在许多医疗中心，在开始饮食前常规进行术后吞咽评估或内镜检查。然而，常规的术后吻合口评估在诊断亚临床吻合口瘘方面无效，也并不会改变临床结局。常规术后内镜检查和对比剂吞咽检查的阳性预测值分别为 8% 和 3%[52]。如果没有明确的评估指征，则不需要进行吻合口评估。其费用高昂，具有误吸风险，且可能会导致口腔营养和出院延迟。

并发症及其处理

食管癌术后并发症会增加患者痛苦，延长住院时间，延迟康复时间或导致康复不完全，延迟辅助治疗，甚至导致死亡[53]。保持警惕、及早发现并进行适当干预，对于最大限度地减少术后并发症对患者康复的影响至关重要。

肺部并发症

虽然采取了预防措施，但在食管癌手术患者中，术后肺不张、误吸和肺部感染仍然是最常见的术后并发症。患者出现肺不张时，可能没有症状，或者表现为呼吸频率增加或低氧血症。治疗以存在或不存在分泌物为指导。如果患者没有分泌物，则一线治疗包括深呼吸练习和激励性肺活量测定。如果效果不佳，则进行持续的气道正压通气以降低再次插管和肺炎的发生风险[54]。对于分泌物较多的患者，一线治疗是通过频繁吸痰和胸部物理疗法清除黏液。支气管镜检查的使用已被频繁报道，但并未显示出明显的临床益处[55]。

术后肺炎的诊断可能具有一定的挑战性。采用医院获得性肺炎标准进行诊断会导致过度诊断[56]。当患者具有临床感染迹象（发热、脓痰、白细胞计数增多或减少、氧合较差)并有新的影像学浸润时,应怀疑术后肺部感染。医疗机构的微生物数据和传染病指南对医院获得性肺炎高危患者的治疗有一定帮助。

心房颤动

AF 的管理目标如下:①减少或停止儿茶酚胺类正性肌力药的使用;②优化体液平衡;③评估是否存在需要处理的所有可能的触发因素,包括出血、肺栓塞、气胸、心包刺激、心肌梗死和纵隔感染。在血流动力学不稳定的患者中,需要进行同步心脏复律。在血流动力学稳定的患者中,近期目标是控制心率(心率<110 次/分)。推荐静脉输注艾司洛尔、美托洛尔、地尔硫䓬或维拉帕米。在存在心力衰竭的情况下,艾司洛尔是首选药物。如果患者存在低血压,则艾司洛尔或地尔硫䓬为首选药物。而对于在存在慢性阻塞性肺疾病(COPD)或哮喘的患者,首选地尔硫䓬或维拉帕米(图 17.3)[30]。

乳糜胸

胸导管损伤与高达 18% 的死亡率相关[57,58]。进行肠内营养时,当胸管引出外观为乳白色的液体时,应考虑为乳糜胸。研究证实,胸腔积液甘油三酸酯水平>110mg/dL 或甘油三酸酯水平为 50mm/dL 以及在胸膜液中发现乳糜微粒可以确诊乳糜胸[59,60]。一经确诊,治疗原则如下:①胸腔引流;②减少淋巴回流量;③维持水分和营养。

中链甘油三酸酯(MCT)饮食已被成功应用。这种广泛使用的方法基于以下机制:MCT 优先被门静脉系统吸收,从而绕开了胸导管系统。但是,口服摄入 MCT 会刺激乳糜产生,使其效果减弱。因此,许多学者主张完全胃肠道休息和肠外营养。奥曲肽是一种生长抑素类似物,作用于生长抑素受体,可通过减少胃、胆和胰腺的分泌而减少胸导管的淋巴流量,并抑制肠道吸收。它是治疗手术或非手术患者的有效辅助手段[61]。

胸腔引流是一种乳糜胸的短期非手术治疗方式。但是,如果引流量>10mL/kg 且持续数天,不采取进一步措施就不可能解决[62]。当非手术治疗失败时,通常可以通过胸腔镜或开放手术行胸导管结扎术治疗。具体治疗方式取决于临床情况和当地医疗水平[63,64]。为了便于识别胸导管破损处,可在麻醉诱导前 20 分钟通过鼻胃管或空肠营养管管饲乳脂或橄榄油和亲脂性染料混合物。

手术路径一般为发生乳糜胸的一侧。但是,食管癌切除术的方法、重建类型以及胸导管的独特解剖结构可能会影响手术路径的选择。当确定胸导管破损处时,在破口上方和下方用不可吸收的缝线直接结扎。如果无法找到导管破损处,则采用大范围结扎术,其中包括位于主动脉和奇静脉之间的所有组织。经右胸路径是最容易进行的。在这些情况下,应当注意避免损伤胸导管或其血液供应。

胸导管栓塞术是乳糜胸的另一种非手术治疗方式。有几种路径可以选择[65-67],其中最常用的是直接经皮经腹穿刺插管。利用对比剂识别破损处,然后用线圈或胶水栓塞。这种方法最常用于手术效果不佳或手术治疗失败的患者。胸导管栓塞经验较少,目前尚无随机对照临床试验。鉴于并发症发生率较低和不少患者取得较好治疗效果,有经验的医疗中心可以在外科手术之前尝试胸导管栓塞术。

吻合口瘘

尽管出现了新的治疗方法(食管支架、吸引装置),但食管吻合口瘘管理的基本原则依然包括[68]:

血流动力学稳定，新发病例(<48 小时)，无 WPW 综合征

心率控制：目标 HR≤110 次/分

考虑 CHA2DS2-VASc 评分≥1 分

静脉输注艾司洛尔、美托洛尔、地尔硫䓬或维拉帕米

| Ⅰ 级 |
| Ⅱ A 级 |
| Ⅱ B 级 |
| Ⅲ 级 |

HF/LV 功能障碍	低血压 [b]	COPD/哮喘
静脉输注艾司洛尔	静脉输注艾司洛尔或地尔硫䓬	静脉输注地尔硫䓬、维拉帕米
静脉输注胺碘酮 [a]	静脉输注胺碘酮 [a]	静脉输注胺碘酮 [a]
静脉输注地高辛	静脉输注地高辛	

如果心率仍不受控制，则添加第二种药物；谨慎使用：心动过缓

AF 发作后 24 小时

窦性心律恢复　　　持续性或复发性 AF

有症状　　　无症状

节律控制

尝试心脏复律时开始抗凝治疗

抗凝风险高

是　　否

药理学转化

无结构性心脏病	结构性心脏病
● 胺碘酮 [a]	● 胺碘酮 [a]
● 伊布利特	● 伊布利特
● 普鲁卡因胺	● 普鲁卡因胺
● 氟卡尼或普罗帕酮	

DC 48 小时内心脏复律

可选择

可选择

窦性心律

考虑：
● 维持口服治疗 4~6 周
● 高危患者接受抗凝治疗

持续性或复发性 AF

如果抗凝治疗>48 小时，有可接受的出血风险

4~6 周内心脏复律后行抗凝治疗和心率控制

考虑：
应用抗心律失常药物治疗重复心脏复律

[a] 如果在心房颤动发作 48 小时后使用胺碘酮，应谨慎并考虑 TEE，因为有可能发生节律转变，并伴有血栓栓塞的风险。
[b] 艾司洛尔或地尔硫䓬一线治疗取决于低血压的程度。

图 17.3　血流动力学稳定，持续时间<48 小时的患者术后 AF 处理。(Reproduced with permission from Frendl et al.[30])HR，心率；COPD，慢性阻塞性肺疾病；AF，心房颤动；DC，直流电；TEE，经食管超声心动图。

- 充分引流,可以通过手术暴露、胸引管引流和(或)腔内引流(如鼻胃管或真空海绵)。
- 使用广谱抗生素,包括抗真菌药。
- 通过肠内或肠胃外营养方式改善营养状况。

食管吻合口瘘作为临床重要疾病,早期内镜检查对于区分健康组织形成吻合口瘘与血管坏死导致的吻合口瘘有一定意义,因为这两种瘘的临床处理方式大不相同。

隐匿性吻合口瘘的定义是造影剂由内向外渗出并聚集在消化道外较小范围。根据定义,隐匿性吻合口瘘患者的临床症状极少。非隐匿性吻合口瘘患者的胃肠道内容物可以自由渗出至吻合口周围,通常延伸至胸膜腔或纵隔。与胸段吻合口瘘相比,颈部吻合口瘘的发病率和死亡率较低,主要是由于颈部吻合口瘘纵隔感染和脓胸的发生率相对较低。相反,胸段吻合口瘘的严重程度不一,可以从无症状到严重的败血症并伴有多器官功能障碍。表 17.3 总结了食管切除术并发症协作组(ECCG)对食管吻合口瘘的分类方法[28]。

颈部吻合口瘘

临床观察和保持清淡的流质饮食是控制较小的隐匿性颈部吻合口瘘的方法。一般可以通过开放切口和重新包扎换药成功控制较大的颈部吻合口瘘。若不能缓解愈合,则可以通过放置引流条进行闭合引流。对于瘘口较大、边缘不整齐且伴有败血症迹象的吻合口瘘,则需要在全身麻醉下处理。可以在充分冲洗后进行瘘口修复和肌瓣覆盖[69]。

胸段吻合口瘘

对于情况稳定的患者,检查应包括影像学检查和内镜评估。胸部计算机断层扫描应在治疗时尽早进行,以明确是否有胸腔积液引流不充分现象。内镜检查可以评估瘘口和周围坏死严重程度,并行介入治疗,如放置覆膜支架。如果存在食管坏死,则使用 ECCG 分级系统对其进行分类处理(表 17.4)[28]。支架治疗可以实现早期经口进食并减少管腔内内容物渗漏[70]。然而,支架的径向力可能导致局部组织缺血恶化[71,72]。研究报道显示,75%的患者发生支架移位[73]。随着经验的积累和内镜技术的发展,支架移位的并发症有所减少。但是支架的侵蚀和周围组织的管腔内生长限制了支架的使用时间[70,74]。

选择手术治疗还是非手术治疗是一个非常重要的决策。这取决于患者的临床状况、消化道外污染程度以及是否存在食管坏死。较小的吻合口瘘通常无须特殊干预即可好转。而当存在血流动力学不稳定,广泛的胸腔内/纵隔感染或Ⅱ型、Ⅲ型食管坏死时,需要进行干预。干预措施包括胸腔穿刺置管

表 17.3 食管吻合口瘘分类[28]

分类	描述
Ⅰ 型	不需要特殊干预的瘘,常规药物治疗或饮食调节
Ⅱ 型	需要处理的瘘,介入治疗但无须手术治疗,如引流、支架或床边切开和切口清创
Ⅲ 型	需要手术处理的瘘

表 17.4 食管管腔坏死[28]

分类	描述
Ⅰ 型	局部坏死
	内镜发现
	注意观察随访及非手术疗法
Ⅱ 型	局部坏死
	内镜发现,无吻合口瘘或食管瘘
	不用分离食管的手术治疗
Ⅲ 型	严重坏死
	需行食管分离的手术治疗

引流、支架植入和(或)手术治疗。当吻合口瘘未伴随广泛的食管坏死但有手术必要时，应彻底清除所有坏死组织。即便诊断延迟，也应考虑对吻合口瘘进行手术修复，可以用带血管蒂的皮瓣覆盖以促进瘘口愈合。最常用的皮瓣包括肋间肌、背阔肌、前锯肌、心包、胸膜和网膜，同时吻合口及周围组织应当充分引流。在极少情况下，可能发生Ⅲ型食管坏死，此时必须进行食管游离和周围组织切除。

胃排空延迟

食管切除术后胃排空延迟是一种常见的并发症，发生率约为 20%，是由食管重建后局部缺血、副交感神经支配功能丧失及胃移位至负压胸腔所致。通过吞咽功能评估或内镜检查来排除幽门梗阻非常重要。若存在幽门梗阻，可采取幽门球囊扩张术和(或)肉毒素注射治疗[75]。

红霉素是一种胃动素受体激动剂，可以通过刺激胃窦和十二指肠部位的胃动素受体来诱导胃肠蠕动，从而改善胃排空。红霉素的主要局限性是由于胃动素受体的下调而出现快速耐受。一般情况下，红霉素的药效可以维持 2 周。甲氧氯普胺是一种多巴胺能激动剂，其导致迟发性运动障碍的风险为 1%，但仍是一种二线治疗药物。但若患者出现不自主运动，则必须停止用药。多潘立酮是另一种二线药物，已由美国食品药品监督管理局(FDA)获得新药许可。它被证实与甲氧氯普胺效果类似，但中枢神经系统副作用更少。多潘立酮可以延长 QT 间隔，因此应进行心电图检查[76]。

短期干预措施在术后即刻进行最为合适。随着肌间神经丛对幽门功能和胃功能调节的增加，胃排空延迟会随着时间推移而逐渐缓解[77]。若采取药物和内镜干预后胃排空延迟仍不缓解，可考虑进行幽门切开术或成形术。

结论

使用已知的危险因素进行术前危险分层，有助于正确地选择适合行食管切除术的患者并识别和干预潜在的危险因素。在术后 ERAS 的大背景下，围术期护理也可以减少不良临床结局。ERAS 干预措施旨在最大限度地减少手术对患者的影响，从而减少术后并发症、缩短住院时间并降低医疗成本。术前措施包括多模式患者教育、PONV 筛查和最大限度降低术前禁食的影响。术中措施包括预设性多模式镇痛、预防性止吐、减少输液和允许性少尿。术后措施包括早期活动、多模式镇痛和早期营养。当出现术后并发症时，应及时发现并采取适当的处理措施以减少后遗症。

（帖红涛 译）

参考文献

1. Greco M, Capretti G, Beretta L, Gemma M, Pecorelli N, Braga M. Enhanced recovery program in colorectal surgery: a meta-analysis of randomized controlled trials. World J Surg. 2014;38(6):1531–41.
2. Nicholson A, Lowe MC, Parker J, Lewis SR, Alderson P, Smith AF. Systematic review and meta-analysis of enhanced recovery programmes in surgical patients. Br J Surg. 2014;101(3):172–88.
3. Lemanu DP, Singh PP, Stowers MD, Hill AG. A systematic review to assess cost effectiveness of enhanced recovery after surgery programmes in colorectal surgery. Color Dis. 2014;16(5):338–46.
4. Joliat GR, Labgaa I, Petermann D, Hübner M, Griesser AC, Demartines N, Schäfer M. Cost-benefit analysis of an enhanced recovery protocol for pancreaticoduodenectomy. Br J Surg. 2015;102(13):1676–83.
5. Shewale JB, Correa AM, Baker CM, Villafane-Ferriol N, Hofstetter WL, Jordan VS, Kehlet H, Lewis KM, Mehran RJ, Summers BL, Schaub D, Wilks SA, Swisher SG. Impact of a fast-track esophagectomy protocol on esophageal cancer patient outcomes and hospital charges. Ann Surg. 2015;261(6):1114–23.
6. Underwood TJ, Noble F, Madhusudan N, Sharland

D, Fraser R, et al. The development, application and analysis of an enhanced recovery programme for major oesophagogastric resection. J Gastrointest Surg. 2017;21(4):614–21.

7. Mastracci TM, Carli F, Finley RJ, Muccio S, Warner DO, Members of the Evidence-Based Reviews in Surgery Group. Effect of preoperative smoking cessation interventions on postoperative complications. J Am Coll Surg. 2011;212(6):1094–6.

8. Mills E, Eyawo O, Lockhart I, Kelly S, Wu P, Ebbert JO. Smoking cessation reduces postoperative complications: a systematic review and meta-analysis. Am J Med. 2011;124(2):144–54.

9. Wong J, Lam DP, Abrishami A, Chan MT, Chung F. Short-term preoperative smoking cessation and postoperative complications: a systematic review and meta-analysis. Can J Anaesth. 2012;59(3):268–79.

10. Pouwels S, Fiddelaers J, Teijink JA. Cardiopulmonary exercise testing, prehabilitation, and enhanced recovery after surgery (ERAS). Can J Anaesth. 2012;62:131–42.

11. Nagarajan K, Bennett A, Agostini P, et al. Managing complications I: leaks, strictures, emptying, reflux, chylothorax is preoperative physiotherapy/pulmonary rehabilitation beneficial in lung resection patients? J Thorac Dis. 2014;6(3):355–63.

12. Apfel CC, Läärä E, Koivuranta M, Greim CA, Roewer N. A simplified risk score for predicting postoperative nausea and vomiting: conclusions from cross-validations between two centers. Anesthesiology. 1999;91(3):693–700.

13. Sachs R, Stuttmann B, Bein P, Tonner M, Hein M, et al. Predictors for postoperative nausea and vomiting after xenon-based anaesthesia. Br J Anaes. 2015;115(1):61–7.

14. Low DE, Kuppusamy MK, Alderson D, Cecconello I, Chang AC. Benchmarking complications associated with esophagectomy. Ann Surg. 2017. https://doi.org/10.1097/SLA.0000000000002611.

15. Inoue J, Ono R, Makiura D. Prevention of postoperative pulmonary complications through intensive preoperative respiratory rehabilitation in patients with esophageal cancer. Dis Esophagus. 2013;26(1):68–74.

16. Schieman C, Wigle DA, Deschamps C. Patterns of operative mortality following esophagectomy. Dis Esophagus. 2012;25:645.

17. Swanson SJ, Batirel HF, Bueno R. Transthoracic esophagectomy with radical mediastinal and abdominal lymph node dissection and cervical esophagogastrostomy for esophageal carcinoma. Ann Thorac Surg. 2001;72:1918.

18. Abou-Jawde R, Mekhail T, Adelstein DJ, Rybicki LA, Mazzone PJ, et al. Impact of induction concurrent chemoradiotherapy on pulmonary function and postoperative acute respiratory complications in esophageal cancer. Chest. 2005;128(1):250–5.

19. Ferguson MK, Celauro AD, Prachand V. Prediction of major pulmonary complications after esophagectomy. Ann Thorac Surg. 2011;91(5):1494–500.

20. Browner WS, Li J, Mangano DT. In-hospital and long-term mortality in male veterans following noncardiac surgery. The study of perioperative ischemia research group. JAMA. 1992;268(2):228–32.

21. Wightman SC, Posner MC, Patti MG, Ganai S, Watson S, Prachand V, Ferguson MK. Extremes of body mass index and postoperative complications after esophagectomy. Dis Esophagus. 2017;30(5):1–6.

22. Reinersman JM, Allen MS, Deschamps C, Ferguson MK, Nichols FC, et al. External validation of the Ferguson pulmonary risk score for predicting major pulmonary complications after oesophagectomy. Eur J Cardiothorac Surg. 2016;49(1):333–8.

23. Hasegawa T, Kubo N, Ohira M, Sakurai K, Toyokawa T, et al. Impact of body mass index on surgical outcomes after esophagectomy for patients with esophageal squamous cell carcinoma. J Gastrointest Surg. 2015;19(2):226–33.

24. Mitzman B, Schipper PH, Edwards MA, Kim S, Ferguson MK. Complications after esophagectomy are associated with extremes of body mass index: a Society of Thoracic Surgeons database study. Ann Thorac Surg. in press.

25. Kulkarni SR, Fletcher E, McConnell AK, Poskitt KR, Whyman MR. Pre-operative inspiratory muscle training preserves postoperative inspiratory muscle strength following major abdominal surgery – a randomised pilot study. Ann R Coll Surg Engl. 2010;92:700–7.

26. Dettling DS, Van der Schaaf M, Blom RL, Nollet F, Busch OR, et al. Feasibility and effectiveness of pre-operative inspiratory muscle training in patients undergoing oesophagectomy: a pilot study. Physiother Res Int. 2013;18:16–26.

27. Soutome S, Yanamoto S, Funahara M, Hasegawa T, Komori T, et al. Effect of perioperative oral care on prevention of postoperative pneumonia associated with esophageal cancer surgery: a multicenter case-control study with propensity score matching analysis. Medicine (Baltimore). 2017;96(33):e7436.

28. Low DE, Alderson DE, Cecconello I, Chang AC, Darling GE, et al. International consensus on standardization of data collection for complications associated with esophagectomy: esophagectomy complications consensus group (ECCG). Ann Surg. 2015;262(2):286–94.

29. Murthy SC, Law S, Whooley BP, Alexandrou A, Chu KM, et al. Atrial fibrillation after esophagectomy is a marker for postoperative morbidity and mortality. J Thorac Cardiovasc Surg. 2003;126(4):1162–7.

30. Frendl G, Sodickson AC, Chung MK, Waldo AL, Gersh BJ, et al. AATS guidelines for the prevention and management of perioperative atrial fibrillation and flutter for thoracic surgical procedures. J Thorac Cardiovasc Surg. 2014;148(3):e153–93.

31. Fleisher LA, Fleischmann K, Auerbach A, Barnason SA, Beckman JA. ACC/AHA guideline on perioperative cardiovascular evaluation and management of patients undergoing noncardiac surgery. A report of the American College of Cardiology/American Heart Association task force on practice guidelines. Circulation. 2014;130(24):2215–45.

32. Martin JT, Mahan AL, Ferraris VA, Saha SP, Mullett TW, et al. Identifying esophagectomy patients at risk for predischarge versus postdischarge venous thromboembolism. Ann Thorac Surg. 2015;100(3):932–8.

33. Gustafsson UO, Scott MJ, Schwenk W, Demartines N, Roulin D, et al. Guidelines for perioperative care

in elective colonic surgery: enhanced recovery after surgery (ERAS®) society recommendations. World J Surg. 2013;37:259–84.

34. Fearon KC, Ljungqvist O, Von Meyenfeldt M, Revhaug A, Dejong CH. Enhanced recovery after surgery: a consensus review of clinical care for patients undergoing colonic resection. Clin Nutr. 2005;24:466–77.

35. Lobo F, Bostock KA, Neal KR, Perkins AC, Rowlands BJ. Effect of salt and water balance on recovery of gastrointestinal function after elective colonic resection: a randomised controlled trial. Lancet. 2002;359:1812–8.

36. Miller TE, Roche AM, Mythen M. Fluid management and goal-directed therapy as an adjunct to enhanced recovery after surgery (ERAS). Can J Anaesth. 2015;62(2):158–68.

37. Kurz A, Sessler DI, Lenhardt R. Perioperative normothermia to reduce the incidence of surgical-wound infection and shorten hospitalization. Study of Wound Infection and Temperature Group. N Engl J Med. 2015;334(19):1209–15.

38. Frank SM, Fleisher LA, Breslow MJ, et al. Perioperative maintenance of normothermia reduces the incidence of morbid cardiac events: a randomized clinical trial. JAMA. 1997;277(14):1127–34.

39. Zisman N, Wolf T. Strict thermoregulation attenuates myocardial injury during coronary artery bypass graft surgery as reflected by reduced levels of cardiac-specific troponin I. Anesth Analg. 2003;96(2):328–35.

40. Schmied H, Kurz A, Sessler D, Kozek S, Reiter A. Mild hypothermia increases blood loss and transfusion requirements during total hip arthroplasty. Lancet. 1996;347(8997):289–92.

41. Gottschalk A, Durieux ME, Nemergut EC. Intraoperative methadone improves postoperative pain control in patients undergoing complex spine surgery. Anesth Analg. 2011;112(1):218–23.

42. Bilku DK, Dennison AR, Hall TC, Metcalfe MC, Garcea G. Role of preoperative carbohydrate loading: a systematic review. Ann R Coll Surg Engl. 2014;96(1):15–22.

43. Yeung JHY, Gates S, Naidu BV, Wilson MJA, Gao Smith F. Paravertebral block versus thoracic epidural for patients undergoing thoracotomy. Cochrane Database Syst Rev. 2016;2:CD009121.

44. Wren SM, Martin M, Yoon JK, Bech F. Postoperative pneumonia-prevention program for the inpatient surgical ward. J Am Coll Surg. 2010;210(4):491–5.

45. Giacopuzzi S, Weindelmayer S, Treppiedi E, Bencivenga M, Ceola M. Enhanced recovery after surgery protocol in patients undergoing esophagectomy for cancer: a single center experience. Dis Esophagus. 2017;30(4):1–6.

46. D'Journo XB, Ouattara M, Loundou A, Trousse D, Dahan L. Prognostic impact of weight loss in 1-year survivors after transthoracic esophagectomy for cancer. Dis Esophagus. 2012;25(6):527–34.

47. Weissman C. The metabolic response to stress: an overview and update. Anesthesiology. 1990;73:308–27.

48. Ljungqvist O. Modulating postoperative insulin resistance by preoperative carbohydrate loading. Best Pract Res Clin Anaesthesiol. 2009;23:401–9.

49. Svanfeldt M, Thorell A, Hausel J, Soop M, Rooyackers O. Randomized clinical trial of the effect of preoperative oral carbohydrate treatment on postoperative whole-body protein and glucose kinetics. Br J Surg. 2007;94:1342–50.

50. McClave SA, Heyland DK. The physiologic response and associated clinical benefits from provision of early enteral nutrition. Nutr Clin Pract. 2009;24:305–15.

51. Barlow AD, Thomas DC. Autophagy in diabetes: β-cell dysfunction, insulin resistance, and complications. DNA Cell Biol. 2015;34(4):252–60.

52. Nederlof N, Jonge J, Vringer T, Tran TC, Spaander MC. Does routine endoscopy or contrast swallow study after esophagectomy and gastric tube reconstruction change patient management? J Gastrointest Surg. 2017;21(2):251–8.

53. Biere SS, Maas KW, Cuesta MA, van der Peet DL. Cervical or thoracic anastomosis after esophagectomy for cancer: a systematic review and meta-analysis. Dig Surg. 2011;28:29–35.

54. Squadrone V, Coha M, Cerutti E, Schellino MM, Biolino P, Occella P, et al. Continuous positive airway pressure for treatment of postoperative hypoxemia. A randomized controlled trial. JAMA. 2005;293(5):589–95.

55. Milledge JS. Therapeutic fibreoptic bronchoscopy in intensive care. Br Med J. 2007;2(6049):1427–9.

56. Radu DM, Jauréguy F, Seguin A, Foulon C, Destable MD. Postoperative pneumonia after major pulmonary resections: an unsolved problem in thoracic surgery. Ann Thorac Surg. 2007;84(5):1669–73.

57. Shah RD, Luketich JD, Schuchert MJ, Christie NA, Pennathur A. Postesophagectomy chylothorax: incidence, risk factors and outcomes. Ann Thorac Surg. 2012;93(3):897–904.

58. Bolger C, Walsh TN, Tanner WA, Keeling P, Hennessy TP. Chylothorax after oesophagectomy. Br J Surg. 1991;78(5):587–8.

59. Maldonado F, Hawkins FJ, Daniels CE, Doerr CH, Decker PA. Pleural fluid characteristics of chylothorax. Mayo Clin Proc. 2009;84(2):129–33.

60. Kim D, Cho J, Kim K, Shim YM. Chyle leakage patterns and management after oncologic esophagectomy: a retrospective cohort study. Thorac Cancer. 2014;5(5):391–7.

61. Ismail NA, Gordon J, Dunning J. The use of octreotide in the treatment of chylothorax following cardiothoracic surgery. Interact Cardiovasc Thorac Surg. 2015;20(6):848–54.

62. Dugue L, Sauvanet A, Farges O, Goharin A, Le Mee J, Belghiti J. Output of chyle as an indicator of treatment for chylothorax complicating oesophagectomy. Br J Surg. 1998;85(8):1147–9.

63. Fahimi H, Casselman FP, Mariani MA, van Boven WJ, Knaepen PJ, van Swieten HA. Current management of postoperative chylothorax. Ann Thorac Surg. 2001;71(2):448–50.

64. Zabeck H, Muley T, Dienemann H, Hoffmann H. Management of chylothorax in adults: when is surgery indicated? Thorac Cardiovasc Surg. 2011;59(4):243–6.

65. Cerfolio RJ, Allen MS, Deschamps C, Trastek VF, Pairolero PC. Postoperative chylothorax. J Thorac Cardiovasc Surg. 1996;112(5):1361–5.

66. Nadolski GJ. Thoracic duct embolization for non-

traumatic chylous effusion: experience in 34 patients. Chest. 2013;143(1):158–63.

67. Guevara CJ, Rialon KL, Ramaswamy RS, Kim SK, Darcy MD. US-guided, direct puncture retrograde thoracic duct access, lymphangiography, and embolization: feasibility and efficacy. J Vasc Interv Radiol. 2016;27(12):1890–6.

68. Martin LW, Hofstetter W, Swisher SG, Roth JA. Management of intrathoracic leaks following esophagectomy. Adv Surg. 2006;40:173–90.

69. Ferguson MK. Reconstructive surgery of the esophagus. Hoboken, NJ: Wiley-Blackwell; 2008.

70. Freeman RK, Van Woerkom JM, Vyverberg A, Ascioti AJ. Esophageal stent placement for the treatment of spontaneous esophageal perforations. Ann Thorac Surg. 2009;88(1):194–8.

71. D'Cunha J, Rueth NM, Groth SS, Maddaus MA, Andrade RS. Esophageal stents for anastomotic leaks and perforations. J Thorac Cardiovasc Surg. 2011;142(1):39–46.

72. Langer FB, Wenzl E, Prager G. Management of postoperative esophageal leaks with the Polyflex self-expanding covered plastic stent. Ann Thorac Surg. 2009;79:398–403.

73. Sharma P, Kozarek R. Practice Parameters Committee of American College of Gastroenterology. Role of esophageal stents in benign and malignant diseases. Am J Gastroenterol. 2001;105:258–73.

74. Schweigert M, Solymosi N, Dubecz A, González MP, Stein HJ. One decade of experience with endoscopic stenting for intrathoracic anastomotic leakage after esophagectomy: brilliant breakthrough or flash in the pan? Am Surg. 2014;80(8):736–45.

75. Lanuti M, DeDelva P, Morse CR, Wright CD, Wain JC. Management of delayed gastric emptying after esophagectomy with endoscopic balloon dilatation of the pylorus. Ann Thorac Surg. 2011;91(4):1019–24.

76. Camilleri M, Parkman HP, Mehnaz S, Abell TL, Gerson L. Management of gastroparesis. Gastroenterology. 2013;108:18–37.

77. Smith DS, Williams CS, Ferris CD. Diagnosis and treatment of chronic gastroparesis and chronic intestinal pseudo-obstruction. Gastroenterol Clin N Am. 2003;32:619–58.

第 18 章

食管癌的手术量和预后

Francisco Schlottmann，Fernando A. M. Herbella，Marco G. Patti

食管癌手术量和预后的关系

在许多西方国家，食管癌，尤其是食管腺癌的发病率显著上升[1]。外科手术切除仍是食管癌最有效的治疗方法。尽管手术技术和术后护理有了显著进步，但食管切除术仍然是要求最高的手术程序之一，它与术后并发症发生率和死亡率显著相关[2,3]。

Birkmeyer 等[4]通过比较 6 种不同类型的心血管手术和 8 种主要肿瘤切除术，检验了医院手术量与手术死亡率的关系，发现低手术量医院（<2 例/年）与高手术量医院（>19 例/年）的食管切除术死亡率有显著差异（18.9% 对8.1%）。Wouters 等[5]分析了荷兰的一项集中项目中接受食管切除术的患者，发现位于中西部地区隶属于西部综合护理中心的 11 家医院在进行集中性食管切除术后，随着术后并发症发生率降低和住院时间的缩短，死亡率从 12% 下降到 4%，患者生存率显著提高。Markar 等[6]开展了一项包括 27 843 例食管切除术的荟萃分析，发现低手术量医院的食管切除术院内死亡率（8.48% 对 2.82%）和 30 天死亡率（2.09% 对 0.73%）显著增加。最近欧洲一项于 2000—2010 年间由 30 个中心连续开展的包括 2944 例因食管癌而接受食管切除术患者的多中心研究发现，低手术量医院的 30 天死亡率显著上升，并且术后死亡主要是由吻合口瘘以及心肺相关原因引起[7]。

我们最近进行了一项基于人群的回顾性研究，使用 2000—2014 年间诊断为食管癌和接受食管切除术的全国住院患者样本[8]，按每年手术量将医院分为低手术量（<5 例）、中手术量（5~20 例）和高手术量（>20 例）。与高手术量医院相比，低、中手术量医院的食管切除术死亡率显著增加（低手术量 OR 为 2.17，95%CI 为 1.49~3.15，$P<0.0001$；中等手术量 OR 为 1.62，95%CI 为 1.20~2.17，$P=0.002$）。有趣的是，在研究期间，高手术量中心进行食管切除术患者的比例显著增加（2000 年为 29.2%，2014 年为 68.5%，$P<0.0001$）。这种自发的集中性手术与死亡率的急剧下降有关，死亡率从 10.0% 下降到 3.5%，$P=0.006$（图 18.1）。

高手术量中心能达到更好手术效果的原因如下：

- 可供患者选择的食管癌多学科管理办法。

- 先进的手术技术。

- 专业的麻醉团队。

- 高级的辅助中心。

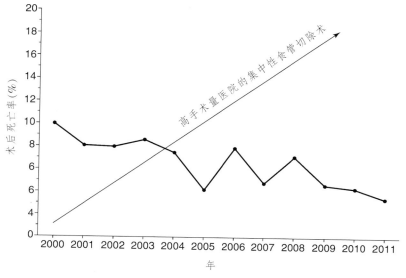

图 18.1　2000—2011 年美国高手术量医院行集中性食管切除术的术后死亡率降低了。（Data extracted from Schlottmann et al.[8]）

- 先进的围术期护理。

癌症护理的集中化管理

将癌症护理集中到专门的中心进行有两个显著好处：一是可以确保所有癌症患者都在指定的中心得到完善的治疗；二是可使易感人群获得高质量的护理。荷兰是癌症集中化治疗的一个典范。荷兰癌症协会于 2007 年成立了癌症护理质量工作专门小组，该小组包括来自各个领域的专门在护理质量改善项目从事癌症患者护理的医学专家，他们关注手术量与患者预后之间的关系，并得出结论：荷兰癌症患者护理质量的差异因医院的结构特征（如诊断和手术量以及学术或教学状况）而异。因此，荷兰医疗卫生监察局干预并禁止某些医院开展特定的癌症手术（例如，禁止年手术量少于 10 例的医院开展食管切除术）[9]。

在贫困社区中，配备基于社区的癌症护理设施可能是合乎逻辑的对策。在一个集中式网络内，患者会寻求区域内最优质的中心

治疗。实际上，最近的一项研究表明，去更远的高手术量中心接受不同治疗模式的食管癌患者比那些在家附近的低手术量中心接受治疗的患者可获得更好的治疗效果[10]。然而，由于缺乏统一的规范性指南或手术量的标准，实现癌症集中化护理仍具有挑战性。我们可以将其归因于以下几个方面：

- 许多患者宁愿在家附近的社区医院寻求有限的癌症治疗，也不愿去一个远离他们生活区域的未知治疗中心。

- 决定如何将患者运送到专门的区域中心是很复杂的（尤其是在较大的国家）。

- 指定优质的中心并指导患者转诊至此类中心受到很多因素的影响。此外，如何制订一个标准来定义优质也是很复杂的。

- 患者转诊至大型医疗中心的财政因素会使集中化护理受挫。卫生保健系统鼓励在系统内转诊，以维持市场份额。此外，医生可根据治疗后保留患者的可能性确定转诊方式。

以上这些难点意味着要发展集中化的癌症网络，就需要进行更深层的政策改革，并且这种宏观的改革不可能在很短时间内完

成。发展区域癌症护理网络是一项有前景的战略。例如，美国匹兹堡大学医学中心（UPMC）就是一个不错的例子，它们建立了美国最大肿瘤学网络之一的 UPMC 癌症中心。该网络拥有大量医疗机构，每年在宾夕法尼亚州、西弗吉尼亚州和俄亥俄州治疗超过 74 000 例患者。UPMC 癌症中心拥有一个区域中心和周边医疗机构，并且允许患者跨机构护理以及医疗团队的对等协调。通过该系统，患者可以从周边医疗机构安全地转诊到区域中心医疗机构接受进一步治疗[11]。

集中化癌症护理系统的经济负担由医疗健康从业者和消费者共同承担。即使专门的食管癌治疗机构位于较偏远的地方，如果患者能在这些机构中就诊，其治疗仍然是最有效的。

（李百玮 译　于民浩 校）

参考文献

1. Arnold M, Laversanne M, Brown LM, et al. Predicting the future burden of esophageal cancer by histological subtype: international trends in incidence up to 2030. Am J Gastroenterol. 2017;112:1247–55.

2. Sauvanet A, Mariette C, Thomas P, et al. Mortality and morbidity after resection for adenocarcinoma of the gastroesophageal junction: predictive factors. J Am Coll Surg. 2005;201:253–62.

3. Kassis ES, Kosinski AS, Ross P Jr, et al. Predictors of anastomotic leak after esophagectomy: an analysis of the society of thoracic surgeons general thoracic database. Ann Thorac Surg. 2013;96(6):1919–26.

4. Birkmeyer JD, Siewers AE, Finlayson EV, et al. Hospital volume and surgical mortality in the United States. N Engl J Med. 2002;346(15):1128–37.

5. Wouters MW, Karim-Kos HE, le Cessie S, et al. Centralization of esophageal cancer surgery: does it improve clinical outcome? Ann Surg Oncol. 2009;16(7):1789–98.

6. Markar SR, Karthikesalingam A, Thrumurthy S, et al. Volume-outcome relationship in surgery for esophageal malignancy: systematic review and meta-analysis 2000-2011. J Gastrointest Surg. 2012;16(5):1055–63.

7. Markar S, Gronnier C, Duhamel A, et al. Pattern of postoperative mortality after esophageal cancer resection according to center volume: results from a large european multicenter study. Ann Surg Oncol. 2015;22(8):2615–23.

8. Schlottmann F, Strassle PD, Charles AG, Patti MG. Esophageal cancer surgery: spontaneous centralization in the US contributed to reduce mortality without causing health disparities. Ann Surg Oncol. 2018;25(6):1580–87.

9. Wouters MW, Jansen-Landheer ML, van de Velde CJ. The quality of cancer care initiative in The Netherlands. Eur J Surg Oncol. 2010;1:S3–S13.

10. Speicher PJ, Englum BR, Ganapathi AM, et al. Traveling to a high-volume center is associated with improved survival for patients with esophageal cancer. Ann Surg. 2017;265(4):743–9.

11. Marks SM. A network model for innovative cancer care delivery. 2016. http://www.aaci-cancer.org/commentary2016_03.asp. Accessed 28 Sept 2017.

第 19 章

食管切除术后生活质量

Melissa DeSouza，Claire L. Donohoe，James P. Dolan

引言

过去，与食管切除术相关的极高的死亡率和发病率限制了对术后生活质量进行任何有意义的考虑。直到最近，与健康相关的生活质量（HRQL）的记录和分析才被纳入治疗范例中。这与两个重要的观察有关。首先，目前在患者选择和围术期护理方面的改进意味着即使面对疾病发病率高达20%的情况，在经验丰富的中心也可以安全地进行，术后30天的死亡率仅为2%~3%[1]。其次，随着以治愈为目的患者的预后改善，长期生活质量变得越来越重要。在20世纪70年代，具有治愈目的的食管癌确诊患者的长期存活率不到5%[2]。在21世纪，食管癌放化疗后手术研究（CROSS）报道的总体5年生存率为47%[3]，而机构系列报道的生存率则高达60%[1]。对于食管癌患者而言，达到治愈目的已不再是唯一令人关注的结局。本章将重点针对因食管癌或食管胃结合部癌而接受食管切除术的患者，以详细说明与患者相关的短期和长期生活质量（QL）结局。

健康相关生活质量是什么？为什么进行测量？

与健康相关的生活质量（HRQL）是一个多维概念，包括身体、情感、心理和社会功能。这些范畴以及许多其他组成部分构成一个共同的框架，在重大疾病或手术残疾的影响下有助于确定总体的HRQL[4]。身体健康是其中之一，其与HRQL相关，可在影响个人的具体疾病或身体状况的背景下评估患者生活中的积极方面，如生活满意度和情绪[5]。患者报告结局（PRO）是评估中的不同组成部分之一，这是直接由患者报告的自身健康状况[6]。PRO的内容可以包括症状（可能是身体上或心理上的）、功能（可能是身体上、情感上或社交上的）以及疾病或治疗对日常生活的影响。以患者为中心的结局（PCO）是另一项与健康相关的质量指标，详细列出了对患者本身很重要的医疗结局[7]。PCO在治疗慢性疾病方面引起了新的关注，其已被用于通过跟踪症状或功能变化并改善患者与医生的沟通来改善生活质量[8]。

迄今为止，大多数针对食管癌预后的报

道都集中在围术期的结局，并且大多数一致表明在术后的头 6 个月患者的 HRQL 降低了[9]。不幸的是，那些已经接受过食管癌治疗的患者、缺乏高质量的长期 PRO。因此，我们对每个患者预期的长期功能、福祉和健康需求缺乏清晰的了解也就不足为奇了。

HRQL 是面向患者的、针对疾病或通用问卷的最常用指标，该问卷可衡量患者身体、社会和情感功能等多个范畴的生活质量。一旦收集并分析了这些数据，就有望为临床医生提供有意义的信息，以指导治疗方法的应用。同时，这些数据还为以患者为中心的前瞻性干预措施提供了框架，从而可以改善患者治疗后的幸福感、PRO 和总体 HRQL。

最常用的工具[9]（表 19.1）被认为是可靠和有效的，但是它们在术后临床环境中的应用受到了限制。一个主要的关注点是在患者从手术中恢复时，应如何清楚地表达传达给患者的信息，以便跟踪个体恢复情况或确定干预点以优化 HRQL。例如，在食管切除术后患者常会出现胃肠道问题，但对其程度和持续时间尚缺乏了解。因此，就经历

表 19.1　目前使用的评估食管癌 HRQL 的工具[9]

问卷	目标人群	维度（指标数量）
SF–36[44]	总体人群	活力(4)
		身体(10)
		疼痛(2)
		整体健康感知(5)
		身体角色功能(4)
		情绪角色功能(3)
		社会角色功能(2)
		精神健康(5)
		健康改变(1)
EORTC QLQ-C30[45]	癌症患者	整体健康(2)
		身体功能(5)
		社会功能(2)
		情绪功能(4)
		认知功能(2)
		角色功能(2)
		虚弱(3)
		疼痛(2)
		恶心与呕吐(2)
		单项(6)
EORTC QLQ-OES18[46]	食管癌患者	食管癌特有的 18 个单项
FACT-E[47]	食管癌患者	食管癌特有的 17 个单项
DAUGS20[48]	术后食管癌患者	食管癌特有的 20 个单项
食管和胃症状量表(ES4)[49]	术后食管癌患者	颈胸症状(反流、胃灼热或狭窄)、腹部超敏症状、腹胀症状
		饮食诱发的全身症状
食管胃手术与饮食生活质量量表(EGQ-D)[50]	术后食管癌患者	食管癌特有的 8 个单项

倾倒综合征的症状而言,在大多数患者预期发生的情况和病理情况之间做出区分具有挑战性。

经验证的 HRQL 措施已在肿瘤学临床试验中被广泛报道。然而,这些报道在很大程度上未能将治疗对 HRQL 的效果传达给患者,甚至无法将 HRQL 结果与其他结果(例如,治愈、死亡率或发病率)进行比较。确实,尽管 HRQL 被医生视为临床试验的重要结局,但与诸如治疗并发症、预后结局(生存/复发)和住院时间等因素相比,HRQL 被认为是最不重要的。只有当医生将 HRQL 视为临床试验中的重要结局时,这些数据才对患者的临床决策有用[10]。

与实际患有该疾病的患者相比,专门治疗某些疾病的医生和其他卫生保健专业人员不一定会以相同的方式来感知疾病或与治疗相关的结果。这是由于患者将食管癌治疗后的生活质量视为极其重要的结果,这一事实可以说明这种差异。使用多伦多信息需求量表(一种用于评估信息偏好的经过验证的工具)发现,在 136 例食管胃结合部癌患者中,有 82% 的患者认为关于长期生活质量的信息非常重要或极为重要[11]。

在其他研究中,患者反映尽管治愈对他们很重要,但生活质量更为重要。在针对 81 例食管胃结合部癌术后患者和 90 位专科医生的研究中,参与者被要求填写基于假设情景的离散选择问卷,这些情景根据死亡率、发病率、生活质量、治愈率、医院类型和外科医生的声誉各异[12]。有趣的是,患者愿意承担更高的术后死亡率和治愈率风险,以获得更好的长期生活质量。另一方面,与患者相比,医生不太可能冒更高的术后死亡率风险。

在手术前提供给患者的关键结局中,临床医生通常将短期临床结果(如并发症)视为最重要的,而患者则将与长期获益相关的

信息优先于短期并发症[13]。在平衡了两种不同信息需求(即患者和医生需求)的研究中,得到的共识是在术前咨询期间应考虑到并讨论食管切除术的特定方面,并在临床试验结局中进行报道,其中包括:院内恢复的关键问题、开腹手术和腹腔镜手术的比率、院内死亡率、主要并发症以及出院后恢复的关键问题,包括长期进食和饮水、总体生活质量和生存机会。

综上所述,这些研究表明在医患沟通中,我们有必要去了解有关治疗和恢复阶段患者的生活质量变化轨迹,并确定常见的症状和功能中有待改善的问题,以提升患者的长期 HRQL。

术后 6 个月的围术期生活质量

几种与患者相关的因素与术后生活质量差有关。合并症与较差的整体和身体角色功能有关;与 60 岁以上的患者相比,年轻患者的情绪应对评分较差,并且较差的基线症状可预示术后 HRQL 较差[14]。特定的肿瘤因素也显示出可以用于预测不良生活质量,如肿瘤病灶位于食管上 1/3 的位置以及 Ⅲ 期或 Ⅳ 期肿瘤[14]。

术前健康相关生活质量和诊断的评估

已发现 HRQL 是包括食管胃结合部癌在内的多种癌症的术后结局和生存的预测指标[15]。自我报告的 HRQL 量度可能反映出患者对自身病程的内在感知,提示肿瘤在临床或影像学症状变得明显之前就已经复发了[16,17]。

在一项比较基线(治疗前)HRQL 与治疗后 6 个月评分的研究中,较好的身体功能恢复评分与较低的 5 年死亡率相关,而患者关于疲劳和疼痛报告的增加与较高的死亡

风险相关[16]。疼痛被认为是复发的临床症状，并且常与晚期疾病有关。在瑞典一项针对新确诊的食管癌患者的全国性研究中，Djarv 和 Lagergren 发现 HRQL 评分较低患者的死亡率增加了 29%~69%。与治疗前总体生活质量良好的患者相比，那些在治疗前报告总体生活质量较差患者的死亡风险增加了 55%（HR=1.55；95%CI 为 1.19~2.02）[15]。在报告存在社交功能与身体功能差、疼痛和呼吸困难的患者中，死亡率也有类似的增加。这些作者还发现，在术后 6 个月内报告有症状性疲劳（HR=1.65；95%CI 为 1.30~2.11）、食欲缺乏（HR=1.69；95%CI 为 1.32~2.14）和吞咽困难的患者（HR=1.69；95%CI 1.13~2.51）中观察到最高的死亡危险率[15]。McKernan 等评估了一个较小的队列（152 例患者）研究，在调整了肿瘤分期和治疗后，发现食欲缺乏仍然是癌症特异性生存的独立预测因素[17]。

除了患者报告的生活质量外，临床和生理指标也已用于预测术后结果。Healy 等人在多因素分析中发现，诊断时患者存在呼吸困难是院内死亡率的独立预测因子。此外，在调整了已知混杂变量后，诊断时患者存在疲劳加剧可预测 1 年生存率下降[18]。

新辅助治疗对健康相关生活质量的影响

在 CROSS 研究证实三联疗法有利于生存后，在局部晚期食管癌中新辅助疗法的使用已显著增加[3]。一部分 CROSS 研究将 HRQL 测试作为第二研究终点。在完成治疗 1 周后，新辅助放化疗组的所有终点（包括整体生活质量、身体功能、疲劳、饮食问题和情绪问题）均下降[19]。与仅接受手术的患者相比，术后新辅助放化疗对患者的 HRQL 没有明显影响。

其他研究也报道了新辅助放化疗后 HRQL 呈现出早期下降的趋势[20,21]。Reynolds 的团队报道了新辅助治疗后患者的身体和角色功能明显下降，但是在该队列中吞咽困难评分得到了改善[21]。Blazeby 的研究报道了在新辅助治疗 12 周后，放化疗导致患者吞咽困难和反流症状加剧、社会功能恶化，而情绪或认知没有任何明显的改变[20]。手术后 3 个月，所有研究均报道接受新辅助疗法加手术患者与仅接受手术患者的 HRQL 无显著差异。因此，尽管放化疗具有一系列不良后果，但新辅助疗法对患者报告的术后生活质量似乎没有不利影响。

手术方法对健康相关生活质量的影响

外科领域普遍认为，手术技术和方法对手术和术后的发病率以及术后患者的生活质量有重要影响。在过去的 10 年间，已经有大量文献致力于比较开放手术和微创手术方法，主要针对手术和肿瘤学方面的优劣。这些研究通常不能完全解决术后生活质量的问题，这主要是因为食管癌患者总体生存状况较差，以至于这种评估毫无意义。幸运的是，现在生存率的改善使我们能够应对手术方法对生活质量的影响。Kauppila 等人最近发表的系统综述和荟萃分析检查了 2064 例接受了微创或开放式食管切除术的患者。作者发现在术后 4~6 周内，接受微创食管切除术的患者所有领域的生活质量评分均更高[22]。此外，在 3 个月时，HRQL 在总体生活质量、身体功能、疲劳和疼痛等方面仍持续改善。但是，这些差异未能持续到术后 6 个月和术后 12 个月。临床相关差异在食管癌特有的结局方面（如吞咽困难、进食困难、反流和咳嗽等问题）并未得到体现。有趣的是，所分析的研究均未包括经食管入路的方法。总体而言，尽管微创手术通常具有更好的术后 HRQL 结局,但作者认为他们的发现不足以推荐微创食管切除术作为治疗标准[22]。

结合腹腔镜和胸腔镜方法的微创技术已在食管癌的外科治疗中得到普及,目的是减少手术创伤并改善术后恢复。一般而言,微创食管切除术对短期结局的耐受性类似于开放手术[23]。一项欧洲多中心随机对照试验比较了微创食管切除术与开放手术,患者接受微创手术后,在生活质量的几个特定因素方面的评分明显更高[24]。术后 1 年,接受微创食管切除术患者的 EORTC 问卷在总体健康、躯体活动和疼痛等方面的 HRQL 评分明显高于接受开放手术的患者。

术后并发症是生活质量的预测指标

Viklund 等人进行的一项瑞典全国性前瞻性研究中评估了患者术后的生活质量,发现术后并发症会显著影响术后 6 个月的平均总体生活质量、身体功能和角色功能[25]。住院时间超过 21 天也与社交功能、角色功能和躯体功能的下降有关。此外,意大利的一项小型研究还指出,术后并发症会导致患者报告的情绪功能恶化[26]。

6 个月以后:食管切除术后的生存问题

现在食管恶性肿瘤患者经三联治疗后有可能实现长期生存。因此,生活质量现已成为癌症幸存者极为重要的考虑因素。一项经过设计的当代荟萃分析表明,在食管切除术后 9~12 个月期间,患者的角色、社会和身体功能存在显著差异[9]。不幸的是,仍然缺乏比该研究持续时间更长的结局数据,而且食管切除术对患者胃肠功能的具体影响目前仍不清楚。如果考虑进行较小规模的研究,HRQL 似乎会伴随疲劳、腹泻、恶心和呕吐以及食欲缺乏等症状且持续降低,这是术后至少 3 年内的重要问题[9]。

健康与身体功能

在为食管切除术选择合适患者时,生理弹性是一个关键方面。这是因为我们的期望是良好的功能储备可以帮助即将进行手术的患者加快术后恢复。反过来,这种快速恢复将有助于迅速而稳健地恢复优质生活。不幸的是,我们在这方面的期望可能会被误导。一项针对 25 例食管癌幸存者的小队列研究表明,与年龄相匹配的对照组相比,即使试验组的加速步行试验结果递增,在中等强度和剧烈强度的运动中花费更少的时间,反而具有较低的健康水平。两组的总体健康状况和生活质量相似,但癌症幸存者的身体和角色功能较低[27]。在另一项小型康复试验中,只有一半的患者在基线时满足每日推荐的体育锻炼准则,而且在一天内有 10 小时久坐不动[28]。围术期密集的理疗可以保持身体健康,这似乎可以提供重要的好处。与年龄相匹配的社区居民相比,每天接受 30 分钟的积极住院理疗的日本患者在术后 3 周能够行走前者 87% 的距离[29]。此外,根据自我评估的 HRQL 调查,6 分钟步行测试的变化与术后身体功能下降相关[29]。因此,未来对康复前或康复策略的研究可能会严重影响食管癌患者术后身体功能的下降。

体重与身体成分

食管癌会导致患者在诊断前和治疗期间体重持续减轻[30],这不足为奇。大多数患者在诊断之前就失去了大部分体重。在一项针对 340 例瑞典患者的人群调查中,女性(OR 为 2.14,95%CI 为 1.07~4.28)和新辅助治疗(OR 为 2.41,95%CI 为 1.01~5.77)与体重减轻超过 15% 相关[31]。在队列研究中,肿瘤因素、疾病复发和生存与体重减轻无关[30,32]。

多项研究表明，只有不到 10% 的患者在出院时满足蛋白质或能量的需求[33]。通过空肠饲管补充肠内营养越来越多地被常规使用，但尚未被证实能防止食管切除术后的体重减轻[34]。一项针对 54 例随机分配至为期 6 周的家庭肠内营养与院内肠内营养的患者进行的可行性研究表明，与在家中进行肠内营养的患者相比，接受院内肠内营养患者 6 周内的平均体重减轻了 3.9kg。2 例在全胃切除术后进行空肠置管的患者发生了与饲喂有关的小肠坏死，需要进行剖腹手术和小肠切除术。研究结果还显示，约 33%（21 例患者中有 7 例）的患者转为接受家庭肠内营养（1 例是为了处理吻合口瘘，6 例是因为体重减轻超过 5%），主要是因为体力不佳或口服摄入的能量不及其所需能量的 1/3，54 例患者中有 16 例的饲喂时间超过了预期的 6 周。但参与者的共识是空肠饲喂肠内营养是可以接受的，并减轻其对术后营养方面的一些焦虑[35]。

另一项随机对照试验为术后患者提供了为期 6 周、每天约 500cal 的热量补充，研究显示 30% 的患者体重减轻了 10% 以上。体重减轻优先于消耗机体脂肪，而基线身体脂肪过多的人群减少的体重最多。实际上，患者在术后的最初 6 个月内倾向于恢复至理想的 BMI[32]。但是，在术后 3~6 个月内体重持续减轻（超过其 BMI 的 5%）的患者中，其身体功能（76.7 分对 87.5 分，$P=0.066$）和社会功能（76.4 分对 87.8 分，$P=0.034$）的 HRQL 分值降低了 10 分以上，这具有临床意义，但其他 HRQL 指标或整体范围没有差异[32]。

很少有研究对术后长期随访过程中能量摄入不足问题进行研究。在一项针对 96 例食管切除术后 1 年患者的研究中，分别有 24% 和 7% 患者的能量和蛋白质摄入水平低于建议水平[36]，1/3 的 10 年存活者对他们每日的食物摄入量不满意，导致出院后整体体重没有增加[37]。

这些数据表明，这些患者需要更广泛的营养补充和营养服务的投入，以便更好地了解和满足他们的需求。奇怪的是，在那些体重显著下降（超过正常体重的 10% 或 15%）和体重低于理想体重的患者中，HRQL 并没有实质性差异。值得注意的是，由于大多数食管腺癌患者超重或肥胖，因此许多人乐于接受 BMI 下降 10%~15%[32]。

总体而言，大多数患者发生了体重减轻，即使是那些接受足够能量和蛋白质摄入补充的患者[33]。当然，今后有必要进一步研究蛋白质热量营养不良的长期影响及其功能性后果。

胃肠道功能

食管切除术后有许多与胃肠道功能变化有关的营养相关症状，包括早期饱腹感（影响 90% 的患者）、餐后倾倒（75%）、高黏度食物吞咽困难（72%）、反流且没有饥饿感（50%）[38]。在一项针对 66 例食管胃切除术后患者的研究中，至少随访了 18 个月，73% 的患者出现了吸收不良症状[39]。重要的是，在这个队列中约 44% 的患者存在胰酶功能不全，38% 的患者存在小肠细菌过度生长，这两种情况都可进行干预。在这项研究中，营养相关的症状与体重变化或生活质量无关。因此，在随访期间有必要针对患者的 HQRL 和 GI 症状进行仔细询问[39]。

情绪与心理功能结局

抑郁和恐惧感是食管切除术后的常见心理社会问题。有趣的是，患者会更多地为了身体症状而去寻求医疗服务，而试图在社交网络中寻求情感支持[40]。

对来自患者支持小组的 12 例患者的经

历进行的定性主题分析导致出现了 3 个不同的主题:应对死亡、适应与接受自我改变,以及同伴支持的独特好处。恢复过程中的身体变化被描述为"手术前观察到的恶化的镜像,尤其是与体重增加和进食能力有关的镜像"。鉴于术后的解剖学变化,患者需要重新认识到食欲已不是良好的提示,并掌握他们能够舒适进食的量。由于缺乏对身体饮食反应的控制,改变饮食方式的后果是对人际关系和社会功能产生影响[41]。其他的定性研究同样证实了这一发现[42,43]。

在既往的研究中[41],也对护理人员进行了访问,并将其描述为患者情绪与心理的缓冲剂。护理人员为了确保患者能充分饮食、保持体重和规律服药,通常会感到责任重大。

护理人员指出,患者们对食物和进食的表现充满热情,因为他们认为恢复可表现为吃大餐的能力,而体重减轻或倾倒综合征等常见症状则被视为疾病复发的迹象。

结论

在过去的几十年中,接受根治性治疗的食管癌患者的预后有了明显改善。因此,术后生活质量也变得越来越重要。许多当代的研究报道指出,大多数食管切除术患者从未恢复基线的术前 HRQL 水平。医生们应与患者讨论长期生活质量的结局,并将其纳入决策过程。

附录:评估食管癌 HRQL 的前瞻性研究摘要

作者、年份	n	中位随访时间(月)	研究设计	结果
Scarpa[26] 2012	1282	12	荟萃分析	手术后总体 QOL 明显降低($P=0.04$)
				术后前 6 个月总体 QOL 升高,但角色功能和身体功能从未升高至基线
				在多变量分析中,诊断时的情绪功能和吞咽困难与诊断时的总体 QOL 直接相关(分别为 $P=0.001$ 和 $P<0.0001$)
				经历过任何形式术后并发症的患者与未经历过但术后长期情绪功能较差和短期身体功能较差的患者具有相同的总体 QOL
Kauppila[22] 2017	2064	12	荟萃分析	与开放式食管切除术相比,微创术后 3 个月,患者报告了更好的总体 QOL、身体功能、疲劳和疼痛
				随访 6 个月和 12 个月时,这种差异没有显著性
Van Heijl[51] 2009	199	3	前瞻性 RCT	除了病理性 T 期($P<0.001$)和 N 期($P<0.001$),在术后多变量分析中,社交功能($P=0.035$)、疼痛($P=0.026$)和活动水平($P=0.037$)可预测患者生存期

(待续)

作者、年份	n	中位随访时间(月)	研究设计	结果
De Boer[52] 2004	199	36	前瞻性 RCT	术后 3 个月,经食管切除术组(n=96)的患者比经胸手术组(n=103)的患者出现更少的身体症状(P=0.01)且活动水平更佳(P<0.01),但没有在其他任何测量终点发现差异
Maas[24] 2015	115	12	前瞻性 RCT	与术前和术后 6 周评分相比,微创和开放式食管切除术患者在 1 年时的总体 HRQL 有所改善
				与接受开放式食管切除术的患者相比,接受微创食管切除术的患者在 1 年随访中的体育活动(P=0.003)、整体健康(P=0.004)和疼痛(P=0.001)评分显著改善
Noordman[53] 2017	363	12	前瞻性 RCT	新辅助放化疗期间 HRQL 下降,但与单独手术相比,这种作用在术后 HRQL 中不明显
Djarv[16] 2010	169	60	基于人群的前瞻性队列研究	治疗前呼吸困难与治疗后生存期缩短有关
				治疗后 6 个月,患者的身体功能、疼痛和疲劳得到更好的改善与更长的生存期相关
Viklund[25] 2005	100	6	基于人群的前瞻性队列研究	与手术相关的并发症是 6 个月 QOL 降低的主要预测指标(评分为 54 分,参考值为 65 分)(P=0.03)
Djarv[14] 2009	355	6	基于人群的前瞻性队列研究	治疗前合并症、Ⅲ~Ⅳ期肿瘤以及肿瘤位于食管中上 1/3 的情况与治疗后 HRQL 较差有关
				腺癌患者治疗后 6 个月的 HRQL 优于鳞状细胞癌患者
Derogar[54] 2012	141	60	基于人群的前瞻性队列研究	临床上有呼吸困难(MD 为 15;95%CI 为 6~23)、疲劳(MD 为 13;95%CI 为 5~20)和饮食限制(MD 为 10;95%CI 为 2~17)的患者,与没有重大并发症的患者相比,后者在整个随访过程中的症状恶化有统计学意义
Blazeby[20] 2005	103	22(放化疗和手术)	前瞻性队列研究	新辅助疗法对 HRQL 有暂时的负面影响,最常见与治疗毒性有关
		11(化疗和手术)		新辅助疗法不会损害术后 HRQL 的恢复
		27(单独食管癌切除术)		

(待续)

作者、年份	n	中位随访时间(月)	研究设计	结果
Zieren[55] 1996	149	12	前瞻性队列研究	降低术后 QOL 的最重要因素是复发($P<0.01$)和吻合口狭窄($P<0.05$)
				术后 QOL 最初降低,但无病患者在 6 个月后恢复
McKernan[17] 2008	152	81	前瞻性队列研究	在多变量分析中,肿瘤分期($P<0.001$)、手术治疗($P<0.0001$)和食欲缺乏($P<0.0001$)是癌症特异性生存的独立预测因子
Parameswaran[23] 2010	62	12	前瞻性队列研究	微创食管切除术后的头 6 周,患者的 HRQL 较低
				术后 6 个月,患者的 HRQL 评分恢复到基线水平,并维持 24 个月
Healy[18] 2008	185	20	前瞻性队列研究	全球 QOL 与院内死亡率相关($P=0.02$),但与主要发病率、癌症复发或 1 年生存率无关
				在多因素分析中,治疗前呼吸困难预测的院内死亡率($P=0.042$)和治疗前疲劳与 1 年生存率降低相关($P=0.033$)
Reynolds[21] 2006	202	12	前瞻性队列研究	新辅助治疗降低了术前的身体功能($P=0.004$)和角色功能($P=0.007$),同时改善了呼吸困难($P=0.043$)
				食管切除术对多模式和单纯手术组在 3 个月时的 HRQL 评分均产生负面影响,在 6 个月时评分得到改善
				在第 12 个月时,多模式组的总体 QOL 优于单纯手术组($P=0.044$)
Donohoe[56] 2011	132	70	前瞻性队列研究	与治疗前相比,食管切除术后至少 1 年,患者的总体健康状况显著降低[平均值±SD 评分为(48.4 ± 18.6)分]。主观吞咽功能障碍的程度与不良 QOL 高度相关(Spearman$\rho=0.508$,$P<0.01$)
Egberts[57] 2008	105	24	前瞻性队列研究	颈部或胸部吻合术患者的任何 HRQL 量表均无统计学差异
Fujita[58] 1995	128	NR	前瞻性队列研究	三野淋巴结清扫术导致的 HRQL 与两野手术相似

NR,未报道。

（许可　译　吴思凯　校）

参考文献

1. Dolan JP, McLaren PJ, Diggs BS, et al. Evolution in the treatment of esophageal disease at a Single Academic Institution: 2004–2013. J Laparoendosc Adv Surg Tech. 2017;27:915–23.

2. Gavin A, Francisci S, Foschi R, et al. Oesophageal cancer survival in Europe: a EUROCARE-4 study. Cancer Epidemiol. 2012;36(6):505–12.

3. Shapiro J, van Lanschot JJB, Hulshof MC, et al. Neoadjuvant chemoradiotherapy plus surgery versus surgery alone for oesophageal or junctional cancer (CROSS): long-term results of a randomised controlled trial. Lancet Oncol. 2015;16(9):1090–8.

4. (CDC) CfDCaP. Health-related quality of life (HRQOL) concepts. 2017. www.cdc.gov/hrqol/concept.htm. Accessed 18 Oct 2017.

5. (CDC) CfDCaP. Well-being concepts. 2017. www.cdc.gov/hrqol/wellbeing.htm. Accessed 18 Oct 2017.

6. (FDA) UFaDA. Guidance for industry patient reported outcome measures: use in medical product development to support labeling claim. Fed Regist. 2009;74(35):65132–3.

7. Selby JV, Beal AC, Frank L. The Patient-Centered Outcomes Research Institute (PCORI) national priorities for research and initial research agenda. JAMA. 2012;307(15):1583–4.

8. Basch E. Patient-reported outcomes – harnessing patients' voices to improve clinical care. N Engl J Med. 2017;376(2):105–8.

9. Jacobs M, Macefield R, Elbers R, et al. Meta-analysis shows clinically relevant and long-lasting deterioration in health-related quality of life after esophageal cancer surgery. Qual Life Res. 2014;23(4):1155–76.

10. McNair AG, Brookes ST, Whistance RN, et al. Trial outcomes and information for clinical decision-making: a comparative study of opinions of health professionals. Trials. 2016;17(1):344.

11. McNair A, Brookes S, Kinnersley P, et al. What surgeons should tell patients with oesophago-gastric cancer: a cross sectional study of information needs. Eur J Surg Oncol (EJSO). 2013;39(11):1278–86.

12. Thrumurthy S, Morris J, Mughal M, et al. Discrete-choice preference comparison between patients and doctors for the surgical management of oesophago-gastric cancer. Br J Surg. 2011;98(8):1124–31.

13. Blazeby J, Macefield R, Blencowe N, et al. Core information set for oesophageal cancer surgery. Br J Surg. 2015;102(8):936–43.

14. Djarv T, Blazeby JM, Lagergren P. Predictors of postoperative quality of life after esophagectomy for cancer. J Clin Oncol. 2009;27(12):1963–8.

15. Djarv T, Lagergren P. Six-month postoperative quality of life predicts long-term survival after esophageal cancer surgery. Eur J Cancer. 2011;47(4):530–5.

16. Djarv T, Metcalfe C, Avery KN, et al. Prognostic value of changes in health-related quality of life scores during curative treatment for esophagogastric cancer. J Clin Oncol. 2010;28(10):1666–70.

17. McKernan M, McMillan DC, Anderson JR, et al. The relationship between quality of life (EORTC QLQ-C30) and survival in patients with gastro-oesophageal cancer. Br J Cancer. 2008;98(5):888–93.

18. Healy LA, Ryan AM, Moore J, et al. Health-related quality of life assessment at presentation may predict complications and early relapse in patients with localized cancer of the esophagus. Dis Esophagus. 2008;21(6):522–8.

19. Noordman BJ, Verdam MGE, Lagarde SM, Hulshof MCCM, van Hagen P, van Berge Henegouwen MI, Wijnhoven BPL, van Laarhoven HWM, Nieuwenhuijzen GAP, Hospers GAP, Bonenkamp JJ, Cuesta MA, Blaisse RJB, Busch OR, Ten Kate FJW, Creemers GM, Punt CJA, Plukker JTM, Verheul HMW, Spillenaar Bilgen EJ, van Dekken H, van der Sangen MJC, Rozema T, Biermann K, Beukema JC, Piet AHM, van Rij CM, Reinders JG, Tilanus HW, Steyerberg EW, van der Gaast A, Sprangers MAG, van Lanschot JJB. Effect of neoadjuvant chemoradiotherapy on health-related quality of life in esophageal or junctional cancer: results from the randomized CROSS trial. J Clin Oncol. 2018;36:268–75.

20. Blazeby JM, Sanford E, Falk SJ, et al. Health-related quality of life during neoadjuvant treatment and surgery for localized esophageal carcinoma. Cancer. 2005;103(9):1791–9.

21. Reynolds JV, McLaughlin R, Moore J, et al. Prospective evaluation of quality of life in patients with localized oesophageal cancer treated by multimodality therapy or surgery alone. Br J Surg. 2006;93(9):1084–90.

22. Kauppila JH, Xie S, Johar A, et al. Meta-analysis of health-related quality of life after minimally invasive versus open oesophagectomy for oesophageal cancer. Br J Surg. 2017;104(9):1131–40.

23. Parameswaran R, Blazeby JM, Hughes R, et al. Health-related quality of life after minimally invasive oesophagectomy. Br J Surg. 2010;97(4):525–31.

24. Maas KW, Cuesta MA, van Berge Henegouwen MI, et al. Quality of life and late complications after minimally invasive compared to open esophagectomy: results of a randomized trial. World J Surg. 2015;39(8):1986–93.

25. Viklund P, Lindblad M, Lagergren J. Influence of surgery-related factors on quality of life after esophageal or cardia cancer resection. World J Surg. 2005;29(7):841–8.

26. Scarpa M, Saadeh LM, Fasolo A, et al. Health-related quality of life in patients with oesophageal cancer: analysis at different steps of the treatment pathway. J Gastrointest Surg. 2013;17(3):421–33.

27. Gannon J, Guinan E, Doyle S, et al. Reduced fitness and physical functioning are long-term sequelae after curative treatment for esophageal cancer: a matched control study. Dis Esophagus. 2017;30(8):1.

28. Guinan EM, Doyle SL, O'Neill L, et al. Effects of a multimodal rehabilitation programme on inflammation and oxidative stress in oesophageal cancer survivors: the ReStOre feasibility study. Support Care Cancer. 2017;25(3):749–56.

29. Tatematsu N, Hasegawa S, Tanaka E, et al. Impact of oesophagectomy on physical fitness and health-related quality of life in patients with oesophageal cancer. Eur J Cancer Care. 2013;22(3):308–13.

30. Martin L, Lagergren P. Long-term weight change after oesophageal cancer surgery. Br J Surg.

2009;96(11):1308–14.

31. Martin L, Jia C, Rouvelas I, et al. Risk factors for malnutrition after oesophageal and cardia cancer surgery. Br J Surg. 2008;95(11):1362–8.

32. Donohoe C, Healy L, Fanning M, et al. Impact of supplemental home enteral feeding postesophagectomy on nutrition, body composition, quality of life, and patient satisfaction. Dis Esophagus. 2017;30(9):1–9.

33. Baker M, Halliday V, Williams RN, et al. A systematic review of the nutritional consequences of esophagectomy. Clin Nutr. 2016;35(5):987–94.

34. Audit NO-GC. Third annual report. NHS Information Centre: Leeds; 2010.

35. Bowrey DJ, Baker M, Halliday V, et al. A randomised controlled trial of six weeks of home enteral nutrition versus standard care after oesophagectomy or total gastrectomy for cancer: report on a pilot and feasibility study. Trials. 2015;16(1):531.

36. Ludwig DJ, Thirlby RC, Low DE. A prospective evaluation of dietary status and symptoms after near-total esophagectomy without gastric emptying procedure. Am J Surg. 2001;181(5):454–8.

37. Baba M, Aikou T, Natsugoe S, et al. Appraisal of ten-year survival following esophagectomy for carcinoma of the esophagus with emphasis on quality of life. World J Surg. 1997;21(3):282–6.

38. Haverkort E, Binnekade J, Busch O, et al. Presence and persistence of nutrition-related symptoms during the first year following esophagectomy with gastric tube reconstruction in clinically disease-free patients. World J Surg. 2010;34(12):2844–52.

39. Heneghan HM, Zaborowski A, Fanning M, et al. Prospective study of malabsorption and malnutrition after esophageal and gastric cancer surgery. Ann Surg. 2015;262(5):803–8.

40. Verschuur EM, Steyerberg EW, Kuipers EJ, et al. Experiences and expectations of patients after oesophageal cancer surgery: an explorative study. Eur J Cancer Care. 2006;15(4):324–32.

41. McCorry NK, Dempster M, Clarke C, et al. Adjusting to life after esophagectomy: the experience of survivors and carers. Qual Health Res. 2009;19(10):1485–94.

42. Wainwright D, Donovan JL, Kavadas V, et al. Remapping the body: learning to eat again after surgery for esophageal cancer. Qual Health Res. 2007;17(6):759–71.

43. Watt E, Whyte F. The experience of dysphagia and its effect on the quality of life of patients with oesophageal cancer. Eur J Cancer Care Engl. 2003;12(2):183–93.

44. Garratt AM, Ruta DA, Abdalla MI, et al. The SF36 health survey questionnaire: an outcome measure suitable for routine use within the NHS? BMJ. 1993;306(6890):1440–4.

45. Aaronson NK, Ahmedzai S, Bergman B, et al. The European Organization for Research and Treatment of Cancer QLQ-C30: a quality-of-life instrument for use in international clinical trials in oncology. J Natl Cancer Inst. 1993;85(5):365–76.

46. Blazeby JM, Conroy T, Hammerlid E, et al. Clinical and psychometric validation of an EORTC questionnaire module, the EORTC QLQ-OES18, to assess quality of life in patients with oesophageal cancer. Eur J Cancer. 2003;39(10):1384–94.

47. Darling G, Eton DT, Sulman J, et al. Validation of the functional assessment of cancer therapy esophageal cancer subscale. Cancer. 2006;107(4):854–63.

48. Nakamura M, Hosoya Y, Umeshita K, et al. Postoperative quality of life: development and validation of the "dysfunction after upper gastrointestinal surgery" scoring system. J Am Coll Surg. 2011;213(4):508–14.

49. Honda M, Wakita T, Onishi Y, et al. Development and validation of a symptom scale to evaluate postoperative patients with esophagogastric cancer. J Am Coll Surg. 2014;219(5):895–903.

50. Honda M, Wakita T, Onishi Y, et al. Development and validation of a disease-specific instrument to measure diet-targeted quality of life for postoperative patients with esophagogastric cancer. Ann Surg Oncol. 2015;22(3):848–54.

51. van Heijl M, Sprangers MA, de Boer AG, et al. Preoperative and early postoperative quality of life predict survival in potentially curable patients with esophageal cancer. Ann Surg Oncol. 2010;17(1):23–30.

52. de Boer AG, van Lanschot JJ, van Sandick JW, et al. Quality of life after transhiatal compared with extended transthoracic resection for adenocarcinoma of the esophagus. J Clin Oncol. 2004;22(20):4202–8.

53. Noordman BJ, Verdam MG, Lagarde SM, et al. Effect of neoadjuvant chemoradiotherapy on health-related quality of life in esophageal or junctional cancer: results from the randomized CROSS trial. J Clin Oncol. 2017;73:7718.

54. Derogar M, Lagergren P. Health-related quality of life among 5-year survivors of esophageal cancer surgery: a prospective population-based study. J Clin Oncol. 2012;30(4):413–8.

55. Zieren H, Jacobi C, Zieren J, et al. Quality of life following resection of oesophageal carcinoma. Br J Surg. 1996;83(12):1772–5.

56. Donohoe CL, McGillycuddy E, Reynolds JV. Long-term health-related quality of life for disease-free esophageal cancer patients. World J Surg. 2011;35(8):1853–60.

57. Egberts JH, Schniewind B, Bestmann B, et al. Impact of the site of anastomosis after oncologic esophagectomy on quality of life – a prospective, longitudinal outcome study. Ann Surg Oncol. 2008;15(2):566–75.

58. Fujita H, Kakegawa T, Yamana H, et al. Mortality and morbidity rates, postoperative course, quality of life, and prognosis after extended radical lymphadenectomy for esophageal cancer. Comparison of three-field lymphadenectomy with two-field lymphadenectomy. Ann Surg. 1995;222(5):654.

第 20 章

食管癌的姑息治疗

Thomas Runge，Todd H. Baron

引言

　　相较于其他类型的癌症，食管癌的发病率和死亡率正在逐年增加[1]。2012 年，全球估计有 45 万例新增病例以及 40 万例死亡病例。在过去 40 年中，美国食管癌的发病率上升了近 50%，这在很大程度上归因于食管腺癌的发病率急剧升高[2]。在被诊断为食管癌的患者中，2/3 以上的患者处于晚期，无法通过手术切除[3]。而这意味着这部分患者的预后极差，美国现阶段统计的食管癌 5 年总生存率为 15%~20%，而在欧洲为 12%[4,5]。此外，在没有远处转移的情况下，患者仍然有可能由于存在合并症或整体身体状况较差而无法达到实施手术切除的条件。这类患者中许多人的生存时间不到 6 个月，针对这类人群的姑息性治疗是主要的治疗方法，有效缓解吞咽困难是其最常见的治疗目标。此外，消化道出血、营养问题和恶性瘘管同样需要得到治疗。

恶性吞咽困难的处理

内镜治疗

　　恶性吞咽困难是由癌症导致的吞咽困难，通常是由肿瘤部分或完全阻塞食管腔引起的。目前有许多姑息治疗方法可用于缓解无法手术患者的恶性吞咽困难问题。这些措施包括内镜支架置入、放射疗法（外放射治疗或近距离放射疗法）、化学疗法、光动力疗法和营养支持。

　　在过去的 20 年中，与刚性塑料支架相比，自扩张金属支架（SEMS）已成为治疗恶性吞咽困难的有效工具并得到了普遍使用。与之前的塑料设计相比，SEMS 具有更多的优势[6]。它们被放置在紧密相连的输送导管当中，从而将整个输送系统的尺寸平均减小到 5~10mm。对于刚性塑料支架而言，它们的放置难度更大，同时更容易发生移位，并且管腔增宽程度更小[7,8]。成功放置 SEMS 后，其自身产生的膨胀力可继续将管腔直径扩大到预定大小，可以达到 16~24mm，相比塑料支架可以极大地改善患者的吞咽能力[9]。

技术操作

操作者应谨慎选择支架的长度和直径。通过查看前期患者的内镜和影像学检查结果，来判断患者是否需要进行食管支架置入，同时计算出所需支架的尺寸。患者的影像学资料可以很好地帮助操作者选择合适尺寸的支架，从而达到既可以完全覆盖肿瘤，又可以最大限度地减少支架向颈段食管或胃体延伸的目的。本操作可以在深度镇静或全身麻醉下进行。操作前建议进行造影检查，以精确定位肿瘤，同时确定适当的支架尺寸。

首先，通过标准的上消化道内镜目测检查狭窄。如果支架输送系统难以穿过食管狭窄部位，应进行内镜扩张以方便支架输送。将金属导丝插入内镜，并穿过狭窄部位。然后取出内镜，将支架穿过金属丝并在影像透视辅助下到达预定位置，展开支架并进行固定（图 20.1）。

重新置入内镜并将其移动至支架近端，确认并调整支架位置（图 20.2）。当计划在食管胃结合部放置支架时，近端应位于肿瘤边缘以上至少 2cm。胃内不应放置支架，以防止支架嵌塞造成胃壁溃疡[10]。放置支架后，可以检查其近端位置。若非必要，应尽量避免将内镜穿过支架来检查远端，特别是支架中段出现任何阻力时，因为支架存在移位的风险，内镜穿过支架可能造成支架移位。如有需要，可以在放置支架后再进行位置的调整，因为从技术上讲，从远端到近端的调整比从近端到远端的调整要容易得多。

市面上的 SEMS 种类繁多，每种支架的特性和可扩展性都稍有不同。第一种 SEMS 是无覆膜支架，然而，在 20%~30% 的病例中会出现肿瘤穿过支架向内生长的情况。（图20.3）。为了防止肿瘤向内生长，新一代

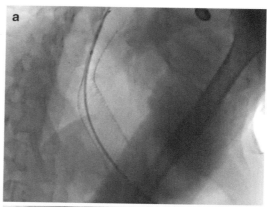

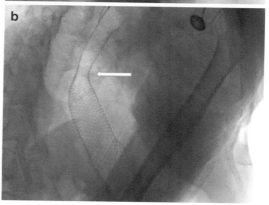

图 20.1　（a）完全覆盖 SEMS 穿过恶性食管狭窄处展开过程中的透视图像。（b）支架完全展开后拍摄的图像，中部为狭窄最严重处（箭头所示）。

SEMS 分为部分覆盖（PC-SEMS）或完全覆盖（FC-SEMS）两种类型。两种支架类型不仅可以有效防止肿瘤向内生长，还可以最大限度地减少二次干预的情况出现[11]。由于组织快速增生或未覆盖支架部位的肿瘤浸润，PC-SEMS 仍可能需要再次干预或重复进行内镜检查[12,13]。开发 FC-SEMS 是为了避免支架末端的组织增生造成管腔二次狭窄。然而，有迹象表明，完全覆盖支架发生移位比部分覆盖支架更加频繁，移位率为 20%~40%[12,14]。值得注意的是，最近的一项研究表明，对于恶性疾病，FC-SEMS 与 PC-SEMS 的移位率相当[15]。此外，如果放置了完全覆盖或部分覆盖支架并且食管的狭窄程度不严重，则应考虑内镜下缝合或使用夹子固定支架，以降

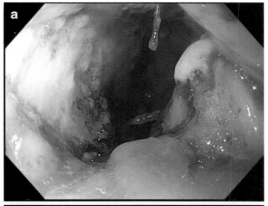

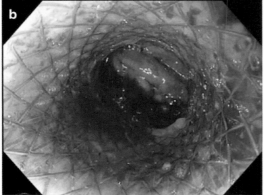

图 20.2　(a)局部晚期食管癌导致的恶性狭窄。放置完全覆盖 SEMS 后的内镜图像。

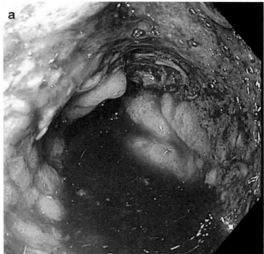

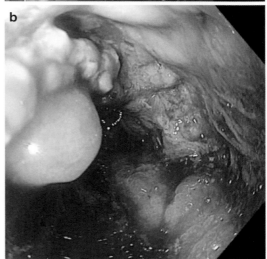

图 20.3　(a)肿瘤沿着先前放置的用于食管癌姑息治疗的 SEMS 远端向内生长。该患者在放置部分覆盖 SEMS 后出现呕血。(b)部分覆盖 SEMS 远端的肿瘤发生扩散和组织增生。

低支架移位的概率。使用内镜缝合或夹子固定支架，可以将完全覆盖 SEMS 移位率降低 75% 以上，而如果应用部分覆盖 SEMS，则移位率将减少 55%~60%[16]。

治疗效果

在食管中放置 SEMS 的技术成功率接近 100%。几乎所有经过治疗患者的吞咽功能得到显著改善，吞咽困难等级从 3 级（仅能进食流质食物）降至 1 级（能进食大多数固体食物）。已有多项研究对不同类型的应用于治疗恶性吞咽困难患者的疗效和并发症进行了探索[17-19]。

在一项回顾性研究设计中，针对 96 例分别使用未覆盖 Ultraflex 支架、完全覆盖 Wallstents 支架、未覆盖 Wallstents 支架以及完全覆盖 Z 形支架患者。研究结果显示，不同类型支架的置入成功率没有差异。比较支架类型的前瞻性随机试验也显示出较高的支架置入成功率以及较高的术后并发症发生率[18,19]。令人欣慰的是，多种类型支架均可有效缓解癌症造成的吞咽困难，研究也总结了一些建议来帮助内镜医生更好地选择支架类型。与制造商进行交流可以更好地帮助内镜医生熟悉支架和输送系统，并可以帮助他们确定最适合患者的支架类型。对于缺乏使用不同可扩展 SEMS 经验的内镜医生来说，在部分患者中使用同种类型的支架可以帮助他们了解支架的设计。内镜医生也可以与同事、导师和专家针对不同临床情景下使用何种类型的支架进行讨论。

SEMS 支架放置成功后，可能会出现一些需要重新干预的轻微或严重的并发症[20]。其中一些轻微的并发症可能很常见（0~50%），包括胸痛、恶心、呕吐或胃食管反流[21-23]。这些症状通常可以通过给予镇痛药和抗反流措施等保守方法来进行治疗。针对胸痛症状，有时可能需要移除支架或重新放置。严重的并发症同样可能发生，并且一旦出现往往需要重新进行干预治疗。这些并发症包括呕血、需要重新定位或重新固定的支架移位、食物嵌塞、组织增生或过度生长、新出现的气管食管瘘（TEF）。与手术相关的穿孔或死亡极少见[24]。与放置在食管中的支架相比，在食管胃结合部放置的 SEMS 支架具有更高的并发症发生率，尤其是更高的移位率和更高的反流症状发生率。

化疗、腔内放射疗法和药物埋入式支架

除了放置 SEMS 外，越来越多的晚期癌症患者也可以选择进行全身或局部化疗。该疗法尤其适用于那些无法治愈的食管癌患者，特别是对于一些原本身体状况良好但是发生了远处转移的患者。支架联合化疗治疗同样存在一些问题：如化疗使得肿瘤体积缩小，引起原本缩窄的食管内腔变宽，则会增加支架移位的风险。特别是在食管胃结合部放置支架时，这种情况发生率更高[25]。在最近的一项荟萃分析中，接受 SEMS 置入和全身化疗患者的支架移位率为 32%[25]。此外，尽管在置入 SEMS 后，患者吞咽困难的症状在前期得到了初步改善，但是后期再次出现吞咽困难的概率约为 33%，并且这部分患者经常需要再次进行医学干预[20]。为了减轻这种影响，一些专家提出了使用单剂量近距离放射治疗的替代性缓解方法。在一项针对 209 例患者的 SEMS 与单剂量近距离放射治疗的试验中，吞咽困难症状在置入支架后很快得到改善，长期吞咽困难得以缓解。但是在没有明显吞咽困难的情况下，与典型支架置入相比，近距离放射治疗更受青睐。两组患者的中位生存期无明显差异。

嵌入抗肿瘤药物的金属支架是一项有前途的新进展，并且在未来几年内，它可能成为控制局部晚期食管癌的另一种选择。一项针对家兔的研究表明，当使用埋入紫杉醇的膜覆盖 SEMS 进行治疗时，肿瘤的大小和体积显著缩小[26]。另一项研究以猪为模型，通过在食管中置入有 5- 氟尿嘧啶或紫杉醇埋入式支架，后期进行局部药物浓度测试。在对模型进行尸检时，在没有任何证据显示存在黏膜损伤的情况下，在组织中发现了极高的局部药物浓度[27]。

放化疗

恶性吞咽困难的另一种治疗方法是姑息性放化疗，它可在许多无法切除的癌症患者中持久缓解吞咽困难[28,29]。一项研究表明，91% 晚期癌症患者的吞咽困难得到缓解，67% 患者的吞咽困难症状得到持续改善，直至患者死亡，无须进行进一步医学干预[28]。

除了缓解吞咽困难症状外，还可以进行放化疗以改善患者的生活质量或延长寿命。在大多数研究中，化疗和放疗（RT）均与改善生活质量独立相关。然而，在一项具有里程碑意义的试验中，以顺铂为基础的化疗联合

RT 提高了患者的整体生存率和 5 年生存率[30]。基于该试验提供的数据支持，放化疗目前已经成为接受姑息治疗患者的标准治疗方法。接受 RT 患者潜在的并发症可能包括 TEF 或狭窄的形成。RT 之前进行的内镜支架置入术与 TEF 发生率具有更高的相关性。重复内镜支架置入术可作为 TEF 的治疗方法。食管狭窄的出现可能与良性瘢痕组织的形成或潜在疾病的进展有关，而内镜球囊扩张术通常有很好的治疗效果。

如果最初的放化疗失败，采取增强 RT 和化疗的剂量可以获得较好的疗效。最近的试验表明，如果患者使用一线药物治疗，与支持治疗相比，生活质量和生存率均有改善[31,32]。针对内源性受体，如 HER2、表皮生长因子受体（EGFR）和间质-上皮转化因子（c-MET）等在食管癌和食管胃结合部癌中经常出现过表达的生物制剂正在研发中。例如，在 3 期试验中，在具有 HER2 过表达相容模式的患者中，针对 HER2 药物的反应有所改善[33]。但是，具体机制尚未明确。

消化道出血管理

高达 10% 的晚期恶性肿瘤患者会发生消化道出血[34]，缓解上消化道出血的治疗方法包括内镜疗法、介入放射疗法和包括放疗或血管收缩药物治疗在内的多种疗法。

内镜疗法在非肿瘤性出血（例如，消化性溃疡、血管扩张食管贲门黏膜撕裂综合征等）治疗方面已建立了完善的治疗方法，许多系列和对照研究均支持内镜治疗。在这种情况下，可以使用多种方式（注射、钳夹、热疗等），在许多情况下可以仅通过内镜治疗来控制出血[35,36]。相比之下，内镜治疗对于控制恶性肿瘤相关的消化道出血效果较差[37,38]。然而，内镜检查可以避免急诊手术或临时出血，促进适合患者的化疗或 RT。在所有用于肿瘤出血的内镜治疗方法中，有最充分的证据支持氩等离子体凝固术（APC）的疗效[37]。先前的一项分析发现，尽管并发症（出血加重及穿孔）发生率为 5%~15%，但在 2/3 以上的上段胃肠道肿瘤出血患者中使用 APC 治疗可获得很好的疗效[39]。还有研究表明，APC 治疗可在大多数食管癌肿瘤出血患者中成功止血[40,41]。然而，大量数据表明，在处理肿瘤相关性出血时，以上方法并不是最可靠的控制出血的方法。因此，内镜疗法主要用于诊断和定位出血部位。

在这方面，止血粉的创新性使用激动人心。止血粉（美国北卡罗来纳州温斯顿-塞勒姆，Cook Medical）是一种粉末，与湿气接触后会迅速凝结并牢固地黏附在施药部位[42]。止血粉可以通过内镜直接输送，并且可以快速应用于大面积区域，非常有利于应对大面积出血的情况。两项早期研究表明，100% 的癌症相关上消化道出血患者成功止血，但在初次内镜检查后 72 小时内出血的复发率为 20%[41,43]。这种治疗方式是一种很有前途的治疗恶性肿瘤相关性出血的临时措施，但还需要进一步研究来确定这种技术能否明确控制患者的出血情况。

血管造影术可用于食管肿瘤的定位和出血治疗，通常作为内镜治疗失败后的二线治疗。对于食管肿瘤，动脉出血可能会危及患者生命。通常情况下，一旦内镜检查定位了肿瘤，便由放射科医生进行血管造影。之后可以进行供血血管的选择性导管置入，行经导管动脉栓塞（TAE）。使用线圈或小颗粒阻塞血管的这种技术，最初用于治疗内镜无法控制的非静脉曲张性出血，并且已成功地控制了难治性食管出血，在多个系列研究中,其临床成功率高达 75%~93%[44,45]。血管造影术可以对可能出现出血部位的较大动脉分支进行选择性导管置入术(图 20.4)。如果局部有出血血管,通常会对该分支进行超

选择性导管置入,然后用微线圈栓塞[37]。最近,已证明氰基丙烯酸正丁酯(NBCA)可以有效地达到此目的,即使在凝血病患者中,闭塞成功率也更高。尽管 TAE 的初始成功率可以接受,但再出血率还是很高,达到 20%~60%[37,46]。

RT 既可以采取外放疗方式,又可以采取腔内放疗方式,其可能减少与肿瘤直接相关的恶性肿瘤相关出血。针对胃癌和直肠癌有关出血的研究表明,2/3 的患者在放疗后可以达到理想的临床疗效[47,48]。目前食管癌出血控制相关数据较为缺乏,可能是由于这些患者的出血率较低。根据其他胃肠道肿瘤的数据进行推导,通过外放疗或腔内放疗使得原发性腔内肿瘤缩小,可以有效解决肿瘤性出血。因为放疗需要 1~2 周的时间才能产生相应的临床疗效,所以本方法仅适用于慢性失血[37,49]。

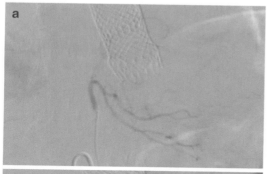
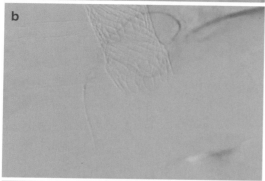
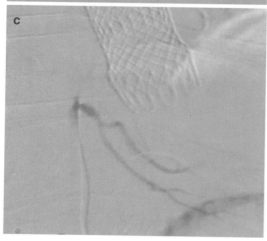

图 20.4　(a)胃左动脉(LGA)的数字减影血管造影图像,其中异常扩大的食管分支供应远端食管。(b)对扩张的食管分支进行选择性血管造影,可以更详细地显示营养血管。在这个位置可以看到红色,表明出血。(c)对扩张的食管分支进行栓塞后,后续血管造影显示残余血流量极小。

恶性瘘管形成的处理

食管癌有可能扩散到邻近组织并导致瘘管形成,最常见的是形成气管食管瘘(TEF),支气管也是瘘管形成的部位之一。气管食管瘘通常是食管癌的常见并发症,发生率在 5%~20%。有时瘘管可在食道和纵隔结构、胸膜或主动脉之间形成[50]。此外,RT 可能会造成瘘管形成。在成功放置支架后,由于支架凸缘压迫引起坏死,瘘管同样可能发生。当发现或怀疑有瘘管时,应立即进行治疗,因为瘘管的形成可能危及生命。例如,TEF 可能由于肠道分泌物的污染而导致严重的肺部感染。

在食管癌相关的恶性瘘管中,由于肿瘤已经进展到晚期或存在相关的营养、代谢或感染性并发症,通常无法进行根治性手术切除。在这些情况下,如果进行姑息性手术,如

食管旁路术或颈部食管造口术，相关并发症的发生率极高，死亡率更是接近50%[51,52]。因此，内镜下置入SEMS被认为是癌症姑息治疗的首选方法。

恶性瘘管的诊断和定位可通过影像学检查或CT造影来确认[53]。内镜检查中，精确定位和探查瘘管部位至关重要，而术前影像学检查有助于提前选择适当的支架尺寸。导丝置入和食管造影可以确认瘘管的确切部位。首先将导丝穿过食管、瘘管部位或者任何狭窄部位，然后选择适当长度和宽度的支架（完全覆盖或部分覆盖支架），支架的两侧应位于正常的食管或胃黏膜上，进行标记（例如，回形针）有助于更好地进行支架定位。

在临床实践中，由于食管支架置入术具有操作便捷、成功率高和患者耐受性强等优点，是TEF患者的首选治疗方法。已经发表的多个回顾性和前瞻性研究报道了为此目的进行内镜支架置入术的结果，在大多数研究中，成功率高且瘘管完全闭合的患者超过90%[21,22,54]。在这些研究中，并发症发生率为10%~30%。食管支架置入术在TEF治疗中取得了技术上和临床上的成功，由于经口进食营养摄入量增加，其他类型的营养支持需求减少以及患者社会功能恢复，因此在TEF患者的症状控制和生活质量提升方面也有益处，主要体现在呼吸道症状较少以及无须置入胃造口管。

在某些情况，也需要采取气管支架置入术。一些胃肠病学家要求在食管支架置入术之前先行气管支架置入术，但由于双支架置入术的并发症增加，因此其并不是当前标准的治疗方法。若患者在食管放置SEMS后出现明显的气道症状，可能需要采取气管支架置入术，这可能表明气道或气管狭窄或支架周围腔内容物渗漏。在其他情况下，浸润性食管癌侵犯气管可能导致吞咽困难和呼吸道症状。在这些情况下，可以在食管支架置入术的同时或之后将气管支架置入气管或支气管中（称为平行支架置入或双支架置入）。放置在气管中的支架通常是裸露的，其会自行嵌入呼吸道黏膜中[55]。平行支架置入术的并发症更为多见。如果第二次放置的食管支架的远端凸缘与气管支架重叠，则该凸缘可能会堵塞支架内腔，从而导致支架阻塞。另一个众所周知的并发症是组织坏死，可能是由两个SEMS之间的食管和气管壁层受压和缺血所致。组织坏死可增加瘘管的大小，导致致命的并发症，如穿孔和出血[56]。

对于难治性瘘管，可以使用单个支架或放置重叠支架来进行治疗，如果治疗失败或患者由于产生感染性并发症而反复入院，可以考虑采用以下方式进行瘘管封闭，包括纤维蛋白栓塞、放置猪尾纤维支架、放置内镜吻合夹（OTSC）或内镜粘连。这样做的主要目标是尽量避免预期寿命较短的患者反复住院治疗。

营养不良的管理措施

许多晚期食管癌患者体重减轻，通常是由癌症导致口服摄入量减少或改变，化疗或RT引起食欲减退[57,58]。炎性反应、人体分解代谢水平提高也会导致患者体重减轻。若不加控制将导致患者生活质量下降，以及由于住院时间延长和感染并发症增加而导致的预后不良[58-60]。患者在进行支架置入术或姑息性全身疗法后，机体营养水平通常可以得到极大程度的改善。

肠内营养是首选治疗，其不仅能够提供患者所需营养，还能保持患者胃肠道功能正常。开展支架置入术和其他姑息疗法缓解吞咽困难是进行肠内营养的关键一步，但一些研究表明,仅靠这一点可能不足以维持体重稳定[61,62],在这些情况下,需要口服营养补充剂以及进行相应的饮食调整。

经皮内镜胃造口(PEG)管还可用于营养不良患者的营养补充,具体取决于患者和家属的诉求。PEG 管已被证明对晚期食管癌患者是安全有效的[63]。且与鼻胃管相比,PEG 管更舒适,更容易隐藏,可以更安全地长期使用。

结论

食管癌姑息治疗目前可采取的方法包括:放置自扩张支架、化疗联合 RT 以缓解吞咽困难、置入支架治疗恶性瘘管、多种方式控制出血以及营养支持治疗。

使用完全覆盖支架可以减缓支架末端组织增生及过度生长的速度。当食管癌发生出血时,进行内镜检查可能会导致进一步出血,如果以上措施效果不佳,则应咨询介入放射科医生。气管食管瘘可导致危及生命的呼吸道并发症。单独使用食管支架可使食管通畅,使食物顺利通过食管并且封闭瘘管,但在某些情况下可能同时需要行气管支架置入术。营养支持姑息治疗可以减少患者的住院天数和感染性并发症的发生,同时提高晚期患者的生活质量。

当晚期患者以姑息治疗为目的时,向他们提供个性化的护理显得至关重要。在某些情况下,侵入性手术可能弊大于利,而讨论应更多地集中在舒适性措施上。应该向患者、家属和护理团队说明疗法是否具有明确的疗效,有无并发症(例如,食管支架置入术)或对临床结果具有不确定的影响(例如,进行内镜检查以控制出血)。最后,应与患者和护理团队设定合理的期望。由多学科团队对这些具有挑战性的患者进行最佳治疗,该团队包括肿瘤学家、外科医生、胃肠病学专家和介入放射科医生。

(李博闻 译　张卜瑗 校)

参考文献

1. Jemal A, Siegel R, Xu J, et al. Cancer statistics, 2010. CA Cancer J Clin. 2010;60(5):277–300.
2. Brown LM, Devesa SS, Chow W-H. Incidence of adenocarcinoma of the esophagus among white Americans by sex, stage, and age. J Natl Cancer Inst. 2008;100(16):1184–7.
3. Dandara C, Robertson B, Dzobo K, et al. Patient and tumour characteristics as prognostic markers for oesophageal cancer: a retrospective analysis of a cohort of patients at Groote Schuur Hospital. Eur J Cardiothorac Surg. 2016;49(2):629–34.
4. Siegel RL, Miller KD, Jemal A. Cancer statistics, 2016. CA Cancer J Clin. 2016;66(1):7–30.
5. Arnold M, Laversanne M, Brown LM, et al. Predicting the future burden of esophageal cancer by histological subtype: international trends in incidence up to 2030. Am J Gastroenterol. 2017;112(8):1247.
6. Knyrim K, Wagner H-J, Bethge N, et al. A controlled trial of an expansile metal stent for palliation of esophageal obstruction due to inoperable cancer. N Engl J Med. 1993;329(18):1302–7.
7. Conio M, Repici A, Battaglia G, et al. A randomized prospective comparison of self-expandable plastic stents and partially covered self-expandable metal stents in the palliation of malignant esophageal dysphagia. Am J Gastroenterol. 2007;102(12):2667.
8. Verschuur EM, Repici A, Kuipers EJ, et al. New design esophageal stents for the palliation of dysphagia from esophageal or gastric cardia cancer: a randomized trial. Am J Gastroenterol. 2008;103(2):304.
9. Roseveare CD, Patel P, Simmonds N, et al. Metal stents improve dysphagia, nutrition and survival in malignant oesophageal stenosis: a randomized controlled trial comparing modified Gianturco Z-stents with plastic Atkinson tubes. Eur J Gastroenterol Hepatol. 1998;10(8):653–7.
10. Siersema P, Marcon N, Vakil N. Metal stents for tumors of the distal esophagus and gastric cardia. Endoscopy. 2003;35(01):79–85.
11. Vakil N, Morris AI, Marcon N, et al. A prospective, randomized, controlled trial of covered expandable metal stents in the palliation of malignant esophageal obstruction at the gastroesophageal junction. Am J Gastroenterol. 2001;96(6):1791.
12. Seven G, Irani S, Ross AS, et al. Partially versus fully covered self-expanding metal stents for benign and malignant esophageal conditions: a single center experience. Surg Endosc. 2013;27(6):2185–92.
13. Hirdes MM, Siersema PD, Vleggaar FP. A new fully covered metal stent for the treatment of benign and malignant dysphagia: a prospective follow-up study. Gastrointest Endosc. 2012;75(4):712–8.

14. Vleggaar F, Siersema P. Expandable stents for malignant esophageal disease. Gastrointest Endosc Clin N Am. 2011;21(3):377–88.

15. Persson J, Smedh U, Johnsson Å, et al. Fully covered stents are similar to semi-covered stents with regard to migration in palliative treatment of malignant strictures of the esophagus and gastric cardia: results of a randomized controlled trial. Surg Endosc. 2017;31(10):4025–33.

16. Bick BL, Imperiale TF, Johnson CS, et al. Endoscopic suturing of esophageal fully covered self-expanding metal stents reduces rates of stent migration. Gastrointest Endosc. 2017;86(6):1015–21.

17. Schmassmann A, Meyenberger C, Knuchel J, et al. Self-expanding metal stents in malignant esophageal obstruction: a comparison between two stent types. Am J Gastroenterol. 1997;92(3):400–6.

18. Siersema PD, Hop WC, Van Blankenstein M, et al. A comparison of 3 types of covered metal stents for the palliation of patients with dysphagia caused by esophagogastric carcinoma: a prospective, randomized study. Gastrointest Endosc. 2001;54(2):145–53.

19. Sabharwal T, Hamady M, Chui S, et al. A randomised prospective comparison of the Flamingo Wallstent and Ultraflex stent for palliation of dysphagia associated with lower third oesophageal carcinoma. Gut. 2003;52(7):922–6.

20. Ross WA, Alkassab F, Lynch PM, et al. Evolving role of self-expanding metal stents in the treatment of malignant dysphagia and fistulas. Gastrointest Endosc. 2007;65(1):70–6.

21. Low DE, Kozarek RA. Comparison of conventional and wire mesh expandable prostheses and surgical bypass in patients with malignant esophagorespiratory fistulas. Ann Thorac Surg. 1998;65(4):919–23.

22. May A, Ell C. Palliative treatment of malignant esophagorespiratory fistulas with Gianturco-Z stents: a prospective clinical trial and review of the literature on covered metal stents. Am J Gastroenterol. 1998;93(4):532–5.

23. Chen Y-H, Li S-H, Chiu Y-C, et al. Comparative study of esophageal stent and feeding gastrostomy/jejunostomy for tracheoesophageal fistula caused by esophageal squamous cell carcinoma. PLoS One. 2012;7(8):e42766.

24. Balazs A, Kupcsulik PK, Galambos Z. Esophagorespiratory fistulas of tumorous origin. Non-operative management of 264 cases in a 20-year period. Eur J Cardiothorac Surg. 2008;34(5):1103–7.

25. Nagaraja V, Cox MR, Eslick GD. Safety and efficacy of esophageal stents preceding or during neoadjuvant chemotherapy for esophageal cancer: a systematic review and meta-analysis. J Gastrointest Oncol. 2014;5(2):119.

26. Zhang Y, Ma L, Huang J, et al. The effect of paclitaxel-eluting covered metal stents versus covered metal stents in a rabbit esophageal squamous carcinoma model. PLoS One. 2017;12(3):e0173262.

27. Wang Z, Liu J, Wu K, et al. Nitinol stents loaded with a high dose of antitumor 5-fluorouracil or paclitaxel: esophageal tissue responses in a porcine model. Gastrointest Endosc. 2015;82(1):153–160.e1.

28. Coia LR, Soffen EM, Schultheiss TE, et al. Swallowing function in patients with esophageal cancer treated with concurrent radiation and chemotherapy. Cancer. 1993;71(2):281–6.

29. Wong SK, Chiu PW, Leung S, et al. Concurrent chemoradiotherapy or endoscopic stenting for advanced squamous cell carcinoma of esophagus: a case-control study. Ann Surg Oncol. 2008;15(2):576–82.

30. Herskovic A, Martz K, Al-Sarraf M, et al. Combined chemotherapy and radiotherapy compared with radiotherapy alone in patients with cancer of the esophagus. N Engl J Med. 1992;326(24):1593–8.

31. Fuchs CS, Tomasek J, Cho JY, et al. REGARD: a phase III, randomized, double-blinded trial of ramucirumab and best supportive care (BSC) versus placebo and BSC in the treatment of metastatic gastric or gastroesophageal junction (GEJ) adenocarcinoma following disease progression on first-line platinum-and/or fluoropyrimidine-containing combination therapy. J Clin Oncol. 2013;31(Suppl 4):LBA5.

32. Cook N, Marshall A, Blazeby JM, et al. Cougar-02: a randomized phase III study of docetaxel versus active symptom control in patients with relapsed esophagogastric adenocarcinoma. J Clin Oncol. 2013;31:4023.

33. Bang Y-J, Van Cutsem E, Feyereislova A, et al. Trastuzumab in combination with chemotherapy versus chemotherapy alone for treatment of HER2-positive advanced gastric or gastro-oesophageal junction cancer (ToGA): a phase 3, open-label, randomised controlled trial. Lancet. 2010;376(9742):687–97.

34. Pereira J, Phan T. Management of bleeding in patients with advanced cancer. Oncologist. 2004;9(5):561–70.

35. Soehendra N, Sriram P, Ponchon T, et al. Hemostatic clip in gastrointestinal bleeding. Endoscopy. 2001;33(02):172–80.

36. Cappell MS, Friedel D. Acute nonvariceal upper gastrointestinal bleeding: endoscopic diagnosis and therapy. Med Clin North Am. 2008;92(3):511–50.

37. Heller SJ, Tokar JL, Nguyen MT, et al. Management of bleeding GI tumors. Gastrointest Endosc. 2010;72(4):817–24.

38. Imbesi JJ, Kurtz RC. A multidisciplinary approach to gastrointestinal bleeding in cancer patients. J Support Oncol. 2005;3(2):101–10.

39. Akhtar K, Byrne J, Bancewicz J, et al. Argon beam plasma coagulation in the management of cancers of the esophagus and stomach. Surg Endosc. 2000;14(12):1127–30.

40. Wahab P, Mulder C, Den Hartog G, et al. Argon plasma coagulation in flexible gastrointestinal endoscopy: pilot experiences. Endoscopy. 1997;29(03):176–81.

41. Niezychowski W, Regula J, Fijuth J, et al. Argon plasma coagulation in palliative treatment of malignant dysphagia. Gut. 1996;39(Suppl 3):A5.

42. Sawatzki M, Hechelhammer L, Meyenberger C, et al. Nanopowder spray for temporary hemostasis in a patient presenting with esophago-carotid fistula after radiation and surgery for a head and neck cancer. Endoscopy. 2014;46(S 01):E644–5.

43. Tjwa ET, Holster IL, Kuipers EJ. Endoscopic management of nonvariceal, nonulcer upper gastrointestinal bleeding. Gastroenterol Clin. 2014;43(4):707–19.

44. Lee HH, Park JM, Chun HJ, et al. Transcatheter arterial embolization for endoscopically unmanageable non-variceal upper gastrointestinal bleeding. Scand J

Gastroenterol. 2015;50(7):809–15.

45. Loffroy R, Rao P, Ota S, et al. Embolization of acute nonvariceal upper gastrointestinal hemorrhage resistant to endoscopic treatment: results and predictors of recurrent bleeding. Cardiovasc Intervent Radiol. 2010;33(6):1088–100.

46. Loffroy R, Favelier S, Pottecher P, et al. Transcatheter arterial embolization for acute nonvariceal upper gastrointestinal bleeding: indications, techniques and outcomes. Diagn Interv Imaging. 2015;96(7-8):731–44.

47. Kim MM, Kim MM, Rana V, et al. Clinical benefit of palliative radiation therapy in advanced gastric cancer. Acta Oncol. 2008;47(3):421–7.

48. Ratto C, Valentini V, Morganti AG, et al. Combined-modality therapy in locally advanced primary rectal cancer. Dis Colon Rectum. 2003;46(1):59–67.

49. Laskar SG, Lewis S, Agarwal JP, et al. Combined brachytherapy and external beam radiation: an effective approach for palliation in esophageal cancer. J Contemp Brachyther. 2015;7(6):453.

50. Yoruk Y. Esophageal stent placement for the palliation of dysphagia in lung cancer. Thorac Cardiovasc Surg. 2007;55(03):196–8.

51. Davydov M, Stilidi I, Bokhyan V, et al. Surgical treatment of esophageal carcinoma complicated by fistulas. Eur J Cardiothorac Surg. 2001;20(2):405–8.

52. Siersema PD. New developments in palliative therapy. Best Pract Res Clin Gastroenterol. 2006;20(5):959–78.

53. Rogalski P, Daniluk J, Baniukiewicz A, et al. Endoscopic management of gastrointestinal perforations, leaks and fistulas. World J Gastroenterol. 2015;21(37):10542.

54. Kozarek RA, Raltz S, Brugge WR, et al. Prospective multicenter trial of esophageal Z-stent placement for malignant dysphagia and tracheoesophageal fistula. Gastrointest Endosc. 1996;44(5):562–7.

55. van den Bongard HD, Boot H, Baas P, et al. The role of parallel stent insertion in patients with esophagorespiratory fistulas. Gastrointest Endosc. 2002;55(1):110–5.

56. Binkert CA, Petersen BD. Two fatal complications after parallel tracheal-esophageal stenting. Cardiovasc Intervent Radiol. 2002;25(2):144–7.

57. Riccardi D, Allen K. Nutritional Management of Patients with Esophageal and Esophagogastric junction Cancer: several strategies can be incorporated to preserve or restore nutritional status of malnourished patients during management of esophageal cancer. Cancer Control. 1999;6(1):64–72.

58. Bozzetti F. Nutritional support in patients with oesophageal cancer. Support Care Cancer. 2010;18(2):41–50.

59. Douglas E, McMillan DC. Towards a simple objective framework for the investigation and treatment of cancer cachexia: the Glasgow prognostic score. Cancer Treat Rev. 2014;40(6):685–91.

60. Di Fiore F, Lecleire S, Pop D, et al. Baseline nutritional status is predictive of response to treatment and survival in patients treated by definitive chemoradiotherapy for a locally advanced esophageal cancer. Am J Gastroenterol. 2007;102(11):2557.

61. Lecleire S, Di Fiore F, Antonietti M, et al. Undernutrition is predictive of early mortality after palliative self-expanding metal stent insertion in patients with inoperable or recurrent esophageal cancer. Gastrointest Endosc. 2006;64(4):479–84.

62. Gray RT, O'donnell ME, Scott RD, et al. Impact of nutritional factors on survival in patients with inoperable oesophageal cancer undergoing self-expanding metal stent insertion. Eur J Gastroenterol Hepatol. 2011;23(6):455–60.

63. Stockeld D, Granström L, Backman L. Percutaneous endoscopic gastrostomy for nutrition in patients with oesophageal cancer. Eur J Surg. 2001;167(11):839–44.

第 21 章

食管癌的治疗前景与展望

Ari Rosenberg，Victoria M.Villaflor

引言

全世界每年有 48 万例食管癌新发病例[1]。在发达国家，食管腺癌的发病率已超过鳞状细胞癌（SCC）[2]。虽然早期诊断取得了一定进展，可切除率也有所提高，但是食管癌的总体预后仍然较差，5 年生存率为 15%~34%[3-5]。5 年总生存期（OS）和新辅助治疗后切除肿瘤的病理反应程度相关。病理完全缓解（CR）患者的 5 年 OS 为 52%，而病理性部分反应和无应答患者的 5 年 OS 分别为 38% 和 19%[5]。手术切除后患者淋巴结（LN）阳性率与不良预后相关，阳性 LN 超过 4 个或者 LN 阳性率超过 20% 预示 OS 明显降低[6]。这些数据说明食管癌的侵袭性生物行为导致复发率较高。

食管癌的流行病学变化和早期诊断使得可手术切除患者的预后改善。为了提高治愈率和患者生存质量，我们必须提高对食管癌生物学的认识。在本章中，我们将回顾目前针对 HER2（曲妥珠单抗和帕妥珠单抗）或 PD-1（派姆单抗、纳武单抗）/PD-L1（杜伐单抗）的治疗策略以及新出现的治疗方法。理解决定局部食管癌晚期患者目前治疗标准的基础将有助于解释这些新疗法的

临床试验结果，并最终解释食管癌的生物学行为。

目前的治疗策略

围术期化疗

一项包括 10 项随机对照试验（RCT）的荟萃分析表明，围术期化疗加手术治疗相比单纯手术治疗，更具有临床益处。该荟萃分析发现，围术期化疗的全因死亡率风险比为 0.87（95%CI 为 0.79~0.96）[4]。最近一项 Ⅲ 期临床试验也证实，围术期化疗加手术治疗优于单纯手术治疗[7]。

MAGIC 研究是一项更大型的 Ⅲ 期临床试验，该试验表明，与单纯手术相比，围术期化疗能够为患者带来生存获益[8]。在 MAGIC 试验中，503 例胃腺癌或食管腺癌患者被随机分配到围术期化疗加手术组和单纯手术组。围术期化疗组患者于术前、术后分别接受 3 个周期的化疗（表柔比星、顺铂和静脉滴注 5-FU）。原发肿瘤位置包括食管下段（15%）、食管胃结合部（11%）和胃（74%）。该试验结果表明，与单纯手术相比，围术期化疗加手术可以提高 OS（死亡风险 HR=0.75，95%CI=0.060~0.930，$P=0.009$）和 5 年

生存率(36%对 23%)。值得注意的是,只有 42%的患者能够完成全部的治疗计划,这表明手术后实施治疗计划具有挑战性。

最大的围术期化疗 RCT 是英国医学研究委员会开展的 EC 试验(OEO2)。该试验将 802 例患者随机分配到围术期化疗加手术组和单纯手术组,试验结果表明患者可以从围术期化疗中获益[9]。另一项评价围术期化疗作用的标志性 RCT 是北美协作组织(INT)的 0113 研究。1990—1995 年,该临床试验评估了 467 例食管癌患者,包括 51%的腺癌和 44%的 SCC。不同于其他 RCT,该试验结果为阴性。死亡风险比为 1.07(HR 为 0.87~1.32),化疗加手术组和单纯手术组患者的 3 年生存率分别为 23%和 26%[10]。这些不同的结果可以用肿瘤位置和组织学类型的异质性来解释(胃和食管的 SCC 和腺癌)。此外,多年来,肿瘤分期技术的准确性也有所提升。有趣的是,前文提到的荟萃分析发现,与 SCC 患者相比(9 项 RCT[10-17],n=1084,HR=0.92,95% CI 0.81~1.04)[4],腺癌患者从围术期化疗中的获益有所改善(3 项 RCT[7,10,11],n=946,HR=0.88,95%CI=0.8~0.96)。

总的来说,现有的 RCT 结果表明,对于可切除的食管癌患者,围术期化疗加手术较单纯手术获益更多,与 SCC 相比,腺癌的疗效略有提高。

新辅助放化疗

多项研究证实,与单纯手术相比,新辅助放化疗加手术治疗可以改善可切除食管癌患者的获益,新辅助放化疗被认为是适合该疗法患者的标准治疗[3,18]。

研究食管癌新辅助放化疗作用的最大 RCT 是 CROSS 试验[3]。该试验将 366 例患者随机分配到新辅助放化疗加手术组和单纯手术组。新辅助放化疗组患者术前接受卡铂加紫杉醇每周化疗和同期放疗。新辅助放化疗加手术组和单纯手术组的中位 OS 分别为49.4 个月和 24 个月(死亡风险 HR=0.66,95%CI 为 0.50~0.87,P=0.003)[3]。该试验还纳入了多种组织学类型(腺癌 75%、SCC 23%)和多个原发肿瘤位置(食管 76%、食管胃结合部 24%)。

此外,还有多项较小的随机对照试验,其结果互相矛盾[4,18-26]。然而,这些试验的效力不足,往往纳入了多个组织学类型和原发肿瘤位置,使用了多种化疗方案并改变了放疗和化疗的时间表。

总体而言,研究结果表明,对于可切除的食管癌患者,新辅助放化疗加手术比单纯手术有更多获益。如果患者的体力状态评分显示其适合采取新辅助治疗,大多数临床医生目前倾向于选择卡铂加紫杉醇联合同步放疗的 CROSS 方案。

围术期化疗和新辅助放化疗对比

目前已经完成的两项 RCT 直接比较了新辅助放化疗后食管切除术与围术期化疗加手术的疗效。与围术期化疗相比,新辅助放化疗并没有显示出显著的优势[27,28]。

澳大利亚一项小型的 Ⅱ 期随机对照试验纳入了 75 例患者,分别采取新辅助放化疗(顺铂、5-FU,第二周期开始同步放疗,35Gy)后食管癌切除术和围术期化疗(两周期顺铂和 5-FU)加食管切除术[27]。该试验结果显示,与化疗相比,接受放化疗患者的无进展生存期有增加的趋势,这可能是由于病理 CR 的发生率较高(病理 CR 率:放化疗 13,化疗 0%,P=0.02)。值得注意的是,该试验的放射剂量比一般情况下使用的剂量要低(35Gy,而 CROSS 试验中为 41.4Gy)。

欧洲一项更大的 RCT 比较了食管胃腺癌（POET）进行术前化疗和放化疗的结果，显示放化疗较围术期化疗有更大的 OS 获益趋势，但无显著统计学意义（3 年 OS：47.4% 对 27.7%，$P=0.07$）[28]。POET 试验最新数据显示，术前放化疗组的 5 年中位 OS 为 39.5%，围术期化疗组为 24.4%（$P=0.55$）[29]。与围术期化疗组相比，新辅助放化疗组术后死亡率增加（但无统计学意义）（10.2% 对 3.8%，$P=0.26$）[28,29]。术后死亡率增加的原因可能是这些试验加入了一些食管切除术低手术量的中心（19 个中心中的 12 个）[30,31]。

这些数据表明，与围术期化疗联合食管切除术相比，接受新辅助化疗后食管切除术患者的 OS 有改善趋势。然而，对于因合并症导致围术期风险高的患者，或在食管切除术低手术量中心接受治疗的患者，在使用三联疗法时应慎重。目前还有更多的研究正在进行中，以更好地了解三联疗法和二联疗法在可切除食管癌患者中的疗效差异。其中一项是来自爱尔兰的试验，患者被随机分配到 MAGIC 围术期化疗方案组和 CROSS 新辅助放化疗方案组（NCT01726452）。该试验目前正在招募患者[32]。

辅助放化疗

辅助放化疗通常用于在手术中发现存在局部晚期疾病的患者。一项证明 OS 得到改善的随机对照试验支持辅助放化疗策略[33]。Intergroup Trial 0116 纳入了 556 例可切除的胃腺癌或食管胃结合部腺癌患者。患者被随机分配到单纯手术组或手术联合化疗组，采取 4 个周期的 5-FU 和亚叶酸钙化疗，在第 2 个周期时联合 5-FU 与 5 周同步放化疗。这项试验表明，与单纯手术相比，接受术后放化疗患者的 OS 和 3 年 OS 有所改善，（单纯手术组死亡风险为 1.35，95%CI 为 1.09~1.66，$P=0.005$），患者的 3 年生存率也有所改善（50% 对 41%）[33]。

围术期化疗的未来展望

分子学研究

在转移癌中评估表皮生长因子受体（EGFR）抑制剂和 MET 抑制剂的前期研究结果令人失望[34-37]。血管内皮生长因子受体（VEGFR）在转移癌研究中显示出了一些希望[38]。目前的研究联合应用人表皮生长因子受体（HER2）靶向治疗、EGFR 和 VEGFR 与围术期化疗。

在具有里程碑意义的 ToGA（曲妥珠单抗用于胃癌）试验中，将 HER2 导向疗法纳入围术期的概念是基于在 HER2 过度表达或扩增的转移性食管腺癌患者的化疗中加入曲妥珠单抗带来的生存获益[39]。INNOVATION-TRIAL（伴或不伴曲妥珠单抗联合围术期化疗应用于 HER-2 阳性胃癌患者）是一项随机对照试验（NCT02205047），旨在评估围术期应用顺铂和氟吡啶联合 HER-2 阻断药曲妥珠单抗或曲妥珠单抗和帕妥珠单抗治疗 HER-2（+）食管胃结合部腺癌或胃腺癌患者的效果。英国医学研究委员会正在评估拉帕替尼（EGFR 和 HER2 双靶点酪氨酸激酶抑制剂）和贝伐珠单抗（抑制 VEGFR 的单克隆抗体）联合围术期化疗（表柔比星、顺铂和卡培他滨）对 HER2 阳性、可切除的食管下段、食管胃结合部腺癌或胃腺癌患者的疗效。该试验将患者随机分配到单纯围术期化疗组、化疗联合拉帕替尼组或化疗联合贝伐珠单抗组（NCT00450203）。在这项试验中，化疗联合贝伐珠单抗组纳入了 HER2 阴性患者，并在 2014 年 3 月关闭入组。遗憾的是，由于延迟愈合导致毒性增加，贝伐珠单抗的加入并没有改善患者的总体生存获益[40]。

其他潜在的食管癌和食管胃结合部癌的分子靶点包括 SRC-3、WNT、hedgehog 抑制剂、FGFR、MET、PIK3CA 抑制剂以及许多其他目前处于临床前或转移临床模型中的药物。

免疫治疗

免疫检查点抑制剂在多种实体恶性肿瘤中显示出一定的疗效，包括黑色素瘤[41]、肺癌[42]、泌尿系统上皮癌[43]、头颈部癌[44]、肝细胞癌[45]、胃癌[46]和其他癌症等。这些成功使这些药物在食管和胃食管恶性肿瘤的围术期得到评估。最近，PD-1/PD-L1 相关的免疫检测点抑制剂已经开始加入针对局部晚期食管癌患者的新辅助和辅助治疗临床试验中（NCT02735239、NCT02730546、NCT02743494 和 NCT03044613）。

新辅助放化疗的未来展望

分子学研究

EGFR 靶向治疗已经在许多试验中被加入新辅助放化疗中，并已证明其毒性增加而无临床获益。不幸的是，治疗相关的毒性已经成为 EGFR 抑制剂（如西妥昔单抗、帕尼单抗或吉非替尼）与新辅助放化疗联合治疗局部晚期食管癌患者的主要障碍（NCT00551759；NCT00827671）。在美国外科医生学会肿瘤协作组（ACOSOG）Z4051 Ⅱ 期临床试验中，患者每 2 周接受多西他赛、顺铂和帕尼单抗治疗，持续 9 周，在第 5~9 周接受同步放疗。与历史对照组相比，该试验未显示出中位 OS（19 个月）和 3 年生存率

（38.6%）的改善。此外，接近半数（48.5%）的患者发生了 4 级以上的毒性[47]。基于这些数据，不建议在新辅助放化疗中加入 EGFR 靶向治疗。

鉴于 HER2 靶向治疗在过度表达 HER2 的转移性食管癌治疗中获得成功，HER2 靶向治疗与新辅助放化疗联合治疗正在研究中。RTOG 1010 是一项纳入局部晚期、HER2 过度表达食管腺癌患者的 Ⅲ 期随机临床试验（NCT01196390），患者被随机分成两组，一组接受卡铂和紫杉醇的新辅助放化疗（CROSS 疗法），同时接受曲妥珠单抗和食管癌切除术后放疗，曲妥珠单抗治疗长达 13 周期；另一组接受 CROSS 疗法的新辅助放化疗同时行单纯食管癌切除治疗（NCT01196390）。本试验和类似的荷兰试验（NCT02120911）对于评价曲妥珠单抗和帕妥珠单珠在可切除食管腺癌（TRAP）患者中的作用值得期待。

免疫治疗

2016 年，3 项评估靶向 PD-1/PD-L1 的免疫检测点抑制剂联合新辅助放化疗的临床试验启动。阿斯利康公司在德国启动了一项度伐单抗（抗 PD-L1）联合卡培他滨和奥沙利铂新辅助化疗和放疗治疗局部晚期食管癌患者的临床试验（NCT02735239）。梅奥诊所开展了一项派姆单抗（抗 PD-1）联合新辅助放化疗（CROSS 方案）或联合无放疗的 FOLFOX 方案（5-FU 和奥沙利铂）治疗局部晚期胃腺癌或食管胃结合部腺癌患者的临床试验（NCT02730546）。梅奥试验验证了患者在放疗后辅助治疗时继续使用派姆单抗的可能性。Bristol-Myers Squibb 公司的 Ⅲ 期 RCT 将纳武单抗应用于可切除的食管癌或食管胃结合部癌患者的辅助治疗，这些患者在新辅助放化疗和食管切

除术后没有达到病理完全缓解（CheckMate577，NCT02743494）。这些检查点抑制剂临床试验均未根据 PD-（L）1 表达筛选患者，主要是因为这些免疫化学标志物并不能完全预测疗效[48,49]。

辅助治疗的未来展望

在局部晚期食管癌患者的围术期处理中，辅助治疗研究不如新辅助放化疗研究流行。由于食管癌切除术后患者虚弱、体重减轻，辅助治疗可能难以实施。

目前正在进行的辅助治疗试验，其中一项为在新辅助放化疗（顺铂、伊立替康）和食管切除术后使用舒尼替尼（一种广泛的酪氨酸激酶抑制剂）（NCT00400114）。CheckMate 577 试验中，研究者在新辅助放化疗和食管切除术后使用纳武单抗或瑞格非尼（NCT02234180）。这些辅助靶向治疗和免疫治疗试验的结果需要结合新辅助治疗和围术期临床试验的背景来进行解释。

结论

目前，局部晚期食管癌患者的标准治疗是新辅助放化疗。大多数患者接受 CROSS 方案。对于有中危或高危手术并发症风险的患者，尤其是组织学证实为腺癌的患者，单纯围术期化疗仍可接受。

在不久的将来，患者可能会从靶向治疗中获益，如 HER2 靶向治疗和免疫治疗。我们仍需对食管癌的生物学、肿瘤免疫微环境和分子改变有更好的理解，才能制订更合适的多学科治疗方案。

（张健译 赵霜校）

参考文献

1. Pohl H, Sirovich B, Welch HG. Esophageal adenocarcinoma incidence: are we reaching the peak? Cancer Epidemiol Biomark Prev. 2010;19(6):1468–70.
2. Younes M, Henson DE, Ertan A, Miller CC. Incidence and survival trends of esophageal carcinoma in the United States: racial and gender differences by histological type. Scand J Gastroenterol. 2002;37(12):1359–65.
3. van Hagen P, Hulshof MC, van Lanschot JJ, Steyerberg EW, van Berge Henegouwen MI, Wijnhoven BP, et al. Preoperative chemoradiotherapy for esophageal or junctional cancer. N Engl J Med. 2012;366(22):2074–84.
4. Sjoquist KM, Burmeister BH, Smithers BM, Zalcberg JR, Simes RJ, Barbour A, et al. Survival after neoadjuvant chemotherapy or chemoradiotherapy for resectable oesophageal carcinoma: an updated meta-analysis. Lancet Oncol. 2011;12(7):681–92.
5. Meredith KL, Weber JM, Turaga KK, Siegel EM, McLoughlin J, Hoffe S, et al. Pathologic response after neoadjuvant therapy is the major determinant of survival in patients with esophageal cancer. Ann Surg Oncol. 2010;17(4):1159–67.
6. Cabau M, Luc G, Terrebonne E, Belleanne G, Vendrely V, Sa Cunha A, et al. Lymph node invasion might have more prognostic impact than R status in advanced esophageal adenocarcinoma. Am J Surg. 2013;205(6):711–7.
7. Ychou M, Boige V, Pignon JP, Conroy T, Bouche O, Lebreton G, et al. Perioperative chemotherapy compared with surgery alone for resectable gastroesophageal adenocarcinoma: an FNCLCC and FFCD multicenter phase III trial. J Clin Oncol. 2011;29(13):1715–21.
8. Cunningham D, Allum WH, Stenning SP, Thompson JN, Van de Velde CJ, Nicolson M, et al. Perioperative chemotherapy versus surgery alone for resectable gastroesophageal cancer. N Engl J Med. 2006;355(1):11–20.
9. Banciewicz J, et al. Surgical resection with or without preoperative chemotherapy in oesophageal cancer: a randomised controlled trial. Lancet. 2002;359(9319):1727–33.
10. Kelsen DP, Ginsberg R, Pajak TF, Sheahan DG, Gunderson L, Mortimer J, et al. Chemotherapy followed by surgery compared with surgery alone for localized esophageal cancer. N Engl J Med. 1998;339(27):1979–84.
11. Allum WH, Stenning SP, Bancewicz J, Clark PI, Langley RE. Long-term results of a randomized trial of surgery with or without preoperative chemotherapy in esophageal cancer. J Clin Oncol. 2009;27(30):5062–7.
12. Roth JA, Pass HI, Flanagan MM, Graeber GM, Rosenberg JC, Steinberg S. Randomized clinical trial of preoperative and postoperative adjuvant chemotherapy with cisplatin, vindesine, and bleomycin

for carcinoma of the esophagus. J Thorac Cardiovasc Surg. 1988;96(2):242–8.

13. Nygaard K, Hagen S, Hansen HS, Hatlevoll R, Hultborn R, Jakobsen A, et al. Pre-operative radio-therapy prolongs survival in operable esophageal carcinoma: a randomized, multicenter study of pre-operative radiotherapy and chemotherapy. The second scandinavian trial in esophageal cancer. World J Surg. 1992;16(6):1104–9. Discussion 10.

14. Schlag PM. Randomized trial of preoperative che-motherapy for squamous cell cancer of the esopha-gus. The Chirurgische Arbeitsgemeinschaft Fuer Onkologie der Deutschen Gesellschaft Fuer Chirurgie Study Group. Arch Surg. 1992;127(12):1446–50.

15. Maipang T, Vasinanukorn P, Petpichetchian C, Chamroonkul S, Geater A, Chansawwaang S, et al. Induction chemotherapy in the treatment of patients with carcinoma of the esophagus. J Surg Oncol. 1994;56(3):191–7.

16. Law S, Fok M, Chow S, Chu KM, Wong J. Preoperative chemotherapy versus surgical therapy alone for squamous cell carcinoma of the esophagus: a prospective randomized trial. J Thorac Cardiovasc Surg. 1997;114(2):210–7.

17. Boonstra JJ, Kok TC, Wijnhoven BP, van Heijl M, van Berge Henegouwen MI, Ten Kate FJ, et al. Chemotherapy followed by surgery versus sur-gery alone in patients with resectable oesopha-geal squamous cell carcinoma: long-term results of a randomized controlled trial. BMC Cancer. 2011;11:181.

18. Tepper J, Krasna MJ, Niedzwiecki D, Hollis D, Reed CE, Goldberg R, et al. Phase III trial of tri-modality therapy with cisplatin, fluorouracil, radio-therapy, and surgery compared with surgery alone for esophageal cancer: CALGB 9781. J Clin Oncol. 2008;26(7):1086–92.

19. Walsh TN, Noonan N, Hollywood D, Kelly A, Keeling N, Hennessy TP. A comparison of multimodal therapy and surgery for esophageal adenocarcinoma. N Engl J Med. 1996;335(7):462–7.

20. Urba SG, Orringer MB, Turrisi A, Iannettoni M, Forastiere A, Strawderman M. Randomized trial of preoperative chemoradiation versus surgery alone in patients with locoregional esophageal carcinoma. J Clin Oncol. 2001;19(2):305–13.

21. Apinop C, Puttisak P, Preecha N. A prospective study of combined therapy in esophageal cancer. Hepatogastroenterology. 1994;41(4):391–3.

22. Le Prise E, Etienne PL, Meunier B, Maddern G, Ben Hassel M, Gedouin D, et al. A randomized study of chemotherapy, radiation therapy, and surgery versus surgery for localized squamous cell carcinoma of the esophagus. Cancer. 1994;73(7):1779–84.

23. Bosset JF, Pavy JJ, Roelofsen F, Bartelink H. Combined radiotherapy and chemotherapy for anal cancer. EORTC radiotherapy and gas-trointestinal cooperative groups. Lancet. 1997; 349:205–6.

24. Burmeister BH, Smithers BM, Gebski V, Fitzgerald L, Simes RJ, Devitt P, et al. Surgery alone versus chemo-radiotherapy followed by surgery for resectable can-cer of the oesophagus: a randomised controlled phase III trial. Lancet Oncol. 2005;6(9):659–68.

25. Lv J, Cao XF, Zhu B, Ji L, Tao L, Wang DD. Long-term efficacy of perioperative chemoradiotherapy on esophageal squamous cell carcinoma. World J Gastroenterol. 2010;16(13):1649–54.

26. Lee JL, Park SI, Kim SB, Jung HY, Lee GH, Kim JH, et al. A single institutional phase III trial of preopera-tive chemotherapy with hyperfractionation radiother-apy plus surgery versus surgery alone for resectable esophageal squamous cell carcinoma. Ann Oncol. 2004;15(6):947–54.

27. Burmeister BH, Thomas JM, Burmeister EA, Walpole ET, Harvey JA, Thomson DB, et al. Is concurrent radiation therapy required in patients receiving pre-operative chemotherapy for adenocarcinoma of the oesophagus? A randomised phase II trial. Eur J Cancer. 2011;47(3):354–60.

28. Stahl M, Walz MK, Stuschke M, Lehmann N, Meyer HJ, Riera-Knorrenschild J, et al. Phase III comparison of preoperative chemotherapy compared with chemo-radiotherapy in patients with locally advanced adeno-carcinoma of the esophagogastric junction. J Clin Oncol. 2009;27(6):851–6.

29. Stahl M, Walz MK, Riera-Knorrenschild J, Stuschke M, Sandermann A, Bitzer M, et al. Preoperative chemotherapy versus chemoradio-therapy in locally advanced adenocarcinomas of the oesophagogastric junction (POET): long-term results of a controlled randomised trial. Eur J Cancer. 2017;81:183–90.

30. Patti MG, Corvera CU, Glasgow RE, Way LW. A hospital's annual rate of esophagectomy influences the operative mortality rate. J Gastrointest Surg. 1998;2(2):186–92.

31. Feo CV, Villaflor VM, Patti MG. Should esophageal resections for cancer be performed in high-volume centers only? Update Surg. 2011;63(3):147–50.

32. Cohen DJ, Leichman L. Controversies in the treat-ment of local and locally advanced gastric and esoph-ageal cancers. J Clin Oncol. 2015;33(16):1754–9.

33. Macdonald JS, Smalley SR, Benedetti J, Hundahl SA, Estes NC, Stemmermann GN, et al. Chemoradiotherapy after surgery compared with surgery alone for adenocarcinoma of the stom-ach or gastroesophageal junction. N Engl J Med. 2001;345(10):725–30.

34. Ramos-Suzarte M, Lorenzo-Luaces P, Lazo NG, Perez ML, Soriano JL, Gonzalez CE, et al. Treatment of malignant, non-resectable, epithelial origin esoph-ageal tumours with the humanized anti-epidermal growth factor antibody nimotuzumab combined with radiation therapy and chemotherapy. Cancer Biol Ther. 2012;13(8):600–5.

35. Liang J, Mingyan E, Wu G, Zhao L, Li X, Xiu X, et al. Nimotuzumab combined with radiotherapy for esophageal cancer: preliminary study of a phase II clinical trial. OncoTargets Ther. 2013;6:1589–96.

36. Iveson T, Donehower RC, Davidenko I, Tjulandin S, Deptala A, Harrison M, et al. Rilotumumab in com-bination with epirubicin, cisplatin, and capecitabine as first-line treatment for gastric or oesophagogastric junction adenocarcinoma: an open-label, dose de-esca-lation phase 1b study and a double-blind, randomised phase 2 study. Lancet Oncol. 2014;15(9):1007–18.

37. Shah MA, Cho J-Y, Tan IB, Tebbutt NC, Yen

C-J, Kang A, et al. A randomized phase II study of FOLFOX with or without the MET inhibitor Onartuzumab in advanced adenocarcinoma of the stomach and gastroesophageal junction. Oncologist. 2016;21(9):1085–90.

38. Wilke H, Muro K, Van Cutsem E, Oh SC, Bodoky G, Shimada Y, et al. Ramucirumab plus paclitaxel versus placebo plus paclitaxel in patients with previously treated advanced gastric or gastro-oesophageal junction adenocarcinoma (RAINBOW): a double-blind, randomised phase 3 trial. Lancet Oncol. 2014;15(11):1224–35.

39. Bang YJ, Van Cutsem E, Feyereislova A, Chung HC, Shen L, Sawaki A, et al. Trastuzumab in combination with chemotherapy versus chemotherapy alone for treatment of HER2-positive advanced gastric or gastro-oesophageal junction cancer (ToGA): a phase 3, open-label, randomised controlled trial. Lancet. 2010;376(9742):687–97.

40. Cunningham D, Stenning SP, Smyth EC, Okines AF, Allum WH, Rowley S, et al. Peri-operative chemotherapy with or without bevacizumab in operable oesophagogastric adenocarcinoma (UK Medical Research Council ST03): primary analysis results of a multicentre, open-label, randomised phase 2–3 trial. Lancet Oncol. 2017;18(3):357–70.

41. Robert C, Long GV, Brady B, Dutriaux C, Maio M, Mortier L, et al. Nivolumab in previously untreated melanoma without BRAF mutation. N Engl J Med. 2015;372:320–30.

42. Borghaei H, Paz-Ares L, Horn L, Spigel DR, Steins M, Ready NE, et al. Nivolumab versus docetaxel in advanced nonsquamous non-small-cell lung Cancer. N Engl J Med. 2015;373(17):1627–39.

43. Sharma P, Retz M, Siefker-Radtke A, Baron A, Necchi A, Bedke J, et al. Nivolumab in metastatic urothelial carcinoma after platinum therapy (CheckMate 275): a multicentre, single-arm, phase 2 trial. Lancet Oncol. 2017;18(3):312–22.

44. Ferris RL, Blumenschein G, Fayette J, Guigay J, Colevas AD, Licitra L, et al. Nivolumab for recurrent squamous-cell carcinoma of the head and neck. N Engl J Med. 2016;375:1856–67.

45. Crocenzi TS, El-Khoueiry AB, Yau TC, Melero I, Sangro B, Kudo M, et al. Nivolumab (nivo) in sorafenib (sor)-naive and experienced pts with advanced hepatocellular carcinoma (HCC): CheckMate 040 study. J Clin Oncol. 2017;35(15 suppl):4013.

46. Fuchs CS, Doi T, Jang RW-J, Muro K, Satoh T, Machado M, et al. KEYNOTE-059 cohort 1: efficacy and safety of pembrolizumab (pembro) monotherapy in patients with previously treated advanced gastric cancer. J Clin Oncol. 2017;35(15 suppl):4003.

47. Lockhart AC, Reed CE, Decker PA, Meyers BF, Ferguson MK, Oeltjen AR, et al. Phase II study of neoadjuvant therapy with docetaxel, cisplatin, panitumumab, and radiation therapy followed by surgery in patients with locally advanced adenocarcinoma of the distal esophagus (ACOSOG Z4051). Ann Oncol. 2014;25(5):1039–44.

48. Lipson EJ, Forde PM, Hammers HJ, Emens LA, Taube JM, Topalian SL. Antagonists of PD-1 and PD-L1 in cancer treatment. Semin Oncol. 2015;42(4):587–600.

49. Topalian SL, Taube JM, Anders RA, Pardoll DM. Mechanism-driven biomarkers to guide immune checkpoint blockade in cancer therapy. Nat Rev Cancer. 2016;16(5):275–87.

索 引

共同交流探讨
提升专业能力

 ☆高清彩图 >>>>>>>>>>>>>>>>>>
查看本书配套高清彩图，更加直观、清晰

 ☆交流社群 >>>>>>>>>>>>>>>>
加入本书专属读者社群，交流探讨专业知识

 ☆推荐书单 >>>>>>>>>>>>>>>>>
获取消化科和肿瘤学推荐书单，拓展专业知识技能

扫码添加智能阅读向导
助你实现高效阅读

操作步骤指南

① 微信扫描左侧二维码，选取所需资源。

② 如需重复使用，可再次扫码或将其添加到微信的"收藏"。